Camilla Nord

Das ausgeglichene Gehirn

Dr. Camilla Nord

Das ausge-glichene Gehirn

Was uns die Neurowissenschaft über mentale Gesundheit verrät

Neueste Erkenntnisse über die positive Wirkung von Therapien, Psychedelika, Schokolade und Co.

Aus dem Englischen von Imke Brodersen

KÖSEL

Die Originalausgabe erschien 2023 unter dem Titel *The Balanced Brain: The Science of Mental Health* bei Allen Lane, an imprint of Penguin Books, London.

Aus Gründen der leichteren Lesbarkeit konnte eine gendergerechte Schreibweise nicht durchgängig eingehalten werden. Bei der Verwendung entsprechender geschlechtsspezifischer Begriffe sind im Sinne der Gleichbehandlung jedoch ausdrücklich alle Geschlechter angesprochen.

Umschlag: zero-media.net, München
Umschlagmotiv: Umschlagmotive: iStock.com / Detry26
Satz: Satzwerk Huber, Germering
Druck und Bindung: GGP Media GmbH, Pößneck
Printed in Germany
ISBN 978-3-466-37321-5

www.koesel.de

Inhalt

Einleitung 9

Teil 1
Ausgeglichenheit beginnt im Gehirn:
Wie sich psychische Gesundheit zusammensetzt

1. Natürliche Highs: Lust, Schmerz und das Gehirn . . 27
2. Die Körper-Hirn-Achse 65
3. Unsere Erwartungshaltung: Alles gut! 101
4. Motivation, Antrieb und das »Wollen« 125

Teil 2
Her mit dem psychischen Gleichgewicht:
Wie wir das Gehirn aktiv unterstützen können

5. Placebos und Nocebos 153
6. Wie wirken Antidepressiva? 169

7. Andere Drogen 192

8. Wie Psychotherapie das Gehirn verändert 218

9. Elektrisierte Gefühle 246

10. Welchen Einfluss hat der Lebensstil? 269

11. Psychische Gesundheit im Fluss 299

Danksagung 315

Quellen 317

Stichwortverzeichnis 346

Autorin 352

Für RPL

Einleitung

Freude ist ein so menschlicher Wahnsinn.

Zadie Smith[1]

Wann waren Sie zum letzten Mal überglücklich?

Im Sommer 2019 feierte ich inmitten eines kleinen Wäldchens bei Cambridge meine Hochzeit. Ich war damals 29, und es war gerade noch rechtzeitig. Ein Jahr später waren viele gleichaltrige Freundinnen verlobt, doch wegen der Pandemie wurden ihre Hochzeiten abgesagt, verschoben oder fanden nur mit den Trauzeugen statt. Doch auch in der Nacht vor meiner Hochzeit gab es eine Katastrophe – wenn auch objektiv etwas kleiner –, denn es setzte Dauerregen ein. Um zwei Uhr früh schüttete es, als hätten sich alle Schleusen des Himmels aufgetan. Ich zog ins Gästezimmer um und lag den Rest der Nacht voller Angst wach, weil ich mir ausmalte, wie die Tische, Stühle, Heuballen und Sofas, die wir aufgebaut hatten, durchnässten. In Gedanken sah ich die komplette schlammverschmierte Verwandtschaft vor mir, alle ein wenig ungehalten über die fahrlässige Entscheidung, eine Hochzeit im englischen Sommer im Freien anzusetzen.

Aber am nächsten Tag war im Wald von dem Unwetter keine Spur. Das Sonnenlicht fiel durch die Blätter und landete sanft auf den Köpfen von Familienmitgliedern, von denen ich lange geglaubt hatte, sie würden niemals zu meiner Hochzeit kommen. Ich sah meine Frau an, und dann war ich zehn Stunden unendlich froh, bis ich irgendwann einschlief (tief und fest – ob es in dieser Nacht regnete, weiß ich nicht).

Glücksgefühle sind flüchtig und nicht quantifizierbar. Glück ist von Natur aus selten und unerwartet – außergewöhnlich und um Längen besser als alles, womit wir im Alltag so rechnen. Viele Tage enthalten keinen einzigen derartigen Augenblick überschäumender Freude. Die meisten Tage haben gute und schlechte Momente, vorhersehbare und unvorhergesehene: einen Überraschungserfolg oder einen unerwarteten Verlust. In diesem Buch geht es darum, wie unser Gehirn ein individuelles Gefühl für psychische Gesundheit konstruiert, indem es lernt, die komplexen, veränderlichen Informationen unserer Umwelt zu vorhersehbaren Konzepten zu ordnen.

Anders als Glück ist Lust ein alltäglicheres Gefühl. Lustvolle Momente erleben wir im Durchschnitt mindestens einmal pro Tag.[2] Einige Forschende halten Lustgefühle für einen konkreten Ansatz, über unser Verständnis von »Wohlbefinden« nachzudenken, einen Begriff, der für gewöhnlich über zwei Grundkategorien definiert wird: erstens, sich zu einem bestimmten Zeitpunkt gut zu fühlen, zweitens, grundsätzlich mit dem eigenen Leben im Einklang zu sein. Dabei greifen sie gern auf Aristoteles zurück: Die erste Kategorie bezeichnete Aristoteles als *Hedonia* – ein angenehmes Glücksgefühl. Diese Kategorie lässt sich gut durch psychologische Experimente messen und bezieht sich auf zwei bekannte Definitionen für »Glück«: »Glück ist die Anwesenheit von Lustempfindung und die Abwesenheit von Schmerz«, sagte der Begründer des klassischen Utilitarismus, Jeremy Bentham (1748–1832),[3] wohingegen Daniel Kahneman das längerfristige Verhältnis zwischen Alltagsfreuden und Schmerz darunter versteht.[4] Sobald die Sozialwissenschaft jedoch vergleichen möchte, wie glücklich man in diesem oder jenem Land ist, bestimmt man eher die zweite Kategorie, *Eudaimonia:* die Zufriedenheit mit dem Leben samt Realisierung des eigenen Potenzials. Solche Studien beantworten Fragen wie: Sind reiche Menschen mit ihrem Leben zufriedener? (Die Antwort lautet: bis zu einem gewissen Punkt,[5] siehe auch Kapitel 10.)

In meinen Augen haben diese traditionellen Kategorien für das Lebensglück viel gemeinsam. Studien zufolge stufen sich Menschen, die im Alltag mehr Lustvolles erleben, auch als zufriedener ein – die Erfahrung von Eudaimonie ist mit Hedonie verknüpft.[6] Was kaum überraschend sein dürfte, weil beide Elemente für uns so eng zusammenhängen, dass sie kaum unabhängig voneinander zu messen sind. Ermittelt man das Maß von Hedonie und Eudaimonie mittels getrennter Fragebögen, so ergibt sich bei Menschen auf der ganzen Welt praktisch immer eine Korrelation (0,96), was Zweifel weckt, ob diese Konzepte wirklich trennbar sind – zudem lassen sich die Antworten auf separaten Fragebögen für Eudaimonie und Hedonie mathematisch besser durch einen kompletten Glückswert darstellen als durch zwei voneinander trennbare Konstrukte.[7] Das könnte bedeuten, dass lustvolle Momente und grundsätzliche Lebenszufriedenheit zwar unterschiedliche Konzepte sind, am Ende aber dasselbe übergeordnete Glückskonstrukt widerspiegeln.

Seit Jahrzehnten, Jahrhunderten, gar Jahrtausenden streben wir danach, unser psychisches Wohlbefinden zu verbessern, doch Gesellschaft und Wissenschaft haben dieses Thema bis heute nicht gelöst. In diesem Buch werden wir die neurowissenschaftlichen Erklärungen dafür ergründen, was es bedeutet, sich besser zu fühlen – und zwar sowohl vorübergehend als auch dauerhaft. Dazu tauchen wir tief in die Frage ein, woher unser Gefühl für psychisches Wohlbefinden rührt: Wie kann eine kleine, alltägliche Freude individuell Hedonie, also einen lustvollen Moment, vermitteln? Wie tragen unsere Erfahrungen mit erfreulichen und unerfreulichen Ereignissen dazu bei, eine generelle positive oder negative Grundeinstellung zu entwickeln? Wie können kleine Verschiebungen der Mechanismen dahinter unsere psychische Gesundheit beeinträchtigen, und wie lassen sich dieselben Prozesse durch Maßnahmen zur Hebung des Wohlbefindens wie Medikamente, Sport oder Psychotherapie zum Besseren wenden?

Was ist psychische Gesundheit?

Inmitten von Flüssen und Kuhweiden liegt mein Labor bei der MRC Cognition and Brain Sciences Unit, einem Fachbereich der University of Cambridge. Unsere Experimente dort dienen dazu, Hirnprozesse zu verstehen, die die psychische Gesundheit verbessern oder verschlechtern, ganz besonders bei Menschen mit psychiatrischen Erkrankungen. Langfristig können wir auf diese Weise vielleicht bessere Behandlungsoptionen entwickeln. Aber psychische Gesundheit lässt sich sehr unterschiedlich definieren. Nicht einmal die Neurowissenschaft ist sich bei der Definition einig – geschweige denn die Psychologie oder die Philosophie oder irgendeine andere Fachrichtung, die man diesbezüglich um eine klare Aussage bittet. Man könnte meinen, dass das für eine Wissenschaftlerin wie mich, die sich mit psychischer Gesundheit befasst, ein Problem darstellt. Doch in der Neurowissenschaft stehen spannende Experimente im Vordergrund; philosophische Fragen sind für uns zweitrangig. Manchmal lassen sich Besserungen der psychischen Gesundheit über niedrigere Werte bei einem klinischen Index (zur Einstufung von Depression, Angst, Stress oder anderen Faktoren) nachweisen. Manchmal nutzen wir positive Werte, um das Wohlbefinden zu messen, zum Beispiel bei der Lebenszufriedenheit. Und manchmal leiten wir aus bestimmten chemischen Verbindungen im Gehirn, aus Verhaltensweisen von Mensch oder Tier oder aus aktiven Hirnarealen bestimmte Aspekte von psychischer Gesundheit ab, zum Beispiel Lust, Belohnung und vieles mehr. Ein vollständiges Bild psychischer Gesundheit muss all diese Aspekte beinhalten, das subjektive Erleben und die biologischen Abläufe, und es muss die Querverbindungen dazwischen darstellen.

In diesem Buch verwende ich Begriffe wie »psychisch krank«, »psychische Störung« oder »psychiatrische Erkrankung« als relativ austauschbare Oberbegriffe für Erkrankungen wie Depression, Schizophrenie, generalisierte Angststörung und Ähnliches. Diese eher medizinischen Begrifflichkeiten nutze ich, um hervorzuheben, wann Probleme mit der psychischen Gesundheit so schwer sind, dass sie die Alltagsbewältigung beeinträchtigen und weiteren Diagnosekriterien entsprechen, wobei sich die wissenschaftlichen Oberbegriffe allerdings regelmäßig ändern. Mitunter spreche ich auch allgemeiner von »psychischen Problemen« oder einer »schlechten mentalen Verfassung«, weil man durchaus Probleme haben kann, ohne traditionelle Diagnosekriterien zu erfüllen – und weil nicht alle Probleme sauber in eine Diagnoseschublade passen. Wir sollten uns stets vor Augen führen, dass Menschen, die psychisch angeschlagen sind, ihr persönliches Erleben vielleicht lieber mit Begriffen bezeichnen, die für sie selbst eine bestimmte Bedeutsamkeit besitzen (zum Beispiel als »Erfahrungen« oder »Probleme«, nicht als »Störung« oder »Krankheit« – oder auch umgekehrt).

Ich betrachte psychische Gesundheit im Gehirn als eine Art Gleichgewicht. Rein biologisch überleben Organismen durch Erhaltung der Homöostase, also eines trotz gewisser Veränderungen (wie Außentemperatur, Blutzuckerspiegel oder Flüssigkeitszufuhr) relativ stabilen Zustands im Körper. Im Gleichgewicht zu bleiben, erfordert Veränderung: Zur Senkung der Temperatur schwitzen wir, zur Erhöhung des Blutzuckers essen wir etwas Süßes, nach dem Rennen wird getrunken. Auch das Gehirn bedarf der Homöostase. Seine Ausgeglichenheit erfordert ähnlich flexible Reaktionen auf die Umgebung wie die körperliche Homöostase. Das gilt sowohl innerlich (beim Umgang mit emotionalem Schmerz oder auch Infektionen) als auch äußerlich (weil wir täglich mit diversen Stressfaktoren konfrontiert sind). Entscheidend für dieses Gleichgewicht ist dabei die Fähigkeit unserer Psyche, unser Funktionieren im Alltag zu unterstützen, statt es zu behindern, und so unsere Überlebenschancen zu erhöhen. Bei Menschen, die Phasen schlechter mentaler Verfassung erlebt haben, kann die Psyche mitunter die Alltagsbewältigung, schöne Erlebnisse mit unseren Liebsten oder andere Punkte beeinträchtigen, die für ein gutes Leben elementar sind.

Wie entsteht psychische Gesundheit?

Psychische Gesundheit wird durch diverse Prozesse im Gehirn unterstützt, von der Lust- und Schmerzverarbeitung bis hin zu Motivation und Lernprozessen. Unsere eng mit dem Körper verknüpfte Hirnbiologie erzeugt, erhält und schützt ein ausgeglichenes Gehirn. Vielleicht nutzen Sie längst verschiedene Techniken zur Stabilisierung Ihrer Psyche, die jeweils unterschiedliche Wirkungen auf diese Abläufe im Gehirn haben. Und bestimmt kennen Sie auch konkrete Empfehlungen aus dem Freundeskreis (»Probier's mal mit Yoga!«), die Ihnen absolut nicht entsprechen. Das liegt daran, dass Maßnahmen, die positiv auf die Psyche einwirken können, nur im Kontext individueller Prozesse in Gehirn und Körper funktionieren – oder auch nicht. Diese permanenten biologischen Prozesse im Gehirn unterliegen vielfach subtilen genetischen Unterschieden, die unsere grundsätzliche Neigung zu bestimmten Denk- oder Verhaltensmustern und Gefühlslagen beeinflussen. Gleichzeitig sind sie von einer großen Bandbreite früherer Erlebnisse geprägt. (Ich sage ausdrücklich »früherer«, weil viele glauben, alle psychisch prägenden Ereignisse fänden in der Kindheit statt. Das Risiko ist zu diesem Zeitpunkt am höchsten, aber geschehen kann so etwas ein Leben lang.) Diese Faktoren sind nicht unabhängig voneinander, sondern sie interagieren. Deshalb können gewisse genetische Prädispositionen durch Umwelteinflüsse verändert werden, und (was weniger bekannt ist) die Reaktion auf bestimmte Umwelteinflüsse kann von der individuellen Erbinformation abhängig sein. »Biologisch« bedeutet aber keinesfalls »statisch«: Diese Faktoren und ihre Wechselwirkungen sind dynamisch, in bestimmten Entwicklungsphasen unverzichtbar und ein Leben lang relevant.

Das liegt daran, dass viele Elemente unseres Nervensystems plastisch sind, also veränderbar, und durch die Umwelt geformt werden. Unter »Nervensystem« verstehe ich in diesem Zusammenhang Gehirn und Rückenmark, aber auch deren ausgedehnte, wechselseitige Kommunikationskanäle mit dem Rest des Körpers. Die Funktion des Nervensystems unterliegt dem Einfluss von Genen, kulturellen Faktoren, ökonomischer Sicherheit, stressbeladenen Lebenserfahrungen, dem sozialen Umfeld, der Ernährung und unserer physischen Verfassung (um nur einige Punkte zu nennen). All diese Faktoren wirken über das Nervensystem auch auf die psychische Gesundheit.

Ist es somit unmöglich, ein Phänomen zu messen und zu quantifizieren, das derart breit gefächerten Einflüssen unterliegt? Zumindest ist es sehr knifflig. Aber jeder Faktor verbessert oder verschlechtert die psychische Gesundheit, indem er im Nervensystem einen physiologischen Prozess verändert. Psychische Probleme können auf ganz unterschiedliche innere und äußere Ursachen zurückgehen, und Sie werden bald feststellen, dass man die Psyche umgekehrt auch durch eine ähnlich große Bandbreite an inneren und äußeren Faktoren stärken oder behandeln kann. Unabhängig von der Ursache bleibt das Gehirn jedoch der Dreh- und Angelpunkt für psychische Gesundheit. Alle Risikofaktoren und Behandlungen wirken letztlich auf das Gehirn.

Das könnte überraschend klingen. Wir gehen häufig davon aus, dass psychische Gesundheit etwas anders funktioniert als körperliche Prozesse an bestimmten Organen oder Organsystemen wie Diabetes oder Herzschwäche. Vielleicht wirkt es sogar herabsetzend, psychische Krankheit als körperlich verankert darzustellen, wo sie doch zweifellos vielen äußeren wie zum Beispiel gesellschaftlichen Faktoren unterliegt. Das gilt allerdings auch für körperliche Erkrankungen anderer Organsysteme – Herz oder Lunge können durch soziale Rahmenbedingungen wie stärkere Luftverschmutzung oder den Zugang zu gesunder Ernährung in die Bredouille geraten. Sozial bedingte Erkrankungen betreffen im Endeffekt unsere Biologie, und jegliche psychische Verfassung wirkt sich letztlich körperlich aus. Eine stabile Psyche und instabile Tendenzen in bestimmten Lebensphasen beruhen auf beständigen biologischen Prozessen im Gehirn, die unsere Wahrnehmung der Außenwelt wie auch des Körpers samt der Innenwelt formen.

Wenn diese Prozesse sich verändern oder dieselben Gehirnprozesse zu neuen Ergebnissen führen, können sich Wahrnehmungen verzerren, bis sie maladaptiv werden und unseren Lebenszielen zuwiderlaufen. So entstehen Symptome, die wir als »psychische Erkrankung« einstufen – wenn Gefühle, Gedanken oder Verhalten den Alltag erheblich beeinträchtigen, bis hin zu chronisch gedrückter Stimmungslage und Suizidgedanken (wie bei einer Depression oder einer bipolaren Störung), repetitiven Gedanken, die uns von anderen wichtigen Aspekten des Lebens abhalten (wie bei einer generalisierten Angststörung, sozialen Phobie oder Zwangsstörung) oder einer gestörten Wahrnehmung der Realität (wie bei psychotischen Erkrankungen, zum Beispiel Schizophrenie).

Ein Beispiel für eine allgemeine Gehirnfunktion, die die psychische Stabilität unterstützt, ist die Fähigkeit des Gehirns, Ereignisse zu begreifen und vorherzusagen. Dabei geht es um Hinweise zur Außenwelt (Ist hier irgendwo ein Tiger?) und zum inneren Zustand (Habe ich Hunger? Durst? Angst?). Am stärksten merkt das Gehirn auf, wenn seine Vorhersagen sich als fehlerhaft erweisen, denn dann muss es sein Weltbild anpassen und möglicherweise etwas lernen. Dieses Wechselspiel aus Vorhersagen und Lernen läuft im Alltag oft unbewusst im Hintergrund ab. Zum Beispiel »wissen« wir schon unser Leben lang, dass Dinge zur Erde fallen, selbst wenn man uns das nie ausdrücklich beigebracht hat. In Bezug auf psychische Gesundheit haben wir auch viele andere Dinge gelernt, die Stimmungslage, Emotionen und Gedankengänge beeinflussen: ob wir bei neuen Begegnungen positive oder negative Reaktionen erwarten, ob wir uns von Alltagsaktivitäten hohen oder geringen Lustgewinn versprechen oder wie empfindlich wir auf Schmerz oder andere körperliche Signale reagieren. Solche Erwartungen haben Einfluss auf das Risiko für psychische Erkrankungen.

Positive Emotionen wie Wohlbefinden, Glück, Lust, Freude, Fröhlichkeit eint das Prinzip, dass sie entstehen, wenn ein Ergebnis besser ist als erwartet (aber immer noch im Bereich dessen, was das Gehirn für möglich gehalten hätte). Es ist also hilfreich, Gutes zu erwarten, aber vielleicht noch hilfreicher, Dinge zu erwarten, die nicht ganz so gut sind wie das, was am Ende dabei herauskommt. Das ist die positive Überraschung, die das momentane Wohlbefinden erhöhen kann (siehe Kapitel 3). Manchmal ist eine Erfahrung erheblich besser als erwartet: Eine Hochzeit, die um ein Haar in einem Schlammbad geendet hätte, ist eine überwältigend positive Überraschung, die das Glücksgefühl augenblicklich gewaltig erhöht. Meistens sind Überraschungen jedoch weniger bemerkenswert, sondern geschehen im Rahmen alltäglicher Erlebnisse, die mal ganz normal, mal enttäuschend und mitunter etwas Besonderes sind. Im Laufe der Zeit häufen sich diese Eindrücke und wirken sich auf die Psyche aus. Lernprozesse im Gehirn, die durch (positive und negative) Überraschungen ausgelöst werden, formen unsere Erwartungshaltung und führen allmählich dazu, dass wir die Welt morgen anders erleben werden als heute. Dieser Prozess aus Erwartungen, Überraschung und Lernen zählt zu den Grundbausteinen mentaler Gesundheit. Er liefert Erkenntnisse über unsere Fähigkeit, Resilienz aufzubauen, aber auch darüber, welche Faktoren das Risiko für psychische Erkrankungen erhöhen und auf welche Aspekte der Psyche bestimmte Therapien und Interventionen abzielen.

Das menschliche Gehirn erzeugt aus Erlebnissen und auf der Basis unserer Gene im Verlauf vieler Jahre ein absolut individuelles Weltbild. Genau deshalb gibt es für die psychische Gesundheit kein Allheilmittel. Dass manche Menschen verabscheuen, was andere vergöttern, kann unter anderem an Unterschieden in der Neurochemie des Gehirns liegen. In ähnlicher Weise bedeutet der individuelle Aufbau Ihres Gehirns, dass unterschiedliche Methoden zur Verbesserung der psychischen Gesundheit nur bestimmten Untergruppen der Bevölkerung helfen. Wenn also ein Artikel behauptet, Behandlung X oder Diät Y würde der Psyche helfen oder glücklich machen, bezieht sich dies bestenfalls auf den Durchschnitt einer Gruppe (die mitunter recht klein sein kann). Das kann allerdings auch bedeuten, dass die Behandlung bei einigen Leuten hervorragend angeschlagen hat – und bei anderen gar nicht.

Daher kann etwas, was den einen psychisch hilft, bei anderen schlicht versagen. Der potenzielle Weg zu mehr psychischer Stabilität (ob in einer Klinik oder zu Hause durch Ernährungsumstellung und Sport) kann auch mit persönlichen Risiken einhergehen – mitunter kann er sogar Schaden anrichten, schlicht weil Sie rein biologisch etwas anders ticken. Psychische Gesundheit ist ein Mosaik, das sich aus verschiedenen Faktoren zusammensetzt. Auch wenn Vorhersagen im großen Stil bisher leider nicht möglich sind, arbeitet die Neurowissenschaft mit Hochdruck daran, diese Faktoren objektiv zu messen, um herauszufinden, welche Behandlung bei welchem Patienten anschlägt.

Warum müssen wir psychische Gesundheit überhaupt verstehen?

Herauszufinden, worunter die Psyche leidet und wie man ihr helfen kann, zählt zu den entscheidenden Fragen unserer Zeit. Psychische Probleme verursachen weltweit eine enorme Krankheitslast. Depressionen als die häufigste psychische Erkrankung betreffen global mehr als 250 Millionen Menschen. Die globalen Kosten für psychische Erkrankungen beliefen sich 2010 geschätzt auf 2,5 Billionen US-Dollar und dürften sich bis 2030 noch einmal verdoppeln.[8] Wichtiger jedoch sind die katastrophalen Auswirkungen auf die individuelle Lebensqualität. Die breite Mehrheit (über 90 Prozent) derer, die Suizid begehen, leiden an einer psychischen Erkrankung.[9] Diese Krise betrifft nicht nur den Westen: 77 Prozent aller Suizide treten in Ländern mit niedrigem bis mittlerem Einkommen auf.[10] Suizid ist zudem nicht der einzige und noch nicht einmal der zahlenmäßig größte Mortalitätsfaktor bei Menschen mit psychischen Problemen: Eine schwere psychische Erkrankung (zum Beispiel Schizophrenie, bipolare Störung oder Depression) verringert die Lebenserwartung Schätzungen zufolge um 25 Jahre, insbesondere aufgrund eines erhöhten kardiovaskulären Risikos.[11] Das unterstreicht, wie untrennbar körperliche und psychische Gesundheit miteinander verbunden sind. Selbst in reichen Ländern, die viel Geld für psychische Gesundheit aufwenden, helfen unsere besten Therapien (Psychotherapie und Antidepressiva) nur rund der Hälfte der Betroffenen. Das ist ein starker Ansporn für die neurowissenschaftliche Forschung, denn wir möchten bessere Behandlungsoptionen finden.

Allerdings sind psychische Krankheiten nur ein Aspekt psychischer Gesundheit. Für Menschen, die das Glück haben, von schwerwiegenden physischen Krankheiten verschont zu bleiben, ist der Erhalt einer stabilen Psyche ein ebenso relevanter Faktor für die Lebensqualität. Sich glücklicher zu fühlen, ist für sich allein mit einem längeren, gesünderen Leben assoziiert, ganz ohne sonstige Faktoren wie körperliche und seelische Erkrankungen, Alter, Geschlecht und dem sozioökonomischen Status.[12] Der Grund dafür ist unklar. Möglicherweise stecken kardiovaskuläre, hormonelle und immunbedingte Veränderungen dahinter, die mit negativen Emotionen einhergehen.[13] Umgekehrt korrelieren positive Emotionen mit geringeren Fallzahlen bei Schlaganfall,[14]

Herzinfarkt[15] und sogar Erkältungssymptomen.[16] Zwischen Niedergeschlagenheit und einer psychischen Krankheit liegen Welten – dennoch gibt es Überschneidungen beim Einfluss solcher Erfahrungen auf Körper und Gehirn. Die vielleicht besten Informationen, wie das Gehirn die psychische Gesundheit unterstützt, stammen aus Untersuchungen von Menschen mit psychischen Erkrankungen, die uns viel darüber verraten, welche Hirnprozesse Wohlbefinden, Glück und andere positive Aspekte der psychischen Gesundheit stärken.

Was wir über die Voraussetzungen für eine stabile Psyche wissen, klingt mitunter überraschend. Manches, was als gesundheitsschädlich gilt (süße Snacks, Bier trinken, ausgiebig feiern gehen), könnte sich psychisch kurz- oder auch langfristig positiv auswirken. Dieses angeblich »ungesunde Zeug« fällt nämlich unter die zahlreichen Methoden, die psychisch stabilisierenden Systeme des Gehirns zu nutzen. Und das ist keine Übertreibung: Mit Freunden bei einer Fernsehshow herzlich zu lachen, aktiviert im Gehirn dasselbe System wie Heroin (siehe Kapitel 1).

Es geht in diesem Buch also keineswegs darum, alles zu streichen, was Spaß macht, von Zucker bis hin zum Zocken, damit es uns besser geht. Ich werde auch nicht empfehlen, dass Sie dreimal am Tag Achtsamkeitsübungen machen oder Probiotika nehmen müssen. Vielmehr möchte ich erklären, was die Neurowissenschaft darüber herausgefunden hat, wie psychische Gesundheit wirklich funktioniert.

Angefangen bei einigen der allerersten modernen Experimente zur Neurowissenschaft der Lust werden wir uns im Verlauf des Buches mit den aktuellsten Erkenntnissen und Studien beschäftigen, die sich mit neuen Medikamenten, Therapien und komplett anderen Interventionen zur Verbesserung der psychischen Gesundheit befassen. In den verschiedenen Kapiteln geht es um unterschiedliche wissenschaftliche Aspekte mentaler Gesundheit, von denen einige auf der Hand liegen (die Neurobiologie der Lust), andere weniger (die neuronalen Prozesse hinter unserer Motivation), obwohl sie ebenso unverzichtbar sind. Dabei werden wir auch sehen, wie spezielle Substanzen im Gehirn (darunter Dopamin, Serotonin und Opioide) zur psychischen Gesundheit beitragen. Und obwohl das Erleben psychischer Gesundheit aus Prozessen im Gehirn erwächst, ist das Gehirn zugleich eng mit dem Rest des Körpers verknüpft. Ich präsentiere faszinierende neue Erkenntnisse zur Verbindung zwischen körperlicher und psychischer Gesundheit, einschließlich der Einflüsse von Darm und Immunsystem. Diese Verbindung zwischen Körper und Gehirn könnte der Schlüssel zum Verständnis sein, wie Glücklichsein und andere positive Gemütszustände die körperliche Gesundheit stärken können und warum ein gesünderer, sportlich aktiver Körper umgekehrt der Psyche helfen kann.

Wir werden uns mit dem langen Bemühen um Verbesserungen der psychischen Gesundheit befassen: von der Entdeckung der Antidepressiva bis hin zu modernen Experimenten mit psychoaktiven Pilzen, von der Reaktion des Gehirns auf Achtsamkeitsübungen bis hin zu veränderten Schlaf- und Bewegungsgewohnheiten oder auch fortschrittlichen elektrischen Therapien für Depressionen. Und dabei werden wir immer wieder Gemeinsamkeiten finden: neuronale Netzwerke und Prozesse, die psychische Gesundheit bedingen und die Heilung von psychischen Erkrankungen fördern. Diese Standardsignalwege könnten den Hinweis auf neue, personalisierte Behandlungen für psychische Erkrankungen liefern – die Zukunft der gesundheitlich orientierten Neurowissenschaften.

Irgendwann erlebt jeder Mensch psychische und physische Schmerzen und Unwohlsein, und viele von uns brauchen dann eine Behandlung, wobei es mitunter häufig vorkommt, dass sich das viel gelobte Wundermittel des einen für den anderen als Enttäuschung herausstellt. Aber es gibt vieles, was wir ausprobieren können, damit es uns psychisch besser geht. Hierzu zählen Veränderungen der Lebensweise, um psychisch gesund zu bleiben, ein besonderer Fokus auf guten Schlaf und Offenheit für das breite Arsenal psychiatrischer Medikamente und Psychotherapien bei stärkerer Beeinträchtigung.

Wann immer eine neue Therapieform entwickelt wird oder ein anderer Lebensstilfaktor mehr Glück verspricht, gilt dies bestenfalls für einen Teil von uns, im Idealfall für einen großen Teil. Aber nie für alle. Um diese Komplexität zu akzeptieren, ist beim Thema psychische Gesundheit ein Umdenken erforderlich: weg von dem Konzept, dass etwas »wirkt« oder »nicht wirkt«, hin zu einem Verständnis für den Prozess, den etwas beeinflusst, und der Gruppe, der es helfen könnte. Ich hoffe, dass dieses Buch Ihnen auf dem Weg zu dieser neuen Sichtweise hilft, indem es aufzeigt, welche Ratschläge wir aus der neurowissenschaftlichen Forschung ableiten können, um psychisch stabiler zu werden – und welche Ratschläge wir getrost ignorieren können.

Teil 1

Ausgeglichenheit beginnt im Gehirn:

Wie sich psychische Gesundheit zusammensetzt

1. Natürliche Highs: Lust, Schmerz und das Gehirn

Wie wir Schmerz und Lust empfinden, kann individuell extrem unterschiedlich sein und reicht von verstärkter Lust über chronischen Schmerz bis hin zu fehlender Schmerzwahrnehmung. Tatsächlich hängen Lustempfinden und psychische Gesundheit eng zusammen, und ein Leitsymptom für psychische Erkrankungen wie Depression oder Schizophrenie ist die *Anhedonie* – wenn normalerweise erfreuliche Aktivitäten keine Freude mehr machen oder das Interesse daran fehlt. »Normalerweise erfreulich« ist ein subjektives, nicht wertendes Kriterium und umfasst vielleicht gutes Essen, ein Lieblingsbuch lesen, einen Orgasmus erleben oder andere, ungewöhnlichere Dinge, die jemand gern mag. Bei Anhedonie fühlt sich das, was mich eigentlich glücklich macht, vergleichsweise öde an, weniger erstrebenswert und wertvoll. Eine Störung des Lustempfindens schwächt die Psyche massiv.

Auch Schmerz hat starken Einfluss auf die Psyche, aber in anderer Form. Menschen mit Depressionen geben im Alltag mehr subjektiven Schmerz an, was möglicherweise an einer niedrigeren Schmerzschwelle liegt.[17] Dieser Zusammenhang besteht wechselseitig: Menschen mit chronischen Schmerzen (zu denen ich selbst zähle) haben ein erhöhtes Risiko für psychische Probleme.[18] Generell steigt die Wahrscheinlichkeit einer psychischen Belastung, je häufiger jemand Schmerz erlebt und unangenehme Erfahrungen macht.[19]

Warum hängen psychische Gesundheit, Lust und Schmerz so eng zusammen? In diesem Kapitel geht es um die Zusammenhänge zwischen Schmerz und psychischer Belastung, die unter anderem darin wurzeln, dass bestimmte Veränderungen im Gehirn sowohl bei chronischem Schmerz als auch bei psychischen Erkrankungen auftreten. Wir sehen uns an, wie das Gehirn Angenehmes und Unangenehmes normalerweise verarbeitet und was das mit unseren Vorlieben und Abneigungen zu tun hat. Dass wir bestimmte Dinge subjektiv als angenehm, abstoßend oder schmerzhaft erleben, hat großen Einfluss auf Stimmungslage, Gedanken und Verhalten und damit auf die psychische Verfassung. Ob uns etwas angenehm oder unangenehm erscheint, beeinflusst auch, was das Gehirn darüber lernt und was wir in unserer Umgebung gern beschaffen oder aber meiden. Umgekehrt kann eine Verschlechterung der psychischen Verfassung beeinflussen, wie wir die Welt erleben, kann Freude dämpfen und Schmerz verstärken. Deshalb könnten Veränderungen der Schmerz- und Lustwahrnehmung eine Verschlechterung der psychischen Verfassung ankündigen, und die Stabilisierung der Schaltkreise hinter Schmerz und Lust kann umgekehrt ein Weg sein, uns mental gesund zu halten.

Berauscht vom Schmerz?

Die meisten von uns kennen das Gefühl, wenn wir uns nach einem sehr schmerzhaften oder erschreckenden Erlebnis plötzlich wie berauscht fühlen. Biologisch wird dieses Phänomen als stressinduzierte Analgesie bezeichnet. Dieses Gefühl kann während oder nach etwas wirklich Gefährlichem (zum Beispiel Fallschirmspringen) auftreten oder bei etwas eher Harmlosem (sich den Zeh anzustoßen). In beiden Fällen geht zugleich die Schmerzempfindlichkeit vorübergehend zurück.

Ob ein Raubtier hinter mir her ist oder ein Feind angreift – der Körper hat nur noch ein Ziel: überleben. Wenn Lebensgefahr nur Kampf oder Flucht zulässt, wäre ein normales Schmerzempfinden äußerst hinderlich, denn es könnte unser Überleben gefährden. Sich hinzusetzen und den gebrochenen Fuß oder das blaue Auge zu verarzten, ist keine Option. Jeder Schmerz könnte uns davon ablenken, am Leben zu bleiben. Deshalb verfügen wir über stressinduzierte Analgesie, die unter starkem Stress die Überlebenswahrscheinlichkeit erhöht. Vermutlich haben Tiere dank der Fähigkeit, Schmerz in gefährlichen Situationen auszublenden, im Verlauf der Evolution häufiger ausreichend lange überlebt, um diese praktische Eigenschaft an ihre Nachkommen weiterzugeben.

Bis heute äußert sich stressinduzierte Analgesie nicht bei jedem in gleichem Maße, das heißt, diese Eigenschaft ist in der Bevölkerung unterschiedlich ausgeprägt. Quantifizieren lässt sich das durch Messung der individuellen Schmerzschwelle vor und nach einem Stressereignis. Bei manchen Menschen (und manchen Tieren) ändert sich die Schmerzschwelle stärker als bei anderen: Sie sind für stressinduzierte Analgesie deutlich empfänglicher.[20] Bei diesen Personen kann akuter Stress die Stimmung auch deutlich heben – bei Gefahr fühlen sie sich besonders euphorisch. Wenn

Sie (wie ich) wenig Lust auf Unternehmungen haben, die mit viel akutem Stress verbunden sind, ist die stressinduzierte Analgesie bei Ihnen wahrscheinlich eher gewöhnlich ausgeprägt. (Menschen wie uns kann dennoch schwindelig werden, wenn wir uns den Zeh anstoßen, aber wir werden nicht unbedingt den Wunsch verspüren, das zu wiederholen.)

Die stressinduzierte Analgesie wurde in den 1980ern über Experimente mit »heißen und kalten Bädern« bestimmt. Dabei ließ man Ratten für eine festgelegte Zeit in unterschiedlich temperiertem Wasser schwimmen. Danach wurden die Ratten abgetrocknet und ihre Schmerzreaktion gemessen. Kurzes Schwimmen in kaltem Wasser, zum Beispiel drei Minuten bei 15 Grad Celsius, reduzierte die Schmerzreaktion. Viele Menschen mögen ein warmes Vollbad, wissen aber durchaus, dass kalte Bäder oder Schwimmen in kaltem Wasser euphorisch machen können. Wer sich dem kurzen Schmerz freiwillig aussetzt, schwört auf kaltes Wasser!

Die stressinduzierte Analgesie geht auf ein säugetierspezifisches System endogener Opioide im Gehirn zurück, das bei Schmerz und Stress aktiviert wird. Diese Substanzen dienen nicht nur der Schmerzunterdrückung (wie jeder weiß, der schon einmal ein opioidhaltiges Medikament wie Kodein eingenommen hat), sondern sorgen auch für ein schummeriges Gefühl.

Kurzes Schwimmen im kalten Wasser, das leichten Stress auslöst, lindert Schmerzen, weil es die Freisetzung körpereigener Opioide provoziert.[21] Diese Substanzen werden meist pauschal als Endorphine bezeichnet, eine Verkürzung für »endogene Morphine« (»endogen« bedeutet »aus dem Körperinneren stammend«). Sie binden sich wie Opium oder Morphium an die für sie vorgesehenen Opioidrezeptoren im Gehirn. Opioidhaltige Medikamente imitieren die Wirkung dieser Endorphine. Wenn natürliche oder medikamentöse Opioide an diese Rezeptoren andocken, wird eine Verkettung zellulärer Prozesse ausgelöst, die unter anderem die Aktivität einiger Neuronen und die Ausschüttung anderer Hirnchemikalien hemmen.[22] Diese Signalkaskade verändert die Kommunikation von Gehirnregionen mit Opioidrezeptoren bis in andere Gehirnregionen und ins Rückenmark, wo eingehende Schmerzsignale aus dem Körper gedämpft und bewertet werden.[23] Endorphine können einen natürlichen Rausch auslösen (Schwindel, Entspannung, Euphorie), der sich angenehm anfühlt und die Schmerzempfindlichkeit herabsetzt. Unter bestimmten Umständen kann mäßiger Stress deshalb dazu führen, dass man sich gut fühlt, weil das Gehirn dann Opioide (und andere chemische Stoffe) freisetzt. (Sollten Sie zufällig die Budapester Thermalbäder besuchen, deren Temperaturen von wohlig warm bis hin zu schmerzhaft kalt reichen, können Sie das Experiment einmal an sich selbst ausprobieren.)

Aber auch wer keine große Lust hat, in kaltem Wasser zu baden, könnte Glück haben: Es gibt eine Vielzahl kurzer Stressfaktoren, mit denen Menschen natürliche Opioide freisetzen können. Sogar Aktivitäten, die evolutionstechnisch unerwartet sind (zum Beispiel sich aus einem Flugzeug zu stürzen), scheinen dasselbe Opioidsystem anspringen zu lassen wie unsere evolutionäre Überlebensreaktion. Die Opioide gegen akuten Schmerz bewirken (zumindest für manche Menschen) angenehme Reaktionen auf kurzfristigen Stress. In einer Studie senkte Fallschirmspringen die Schmerzempfindlichkeit vergleichbar mit den kalten Bädern für Ratten, was auf Opioidausschüttung hindeutet.[24] Bekamen die Teilnehmenden unmittelbar vor dem Sprung ein Mittel, das die Opioidwirkung hemmte, so blieb ihre Schmerzempfindlichkeit höher als bei den Probanden, die ein Placebo erhielten. Das bestätigt, dass die geringere Schmerzempfindlichkeit mit dem endogenen Opioidsystem zusammenhängt. Andererseits war dies eine kleine Studie, und die Schmerzempfindlichkeit wurde erst nach der Landung überprüft (im freien Fall die Schmerzempfindlichkeit zu testen, dürfte selbst für die unerschrockensten Forschenden einen Schritt zu weit gehen).

Auch bei Ratten lässt sich stressinduzierte Analgesie durch diverse Überraschungen auslösen. Schmerz zählt selbstverständlich dazu: Natürliche Opioide, die nach einem kurzen, schmerzhaften Elektroschock frei werden, wirken bei Ratten anschließend schmerzmindernd.[25] Einen ähnlichen Effekt hat Rotation in einem bestimmten Tempo (bitte nicht mit Haustieren nachahmen!). Wie Wassertemperaturen und Fallschirmspringen haben all diese Stressauslöser etwas gemeinsam: Sie sind mild und vorübergehend.* Schon wenn eine Ratte etwas zu schnell rotiert (was offenbar unangenehmer ist als langsamere Rotation), bleibt die Opioidausschüttung aus. Der Grund dafür ist nachvollziehbar. Eine vorübergehende Schmerzunterdrückung ist nützlich, denn sie kann den drohenden Tod hinauszögern oder uns trotz Verletzung vor einem Raubtier fliehen lassen. Wenn auch anhaltender extremer Stress den Schmerz unterdrücken würde, wäre uns weniger daran gelegen, bedrohlichen Situationen zu entkommen oder Schmerzquellen zu vermeiden.

Schmerz ist ein wichtiges, nützliches Signal. Menschen, die dank seltener genetischer Merkmale keinen Schmerz empfinden können, drohen schwere körperliche Konsequenzen wie Verbrennungen, Knochenbrüche oder abgebissene Zungen. Schmerz und Stress sind zwar unangenehme Gefühle, können aber zugleich unbemerkte

---

* *Manche längeren, stressbelasteten Erlebnisse wie längere Elektroschocks oder längeres Schwimmen in sehr kaltem Wasser können schmerzunempfindlich machen, aber dann wird die Analgesie offenbar nicht über das Opioidsystem erzeugt, sondern über andere chemische Systeme im Gehirn, die an der Schmerzunterdrückung beteiligt sind.*

Lust erzeugen, bis wir außer Gefahr sind – und selbst wenn sie sehr unangenehm sind, erhöhen sie die Überlebenschancen.

Inzwischen fragen Sie sich vielleicht, was stressinduzierte Analgesie mit psychischer Gesundheit zu tun hat. Ihr persönliches Schmerz- und Lustempfinden (und dessen schlichterer Gegenpart von Vorlieben und Abneigungen) prägt Ihre Alltagshedonie und trägt damit zur gegenwärtigen und künftigen psychischen Verfassung bei. Menschen reagieren extrem unterschiedlich auf unangenehme Situationen und Schmerzen. Das beste Beispiel dafür ist chronischer Schmerz, der bei den Betroffenen psychisch verheerende Folgen haben kann.

Was chronischer Schmerz uns kostet

Anhaltender Schmerz kann das Gegenteil von stressinduzierter Analgesie auslösen: Gehirn und Nervensystem werden im gesamten Körper immer schmerzempfindlicher. In diesem Fall spricht man von Hyperalgesie (dem Gegenteil von Analgesie, der Abwesenheit von Schmerz).[26] Hyperalgesie entsteht zumeist nach Verletzungen oder physiologischen Schäden aufgrund von lokalen Gewebsveränderungen. Diese lokalen Veränderungen erzeugen eine Hypersensibilität gegenüber Schmerzen (oder mitunter auch Berührung oder Bewegung) und erhöhen die Vigilanz, denn man möchte sich weitere Verletzungen ersparen und den Körper schützen. Kurzfristig ist Hyperalgesie sehr hilfreich. Bei chronischen Schmerzen kann sie jedoch länger andauern als die Gewebeschäden. Es besteht keine akute Notwendigkeit mehr, den Körper vor weiteren Schäden zu bewahren, aber die verstärkte Schmerzwahrnehmung bleibt. Dahinter stecken wahrscheinlich Veränderungen in Hirnregionen, die an Körperwahrnehmung, Aufmerksamkeit und Emotionen beteiligt sind.[27] Von dort gehen Signale an die sensorischen Regionen im Gehirn sowie über das Rückenmark in den Körper und erzeugen auf diese Weise körperliche Schmerzen, die im Gehirn ihren Ursprung haben. Selbst wenn die unmittelbare körperliche Schmerzempfindung also vorbei ist (zum Beispiel der Knochenbruch vollständig verheilt ist), kann im Gehirn immer noch ein Schmerzsignal vorliegen, das uns mitteilt, dass wir körperlich Schmerzen haben.

Besonders bei Menschen mit chronischen Schmerzen spielt das eine wichtige Rolle. Laut einer großen Studie der Weltgesundheitsorganisation (WHO) litten Teilnehmende, die länger als sechs Monate ständige Schmerzen hatten, viermal häufiger an Angststörungen oder Depressionen. Aus meiner Sicht kommen für den engen Zusammenhang zwischen chronischen Schmerzen und psychischer Gesundheit zwei Erklärungen infrage. Die eine liegt auf der Hand: Schmerzen sind unangenehm, lästig und im Alltag störend. Eine derart leidvolle Erfahrung beeinträchtigt natürlich auch die Psyche. Diese Erklärung kann ich gut nachvollziehen, weil ich seit einem Unfall vor 16 Jahren immer wieder unter chronischen Schmerzen durch Arthrose im Fuß leide. Wer chronische Schmerzen kennt, weiß, wie anstrengend es ist, den Launen des Körpers unterworfen zu sein: Gegen das Diktat der Schmerzen kommt auch ein noch so starker Wille nicht an. Der Schmerz hat immer das letzte Wort, und das macht der Psyche natürlich zu schaffen. Aber die Kausalität verläuft nicht nur in eine Richtung.

Länder- und kulturübergreifend besteht eine gegenseitige Beziehung zwischen chronischen Schmerzen und psychischer Gesundheit.[28] Wer chronische Schmerzen hat, entwickelt eher eine Depression, aber Menschen mit Depressionen entwickeln auch deutlich häufiger chronische Schmerzen.[29] Woran könnte das liegen?

Einerseits könnten Depressionen verändern, wie das Gehirn auf Schmerz reagiert, andererseits könnte die Anfälligkeit für chronische Schmerzen sich auf das Depressionsrisiko auswirken. Für beide Optionen gibt es Belege. Die biologischen Mechanismen, die chronische Schmerzen hervorrufen, haben viel mit denen gemein, die an Depressionen beteiligt sind. Sehr auffällig ist, dass die Hirnareale, die bei chronischen Schmerzen beeinträchtigt sind, anatomisch stark mit den Arealen überlappen, die bei Depressionen oder Angst (und vermutlich vielen anderen psychischen Erkrankungen) beeinträchtigt sind.[30] Viele physiologische Prozesse, die chronischen Schmerzen zugeordnet werden (zum Beispiel vermehrte Entzündungen), scheinen auch bei psychischen Erkrankungen eine kausale Rolle zu spielen.[31] Diese Parallele verrät auch etwas über chronische Schmerzen an sich. Aus meiner langjährigen Erfahrung als Betroffene weiß ich, dass Ärzte im Gespräch mit Patienten sehr gern betonen, dass diese Schmerzen »nicht nur in Ihrem Kopf« sind, sondern sehr real. Doch als Neurowissenschaftlerin weiß ich auch, dass das nur die halbe Wahrheit ist.

Studien zu chronischen Schmerzen belegen, dass die Chronifizierung neurologisch gesehen mehr mit einer psychischen Beeinträchtigung zu tun haben könnte als mit akutem Schmerz. Bei akuten Schmerzen nach einer Verletzung oder anderen körperlichen Schäden werden Schmerzrezeptoren aktiv, die als Nozizeptoren bezeichnet werden und dem Rückenmark über das Nervensystem Informationen über Gewebeschäden übermitteln. Das Rückenmark leitet diese Informationen an die sensorischen Schmerzschaltkreise im Gehirn weiter. Das ist sozusagen der »Aufwärts«-Signalweg für Schmerz: Der Körper funkt dem Gehirn Signale zu. Mit der Zeit können Schmerzrezeptoren sensibler werden oder abstumpfen und die Schmerzreaktion dementsprechend verstärken oder mindern.[32] Aber wenn die Signale der Nozizeptoren das Gehirn erreichen, entspricht die empfundene Schmerzintensität nicht unmittelbar der Information, die von den Nozizeptoren übermittelt wurde. Das körperliche Schmerzempfinden wird zudem durch ein deutlich breiteres emotionales und kognitives Erleben ergänzt, das uns beunruhigt, ablenkt und Aufmerksamkeit beansprucht und ebenfalls zu dem gehört, was wir unter »Schmerz« verstehen. Chronische Schmerzen können also auf echten Schmerzwahrnehmungen beruhen, aber auch von anderen kognitiven Prozessen im Gehirn herrühren.

Wenn man gerade selbst Schmerzen hat, ist dieses Konzept schwer nachvollziehbar. Solange man auf einen schmerzenden Punkt deuten und beschreiben kann, wie der Schmerz entsteht und was ihn lindert, kommt es uns absurd vor, dass der Schmerz nicht von dort stammen könnte. Aber das Schmerzempfinden wird auch von Hunger, Erregung, Stress, Ablenkung, früheren Schmerzerfahrungen und unseren Genen beeinflusst (unter anderem).[33] Der tatsächlich empfundene Schmerz entsteht über unbewusste Prozesse im Gehirn und bezieht Erwartungshaltungen zum Körper ein. Mitunter sind diese Prozesse so mächtig, dass sie nicht einmal mehr Impulse von den Nozizeptoren benötigen, um Schmerzsignale in die sensorischen Systeme zu schicken.

Chronische Schmerzen werden durch die Erwartung des Gehirns zur Schmerzbedeutung verstärkt, und wenn der Schmerz als bedrohlich interpretiert wird, kann dies die Schmerzwahrnehmung sogar erhöhen.[34] Empfindungen, die früher mit Schmerzen einhergingen, können irgendwann eigenständig Schmerz erzeugen, indem sie auch bei schmerzfreier Aktivierung eine Schmerzreaktion in Gang setzen.[35] Auf diese Weise können chronische Schmerzen vom Gehirn selbst erzeugt oder aufrechterhalten werden, ohne dass die Nozizeptoren irgendetwas signalisieren. In diesem Fall ist der Schmerz tatsächlich »nur in unserem Kopf«.

Wer sich mit chronischen Schmerzen auskennt, kann dieser Erkenntnis auch ihr Gutes abgewinnen. Denn wenn Schmerz durch Prozesse aufrechterhalten werden kann, die denen von psychischen Erkrankungen sehr ähnlich sind, brauchen wir nicht unbedingt immer Schmerzmittel. Wir könnten auch unsere Erwartungen bezüglich der Schmerzen verändern.

Auf dieses Phänomen stieß ich vor Jahren rein zufällig. Ein Orthopäde verordnete mir Steroidinjektionen in den Bereich der alten Verletzung, weil er hoffte, meine Schmerzen damit so weit zu lindern, dass wir eine Operation hinauszögern könnten (sonst hätte ich einen Gelenkersatz im Fuß benötigt). Die ausgeprägte Arthrose hatte er über MRT-Aufnahmen diagnostiziert, aber bei manchen Menschen können Steroide die Schmerzen erfolgreich lindern, indem sie die lokale Entzündung eindämmen. Ich hatte Glück – mir half die Behandlung.

Und ich war sogar in doppelter Hinsicht ein Glückspilz. Eigentlich lässt die Wirkung solcher Injektionen nach etwa sechs Monaten nach, aber bei mir ist das inzwischen acht Jahre her, und ich hatte nie wieder so massive Schmerzen wie vor der Behandlung. Ja, die Schmerzen sind meistens vorhanden, aber sie sind lange nicht so einschränkend, und ich brauchte keine Operation. Was der Chirurg von damals dazu sagen würde, weiß ich nicht. Meine eigene Hypothese lautet: Die Steroidinjektionen konnten vorübergehend einen Teil der »Aufwärts«-Schmerzen hemmen, die durch die Entzündung in meinem Fuß entstanden. Diese zeitweise Linderung hatte jedoch eine weitaus langfristigere Wirkung auf meine Schmerzschwelle, und das konnte nur auf Veränderungen im Gehirn beruhen. Das wiederum bedeutet, dass nur ein Teil der Schmerzen von der Entzündung in meinem Fuß stammte. Was ich empfand, war von meinem Gehirn stark gefiltert worden. Möglicherweise haben jahrelange Schmerzen die Signalwege in meinem Gehirn so geformt, dass sie an Schmerzen gewöhnt waren, sie beobachteten, erwarteten und das körperliche Schmerzempfinden mittlerweile verstärkten.

Normalerweise spreche ich selten über meine persönlichen Schmerzerfahrungen, denn am Ende ist es lediglich eine Fallgeschichte – kein empirischer Datensatz. Es ist definitiv keine Turbolösung für alle, und wahrscheinlich brauche ich irgendwann doch noch eine Operation, weil eine Steroidinjektion (so erfolgreich diese auch war) den arthrosebedingten Knochenabbau nicht verhindern kann. Meine Anekdote zeigt jedoch, dass mitunter sogar Schmerzen mit sichtbaren, »echten« Ursachen stark vom Gehirn erzeugt sein können. In meinem Fall wirkte eine lokale Akutbehandlung weit länger, als plausibel erwartbar gewesen wäre. Bei anderen Menschen kann die sichtbare, physische Ursache sogar fehlen, aber dennoch erzeugt ihr Gehirn grausame Schmerzen, die sich absolut echt anfühlen.

Im Einzelfall können Schmerzen von jetzt auf gleich entstehen oder stärker werden – womöglich hat das Gehirn gelernt, sie zu erwarten und zu fürchten und alles potenziell Schädliche schon in einem sehr frühen, harmlosen Stadium zu registrieren. In anderen Fällen kann das Gehirn Schmerzen auch positiv beeinflussen, ähnlich wie ein Placebo (Placebos haben einen schlechten Ruf, können aber genial sein; mehr dazu in Kapitel 5). Jedenfalls können chronische Schmerzen wirklich »nur in Ihrem Kopf« sein, obwohl Sie sie definitiv anderswo spüren. Manche Forschenden würden sogar die Aussage unterschreiben, dass der Schmerz immer nur in unserem Kopf ist, weil jede Schmerzerfahrung von höheren Hirnfunktionen wie Aufmerksamkeit oder Ablenkung moduliert und beeinflusst wird. Das eigentliche Problem ist die

Vorstellung, dass etwas, das »nur in meinem Kopf« ist, weniger real wäre. Doch sowohl bei Schmerz als auch bei Depressionen gilt: Was »nur in meinem Kopf« ist, ist absolut real und genauso physiologisch wie eine Verletzung oder eine Infektion.

Wo im Gehirn ist der Sitz der Lust?

Dass leichter Stress und Fallschirmspringen lustvolle Gefühle auslösen können, ist schön und gut. Doch ich glaube, dass wir alle auch andere, gewöhnlichere Lustquellen kennen – zudem würde ich keineswegs empfehlen, sich leichte Schmerzen zuzufügen, um sich kurzzeitig gut zu fühlen. Erfreulicherweise werden Opioide und andere lustvermittelnde Neurochemikalien nicht nur bei akutem Schmerz oder Stress ausgeschüttet. Vieles, was wir als lustvoll empfinden – wie Essen, Sex, Sport, soziale Kontakte und Lachen –, hat eine ähnliche Wirkung aufs Gehirn, denn dabei werden lustvermittelnde Opioide freigesetzt und weitere chemische Veränderungen im Gehirn angestoßen.

So wie stressinduzierte Analgesie auf chemische Veränderungen im Gehirn und die daraus resultierende Signalkaskade zwischen Gehirn und Rückenmark zurückgeht, können erstaunlicherweise auch angenehme Erlebnisse Schmerzen lindern. Zum Beispiel kann Sex bei männlichen wie weiblichen Ratten die Schmerzempfindlichkeit senken.[36] Einige Studien zeigen, dass dies auch auf Menschen übertragbar sein kann. Immer wieder wird anekdotisch berichtet, dass Sex bei Migränepatienten eine Migräne lindern kann. Großen Umfragen zufolge gilt dies für etwa 60 Prozent der Menschen mit Migräne. Allerdings muss ich Sie warnen: Bei Cluster-Kopfschmerzen besteht bei Sex während einer Schmerzepisode die ebenso große (wenn nicht größere) Gefahr der Schmerzverschlimmerung.[37] Wenn Sie also nicht ganz genau wissen, woher Ihre Kopfschmerzen rühren, ist es das Risiko vielleicht nicht wert.

Aber wie entsteht »Lust« im Gehirn und warum ist sie in der Lage, Schmerzen zu reduzieren? Zu dieser Frage gab und gibt es zahlreiche Experimente an Tieren, Menschen oder mittels Computersimulationen. Wir können beobachten, wie etwas funktioniert, oder in die natürliche Funktion eingreifen, um zu sehen, was in diesem Fall passiert. Der kniffligste Aspekt ist die Identifikation der Hirnregionen, die Lustreaktionen generieren – denn deren Beteiligung ist nicht auf Lust beschränkt. Was hat die Wissenschaft also getan?

Zunächst einmal musste man überlegen, wie sich überhaupt messen lässt, was das Gehirn gerade anstellt. Um zu bestimmen, wie stark Gehirnzellen feuern, müsste man eigentlich den Schädel öffnen und die elektrischen Impulse über winzige Elektroden messen. Das bei gesunden Menschen zu versuchen, wäre natürlich höchst unethisch. Exakte Daten für die Neurobiologie der Lust werden daher zunächst am Rattengehirn erhoben, während die Ratte etwas Angenehmes tut, und dann mit weniger angenehmen Erfahrungen verglichen. Womit sich ein zweites Problem stellt: Woher weiß ich, dass die Ratte Lust empfindet? Dazu könnte man messen, wie bereitwillig eine Ratte sich anstrengt, indem sie beispielsweise einen Knopf drückt oder zu einer Belohnung flitzt. Aber wir wissen auch, dass sich Ratten (und Menschen) auch ohne unmittelbare Aussicht auf Lust große Mühe geben können (Kapitel 4 geht näher darauf ein). Wie also messe ich, ob einem Tier etwas gefällt? Hier kommt die Mimik ins Spiel. Schon zu Darwins Zeiten wurde der »genießerische« Gesichtsausdruck beschrieben, der sich bei Menschen, Primaten oder auch Ratten beobachten lässt.[38] Dieser Ausdruck zeigt sich, wenn man einer Ratte (oder einem Baby) Zuckerwasser auf die Zunge träufelt. Beide strecken sofort rhythmisch die Zunge heraus und lecken sich die Lippen. Als Wissenschaftlerin kann ich die Lust einer Ratte also bestimmen, indem ich beispielsweise zähle, wie oft sie sich die Lippen leckt, gleichzeitig prüfen, welche Elektroden im Gehirn dabei Signale geben, und – voilà! – schon ist das Gehirnareal für Lust im Rattenhirn gefunden.

Diese Methode hat allerdings gewisse Grenzen. Was ist, wenn die Ratte sich nicht nur aus Lust die Lippen leckt? Oder wenn nicht jede Lust dieses Verhalten auslöst, sondern nur solche Lust, die mit Nahrung zu tun hat? Das Problem beim Interpretieren vom Züngeln als Lustsignal ist, dass man die Ratte nicht fragen kann. Wir wissen nicht, ob sie den Geschmack wirklich mag. In diesem Experiment muss man den Mentale-Inferenz-Fehlschluss einbeziehen, mit dem sich die Neurowissenschaftlerin Lisa Feldman Barrett gründlich befasst hat.[39] Weil Tiere uns nicht sagen können, was sie denken, ist unsere Projektion einer Erfahrung (Lust) auf einen beobachtbaren Messwert (Zunge vorschieben) definitionsgemäß nur eine sehr grobe Schätzung.

Dieses Experiment funktioniert also nur, wenn man genau weiß, wie sich das Versuchstier dabei fühlt: Wir müssen prüfen, ob es Glück, Unglück, Ekel, Ärger oder Genuss empfindet. Wenn man solche Experimente am Menschen durchführen könnte, würde uns dies die Sache deutlich erleichtern. Menschen können wir nach Lustempfindungen fragen und hoffen, dass sie uns die Wahrheit sagen. (Ich selbst habe mich bei allen meinen Experimenten für ebendiesen Weg entschieden, was mir das Leben deutlich leichter macht.)

Allerdings stoßen wir bei der Messung von Lust und Genuss beim Menschen bald auf neue Hindernisse. Beim Menschen kann die Neurowissenschaft nämlich nicht einfach das Feuern einzelner

Hirnzellen messen – außer in ganz speziellen Fällen, zum Beispiel bei Kontrollen im Rahmen von Gehirnoperationen. Stattdessen nutzen wir verschiedene Bildgebungstechniken, um die elektrische Aktivität im Gehirn oder vergleichbare Parameter unter Realbedingungen zu messen.

Anfänglich wurden solche Experimente mittels Positronenemissionstomografie (PET) durchgeführt, mit der man unter anderem die Stoffwechselaktivität im Gehirn bestimmen konnte, die in etwa der neuronalen Aktivität entspricht. Für eine PET-Aufnahme werden vorab radioaktive Marker injiziert. Bereiche mit hoher Stoffwechselaktivität fallen dann im Gehirn (oder im Körper) durch hohe Radioaktivität auf, die aufgezeichnet und als Bild rekonstruiert werden kann. So sieht man annähernd, wo die Neuronen im Gehirn aktiv waren.

Inzwischen bevorzugt die Wissenschaft eine etwas neuere Technik, die anatomisch spezifischer messen kann, die funktionale Magnetresonanztomografie (fMRT). Solche Aufnahmen haben Sie vielleicht schon gesehen: fMRT-Bilder erzeugen bunte Flecken an verschiedenen Stellen einer MRT-Aufnahme. Wenn Sie also von speziellen Funktionen bestimmter Gehirnregionen hören, leiten sich diese Aussagen normalerweise aus dem Durchschnitt vieler Messungen bei einer Person ab, die im Gerät liegt und dabei beispielsweise eine Abfolge ähnlicher Bilder ansieht. Dieser Durchschnitt wird dann mit dem Durchschnitt anderer Versuchspersonen verglichen (aus statistischen Gründen idealerweise möglichst vieler).

Bei der fMRT wird im ganzen Gehirn der Sauerstoffgehalt im Blut bestimmt und daraus auf die Neuronenaktivität geschlossen. Die entstehenden Bilder haben eine höhere Auflösung als PET-Scans, in manchen Arealen bis auf einen Kubikmillimeter. Allerdings steigt und fällt die Sauerstoffsättigung im Blut sehr langsam, nämlich über Sekunden, wohingegen Neuronen weitaus schneller feuern. fMRT kann also unmöglich mit dem tatsächlichen Tempo der Hirnaktivität mithalten, sondern gibt Auskunft über die ungefähre Gehirnaktivität innerhalb von Zeit und Raum. Wegen dieser technischen Grenzen des fMRT (und anderer Bildgebungstechniken für das Gehirn) arbeitet die Neurowissenschaft eng mit der Physik zusammen, die weiß, wie man die vom MRT-Gerät erzeugten Magnetfelder für die bestmöglichen Bilder justiert und optimiert. Doch selbst nach Überwindung dieser technischen Hürden hat die fMRT ihre unüberwindlichen Grenzen: Auch sie misst nicht unmittelbar die chemisch-elektrische Aktivität der Gehirnzellen und verfügt nicht über die nötige Auflösung, um Signale einzelner Hirnzellen aufzuzeichnen. Ein Kubikmillimeter Gehirn (eine respektable Auflösung für fMRT-Experimente am Menschen) enthält immerhin rund eine Million Neuronen. Die überzeugendste Evidenz ist somit die konvergente Validität, bei der ein Experiment am Menschen etwas bestätigt, was sich auch im Tierexperiment zeigt.

Was uns zu unserem Lustexperiment zurückführt: Wie finden wir Regionen, die das Gefühl »Lust« erzeugen? Für konvergente Validität im Kontext Lust sind tatsächlich zwei Experimente erforderlich: Das eine misst die präzise Gehirnaktivität bei Ratten, allerdings mit einem unpräzisen Maßstab für Lust. Das andere misst ebenso unpräzise die ungefähre Gehirnaktivität beim Menschen, allerdings mit einem verifizierten, subjektiven Maßstab für Lust.

Jetzt müssen Sie festlegen, was den freiwilligen Testpersonen zuverlässig Lust vermittelt. Eine beliebte Methode ist ein Schluck Kakao direkt in den Mund – nachdem zuvor überprüft wurde, ob alle Testpersonen Schokolade mögen. (Auf Partys ist dieser Test mitunter auch mit Alkohol beliebt, auch wenn das nicht die optimale Umgebung für wissenschaftliche Experimente ist.) Die Flüssigkeit direkt in den Mund zu verabreichen, hat in Bezug auf ein MRT den unvergleichlichen Vorteil, dass die Person nicht kauen oder sich anderweitig bewegen muss. Nur wenn jemand absolut stillhält, bekommt man ein hochwertiges, klares MRT-Bild – denn würde die Person beispielsweise einen Donut kauen, wären die Aufnahmen sehr verwaschen.

Nach der Entscheidung für die Lustquelle wird beobachtet, was sich im Gehirn der Testpersonen abspielt, während diese Lust empfinden. Dafür schieben wir unsere Freiwilligen nacheinander in das Gerät und analysieren deren fMRT-Aufnahmen. (Das dauert ewig und passiert im Gegensatz zur Darstellung in Fernsehserien nicht parallel zum Scan.) Und, heureka!, bei allen Testpersonen werden bei dem Schluck Kakao dieselben Hirnregionen aktiv. Das sind demnach die Lustzentren im Gehirn.

Etwas später erwähnen Sie Ihre großartige Entdeckung beim Feierabendbier gegenüber einer Kollegin, und es stellt sich heraus, dass genau diese Kollegin gerade Experimente an Schlaganfallpatienten durchführt, bei denen ausgerechnet eine der Regionen geschädigt ist, die Sie bei Ihrem Schokolustnetzwerk identifiziert haben. Die Schlaganfallgeschädigten sollten demnach keine Lust mehr empfinden. Nun bitten Sie Ihre Freundin, diese Hypothese in ihren Experimenten zu überprüfen, und stellen fest, dass die Betroffenen ein in jeder Hinsicht normales Lustempfinden zeigen. Die ermittelte Gehirnregion korrelierte demnach zwar erkennbar mit dem Erlebnis »Ich trinke Kakao« aus Ihrem ersten Experiment, war aber nicht für die Generierung von Lust zuständig. Denn ihr Verlust behinderte nicht das Erleben von Lust.

Der Grund dafür ist ein klassischer statistischer Fehler, den Menschen mit einem Faible für Statistik (jedoch keinem für soziale Interaktion!) prompt einwerfen, wann immer er ihnen auffällt: »Korrelation ist nicht Kausalität!« Dass zwei Dinge gleichzeitig auftreten, lässt leider keinen Rückschluss auf einen kausalen Zusammenhang zu. Es ist also wichtig, bei jeder Meldung über Gehirnregionen oder Botenstoffe im Gehirn, die angeblich ein Erleben oder Verhalten »hervorrufen«, daran zu denken, dass dies möglicherweise nicht stimmt, sofern man diese Region oder diese Substanz nicht durch gezielte Manipulation, wie zum Beispiel durch Medikamentengabe oder Hirnstimulation, verändern und ebendieses Ergebnis provozieren kann. Bildgebung reicht dafür nicht aus. Es kommt immer darauf an, diverse Experimente einzubeziehen. Nur so lässt sich mit größerer Sicherheit feststellen, welche Hirnregionen oder Substanzen Lust, Schmerz und andere Empfindungen erzeugen können. Natürlich betrifft dieses Problem nicht nur die Bildgebung. In diesem Buch geht es immer wieder um starke, glaubhafte Korrelationen beim Menschen oder überzeugende kausale Evidenz beim Tier, die in Bezug auf die psychische Gesundheit des Menschen nicht unbedingt kausal sind.

Bei der nächsten Meldung, dass (beispielsweise) Schokoladenverzehr gegen Depressionen hilft, weil er das Gehirn verändert, sollten Sie sich somit fragen: Gibt es wirklich einen kausalen Zusammenhang zwischen Schokoladengenuss und weniger Depressionen? Oder essen glückliche Menschen einfach mehr Schokolade? Und wenn doch eine Kausalität bestünde – gilt das nur für Schokolade oder für alle Süßigkeiten? Und was könnte bei Schokolade ausschlaggebend sein, der Geschmack oder ein spezieller Inhaltsstoff?

Es wurden schon viele Experimente wie unser hypothetischer Kakaoversuch durchgeführt. Dabei zeigte sich, dass mit einem angenehmen Geschmack viele Gehirnregionen assoziiert sind. Die Neuronen im orbitofrontalen Cortex, der Hirnregion hinter den Augen, analysieren zum Beispiel sorgfältig, wie gut uns etwas schmeckt. Ihre Aktivität ist eng an Lust gekoppelt (Korrelation). Allerdings bezieht sich diese Koppelung mit lustvollen Aktivitäten nicht nur auf schmackhaftes Essen. Viele Menschen dürften die berauschende Freude kennen, die bestimmte Musik hervorruft. Vor 20 Jahren bestimmten Anne Blood und Robert Zatorre mittels PET die Gehirnaktivität beim Musikhören. Welche Musik uns begeistert, ist extrem persönlich. Deshalb durften die Freiwilligen damals ihre eigene Musik wählen. Denn was den einen zum Tanzen bringt, kann jemand anders schließlich unendlich nerven und damit das ganze Experiment unbrauchbar machen. Sie maßen Herzschlag, Atmung, Hirnaktivität und die subjektiven Angaben zu »Gänsehaut« beim Zuhören. Mit zunehmendem Gänsehautfaktor stieg die Aktivität im orbitofrontalen Cortex sowie in anderen Regionen an, die auch bei Essen, Sex, Drogen und anderen angenehmen Erfahrungen aktiv werden.[40] Diese Bereiche registrierten also den subjektiven Musikgenuss der Teilnehmenden.

Wie wir jedoch wissen, bedeutet eine enge Korrelation von Aktivität im orbitofrontalen Cortex mit dem Lustempfinden nicht zwangsläufig, dass dort Lust entsteht. Denn wenn diese Region tatsächlich Lust erzeugen würde, dürfte man nach einer Schädigung in diesem Bereich keine Lust mehr empfinden. Das ist jedoch nicht der Fall, selbst wenn sich damit verbundene Entscheidungen und das Ausdrücken von Emotionen veränderten.[41] Der orbitofrontale Cortex ist somit am Lustempfinden beteiligt, erzeugt es aber nicht.

Dennoch gibt es Hirnregionen, die tatsächlich Lust generieren. Das menschliche Gehirn verfügt über winzige, verteilte Regionen, die als hedonische Hotspots bezeichnet werden. Die Aktivität dieser Hotspots erzeugt unmittelbar Lust. Die Bezeichnung ist aus der Geologie abgeleitet: Hotspots sind über die ganze Erde verteilte Regionen, an denen das Magma besonders heiß und Vulkanismus möglich ist. An hedonischen Hotspots kann Lust entstehen, und sie sind nahezu über das gesamte Gehirn verstreut.[42]

Erstmals wurden die hedonischen Hotspots bei lustähnlichen Reaktionen von Ratten entdeckt (wie Lippen lecken und Ähnliches), denen man zuvor in hochspezifische Hirnregionen Drogen injiziert hatte. So entstand eine Karte »objektiver und präziser Areale hedonischer Hotspots im Gehirn«, die sich mittels fMRT und anderen Techniken auch am Menschen überprüfen lassen und teilweise sogar getestet wurden.[43]

Hedonische Hotspots sind zwar klein und verteilt, fungieren aber dennoch als gemeinsames Lustnetzwerk, »analog zu verstreuten Inseln, die ein gemeinsames Archipel bilden«, wie die in diesem Bereich sehr beschlagenen Neurowissenschaftler Morten Kringelbach und Kent Berridge schrieben. Die verteilte Insellage kann sogar von Vorteil sein. Die Einbettung in diverse verschiedene Regionen gestattet Lustzentren eine Beteiligung an verschiedenen Gehirnprozessen, indem sie in der Interaktion mit bestimmten Anteilen des Gehirns unterschiedliche Rollen einnehmen. Bei direkter Stimulation (zum Beispiel im Tiermodell oder mittels einer Droge) sind Hotspots in der Lage, angenehme Gefühle bei einem Sinneseindruck zu verstärken: Sie können unmittelbar Lust erzeugen. Hedonische Hotspots im Gehirn lassen sich zwar durch Drogen wie Morphium oder Cannabis aktivieren, reagieren aber zumeist auf natürliche Stimulation durch Erfahrungen wie Lachen, Sex oder Musik. Im Gehirn zeigen sie an, wo wir Lust empfinden, und ihre Biologie lässt uns verstehen, wieso Lust und psychische Gesundheit zusammenhängen.

Gefährliche und weniger gefährliche Wege zum Lustempfinden

Die Existenz hedonischer Hotspots bedeutet, dass das Gehirn viele Pfade zur Lust besitzt – Lust involviert ein großes Netzwerk an Hirnarealen. Sehen wir uns nun einen solchen winzigen Hotspot an: eine millimetergroße Region des *Nucleus accumbens* bei Ratten (beim Menschen etwa einen Kubikmillimeter groß). Injiziert man Ratten hier ein Medikament, das die Opioidrezeptoren stimuliert, so zeigen sie viermal so viele Lustreaktionen (Zunge herausstrecken) auf Zuckerwasser wie zuvor.[44] Unter dem Einfluss des Mentale-Inferenz-Fehlschlusses könnte man meinen, hier würde Lust entstehen – aber es besteht eine konvergierende Evidenz, weil Substanzen, die diese Rezeptoren stimulieren (wie Opium, Heroin und Kodein), beim Menschen auch zuverlässig ein gewisses Maß an Lust erzeugen.*

Opioide sind an diesem Hotspot chemisch nicht der einzige Weg zur Lust. Er lässt sich auch durch eine zweite Klasse Hirnchemikalien aktivieren, die Endocannabinoide. Wie der Name schon sagt, sind Endocannabinoide natürliche, also vom Körper erzeugte Substanzen, die pflanzlichen Cannabinoiden ähneln, von denen eines den Hauptbestandteil der Droge Cannabis ausmacht. Endocannabinoidinjektionen in diesen hedonischen Hotspot führen im Tierversuch auch zu einem erheblichen Anstieg der lustähnlichen Reaktionen auf Süßes, was durchaus den Reaktionen vieler Menschen gleicht.[45] Zwei ganz unterschiedliche chemische

---

* *Die Wissenschaft ist sich nicht einig, ob typische Opioidpräparate beim gesunden Menschen Lust erzeugen: Schmerzlinderung ist natürlich oft erfreulich, aber die meisten Opioide haben auch deutlich unangenehmere Wirkungen wie Übelkeit und Schwindel.*

Gruppen können also über dieselbe Hirnregion ähnliche Lust vermitteln.*

In Bezug auf echtes menschliches Glück klingt das alles vielleicht etwas zu schön, um wahr zu sein. Schließlich behaupte ich nicht, dass Opioide oder Cannabis der Schlüssel zum Glück seien – oder etwa doch? Zumindest nicht für die Mehrheit. Wir können daraus jedoch entnehmen, dass das Gehirn ähnlich lustvolle Ergebnisse auf unterschiedlichem Wege erreichen kann. Und im Alltag gibt es Dinge (zum Beispiel gemeinsames Lachen, auf das wir noch zu sprechen kommen), die wie Drogen im Gehirn zur Freisetzung von Opioiden, Cannabinoiden oder anderen Substanzen führen können. Dieses Wissen könnte sich für die Schmerzlinderung, aber auch für das Verständnis unseres Lustsystems als hilfreich erweisen.

In der Medizin wurde die Rolle des Opioidsystems im Gehirn für die Schmerzlinderung lange für die Analgesie genutzt. Die meisten Menschen, die schon Opioide einschließlich Kodein, Hydrocodon, Oxycodon und andere eingenommen haben, werden bestätigen, dass ihre Schmerzschwelle unter dem Einfluss des Medikaments höher lag. Viele berichten auch von subjektiv angenehmen Gefühlen (was möglicherweise auf die Linderung unangenehmer, dysphorischer Gefühle zurückgeht). Medizinisch ist diese Eigenschaft überaus nützlich. Allerdings wissen wir inzwischen auch, dass selbst ärztlich verordnete Opioide im Einzelfall sehr gefährlich sein können, bis hin zu Abhängigkeit und Überdosierung.

---

* *Endocannabinoidinjektionen in diesen Hotspot lassen Ratten übrigens auch doppelt so viel Nahrung aufnehmen, eine Wirkung, die Menschen, die nach Cannabiskonsum Heißhunger entwickeln, durchaus kennen.*

In den USA, wo Opioide häufig verschrieben werden, starben 202 180 816 Personen an einer Überdosis Opioiden,[46] und 80 Prozent aller Heroinabhängigen missbrauchten anfangs ein verordnetes Opioid. Das ist ein sehr komplexes Thema, weil Opioide auf Rezept unverzichtbar für das Schmerzmanagement sind und bei sorgsamer Überwachung den meisten Menschen auch nicht schaden. Auch bei uns kommt es zu Opioid-Überdosierung mit rezeptpflichtigen Opioiden, allerdings vergleichsweise seltener als in den USA. Patienten erhalten nach kleineren Operationen wie Weisheitszahnentfernungen vielfach nur frei verkäufliche Schmerzmittel, wohingegen in den USA für denselben Eingriff oft größere Mengen Hydrocodon und Paracetamol kombiniert werden.

Das Suchtpotenzial opioidhaltiger Medikamente ist wiederum ein Beleg für die enge Verbindung zwischen Schmerz und psychischer Gesundheit. Das liegt daran, dass Opioide nicht nur Schmerz aus äußeren Quellen dämpfen. Bei Befragungen unter Personen, die Opioide einnehmen, zeigte sich, dass die Mittel auch innere Schmerzen betäuben, lindern und gegen Verzweiflung helfen. Allerdings ist auch bekannt, dass die Linderung körperlicher oder seelischer Schmerzen durch Opioide schlimme Langzeitfolgen haben kann. Hinzu kommt, dass schwierige Lebensereignisse oder eine vorab bestehende psychische Labilität die Erleichterung durch Opioide noch begehrenswerter und gefährlicher machen können. Verständlicherweise ist es sehr, sehr schwer, dieser Flucht vor emotionalem Schmerz zu widerstehen.

Deshalb sind alternative Schmerztherapien so überaus wichtig und umfassen die Entwicklung neuer Medikamente mit schmerzstillenden Eigenschaften, aber ohne Suchtpotenzial oder die Gefahr einer Überdosis. Hier ist bereits vieles verfügbar. Wie wir jedoch später noch besprechen werden, fallen in diese Kategorie auch psychotherapeutische Ansätze, bei denen sich die Denk- und Verhaltensweisen bezüglich Schmerz verändern. Diese Herangehensweise kann im Einzelfall helfen, weil hier höhere Gehirnfunktionen wie Erwartungen und Lernen verändert werden, die zur Schmerzwahrnehmung beitragen. Selbst akute Therapien wie Steroidinjektionen lassen sich so dosieren, dass sie die schmerzunterdrückenden Gehirnsysteme stärker beeinflussen.

Natürliche Opioide können ebenfalls Schmerzen dämpfen. Da sie bei ganz trivialen, erfreulichen Aktivitäten freigesetzt werden, könnte man sie für nebensächlich halten, doch das wäre ein Fehler. Zum Beispiel werden natürliche Opioide ausgeschüttet, wenn wir einfach mit Freunden lachen. Hierzu gibt es ein nettes Experiment des finnischen Neurowissenschaftlers Lauri Nummenmaa und seiner damaligen Doktorandin Sandra Manninen, die bei gesunden Freiwilligen anhand von PET-Aufnahmen die natürliche Opioidausschüttung ermittelten.[47] Vor der Untersuchung durften die Freiwilligen mit ihren besten Freunden Comedy-Clips ansehen. Nach nur 30 Minuten lustiger Videos in bester Gesellschaft war im Gehirn der Freiwilligen in verschiedenen Regionen eine natürliche Opioidausschüttung zu erkennen, und die Testpersonen gaben an, gelassener und glücklicher zu sein.[48] Interessanterweise korrelierte die Häufigkeit des Lachens pro Minute mit dem Potenzial für opioidinduzierte Lust: Je mehr Opioidrezeptoren eine Person im frontalen (und orbitofrontalen) Cortex hatte, desto mehr lachte sie. Unsere Gehirnbiologie steht in direktem Bezug zu unserem Lustempfinden, und gemeinsames fröhliches Lachen aktiviert genau dasselbe System wie Opioide. Opioidhaltige Medikamente sind also nur Nutznießer eines Systems, das eigentlich über Gelächter und andere Wege natürliche Opioide freisetzen soll.

Gleichzeitig lindert Lachen mit Freunden auch Schmerzen. In demselben Experiment zeigte sich, dass das gemeinsame Ansehen von Comedy-Clips im Freundeskreis die Teilnehmenden länger im unangenehmen »Wandsitzen« ausharren ließ. (Dabei lehnt die Person mit rechtwinklig gebeugten Knien und Hüften an der Wand, bis die Beine sie vor Schmerz nicht mehr halten können. Wenn das nicht schmerzhaft klingt, probieren Sie es aus!) Dank der Freisetzung endogener Opioide setzt soziales Lachen die Schmerzschwelle hoch und macht uns widerstandsfähiger gegenüber Unbehagen. Und im Gegensatz zu opioidhaltigen Arzneimitteln ist fröhliches Fernsehen unter Freunden relativ frei von Nebenwirkungen. Aber Achtung: Nicht jeder gemeinsame Fernsehabend hat solche magischen analgetischen Eigenschaften. Wenn die Gruppe zuvor Dramen gesehen hatte, hatte sie mehr Schmerzen als nach den lustigen Videos. Die schmerzlindernde Wirkung war natürlich geringer, als wenn die Teilnehmenden zuvor Opioide erhalten hätten, aber das Experiment belegt sehr schön, dass gemeinsames Lachen auch schmerzlindernde Opioide hervorbringt.

Das ist eine ziemlich außergewöhnliche Eigenschaft von etwas so Alltäglichem wie Lachen. Aber warum reagiert das Lustsystem des Gehirns so sensibel auf gemeinsames Lachen, bis hin zu dem Punkt, dass Gelächter etwas so Intensives wie Schmerz unterdrücken kann? Nummenmaa interpretierte die Opioidaktivität aufgrund dieser Ergebnisse als ein Sicherheitssignal, das Menschen beruhigen und entspannen soll, um den sozialen Zusammenhalt zu fördern. Das entspricht einer Evolutionstheorie zum Zweck des gemeinsamen Lachens, die besagt, dass es Bindung und Zusammenhalt größerer Gruppen erleichtert, was für das Überleben unserer Spezies wichtig war und was deshalb von diesem machtvollen Lustsystem gefördert wird. Gruppenzusammenhalt ist evolutionär sehr vorteilhaft und wird bei anderen Spezies zum Beispiel durch gegenseitige Fellpflege (Grooming) erzeugt. Solche sozialen Beschwichtigungssignale stützen sich ebenfalls auf das Opioidsystem: Substanzen, die den Opioidspiegel verändern, beeinflussen bei Affen auch die gegenseitige Fellpflege.[49] Dieser Theorie zufolge könnte gemeinsames Lachen als erweiterte Fellpflege fungieren, weil es den Zusammenhalt fördert, indem es Opioide erzeugt, die Lustgefühle auslösen und Schmerzen lindern. Der Vorteil am Lachen ist, dass dafür kein individueller Körperkontakt erforderlich ist. Deshalb kann es viel größere Gruppen erfassen als Fellpflege. Zudem ist Lachen derart ansteckend, dass wir mitunter mitlachen, nur weil wir jemanden lachen hören. Lachen kann also Zusammenhalt ermöglichen, indem massenweise Opioide ausgeschüttet werden, und zwar auf einem viel höheren Niveau als bei individueller gegenseitiger Fellpflege.

Drei meiner Londoner Freundinnen sind Expertinnen für Lachen (ein wunderbares Fachgebiet). Sophie Scott, Carolyn McGettigan und Nadine Lavan haben gemeinsam schon etliche neurowissenschaftliche Experimente durchgeführt, bei denen sie Lachen im Gehirn gemessen und herausgetüftelt haben, was Menschen zum Lachen bringt. Ihre Theorie besagt, dass Lachen nicht nur zur Förderung der sozialen Bindungen dient, sondern auch zur Regulierung negativer emotionaler Erlebnisse.[50] Lachen könnte demnach eine doppelt positive Wirkung entfalten, kurzfristig auf den emotionalen Zustand und langfristig auf soziale Beziehungen. Darüber hinaus kann es gesunde, dauerhafte Beziehungen unterstützen. Stellen wir uns ein Paar vor, das gerade streitet, was die meisten Menschen körperlich und psychisch erheblich stresst. Bei einem Streit in der Partnerschaft zeigen sich bei beiden Beteiligten starke physiologische Stresssymptome – das Herz hämmert, wir schwitzen, der Blutdruck steigt und so weiter. Eine Studie ergab jedoch, dass die physiologischen Stresssymptome nicht bei jedem streitenden Paar gleichermaßen ansteigen. Für manche Paare ist ein Ehekrach körperlich weniger stressig als für andere. Diese Glückspilze waren die Paare, die während ihrer Diskussionen am meisten lachen konnten.[51] Der niedrigere Stresspegel blieb dabei nicht auf den Streit selbst beschränkt – je mehr ein streitendes Paar auch positive Emotionen wie Lachen ausdrückte, desto höher stufte es seine grundsätzliche Zufriedenheit mit der Ehe ein. Dass Lachen ehelichen Stress abmildern kann, könnte für das grundsätzliche Wohlbefinden in langen Partnerschaften entscheidend sein, weil die eheliche Zufriedenheit stark mit der Zufriedenheit mit dem Leben insgesamt korreliert.[52] Gemeinsames Lachen scheint zahlreiche Funktionen zu erfüllen, die mit Lust zu tun haben, von kurzfristigem Wohlfühlen über Schmerzlinderung bis hin zu besseren sozialen Bindungen, und damit womöglich die Lebensqualität insgesamt zu verbessern.

De gustibus non est disputandum

Über Geschmack soll man nicht streiten, denn trotz gewisser stark verbreiteter Vorlieben und Abneigungen (Lachen, Sex und dergleichen) ist die spezifische Konstellation, was Menschen als lustvoll empfinden, relativ einzigartig. Man könnte auch sagen: Die Erfüllung unserer Grundbedürfnisse (Schutz vor Kälte oder Hunger, Fortpflanzung, Sozialkontakte) ist immer angenehm, aber wir erfüllen sie nicht auf identische Weise. Das lässt sich durch die Erkenntnis untermauern, dass Gehirnreaktionen nicht bei allen gleich sind: Unterschiedliche Vorlieben und Abneigungen werden durch Unterschiede in der Ausschüttung natürlicher Opioide, Endocannabinoide und anderer Substanzen gespiegelt.

Nahrung ist beispielsweise eine beliebte Lustquelle. Aus Tierstudien wissen wir, dass eine Vorliebe für ein bestimmtes Nahrungsmittel darauf beruht, ob unser Gehirn darauf mit Opioidausschüttung reagiert.[53] Diese biologische Reaktion ist jedoch keineswegs angeboren. In der Hirnphysiologie unterliegt die Menge der Opioidausschüttung nach einem Stück Kuchen (oder was auch immer) nicht nur der genetischen Programmierung, sondern auch früheren Erfahrungen mit Kuchen (und anderen Dingen). Die biologische Reaktion des Gehirns in einer beliebigen Situation wird durch die Umwelt und all unsere Erfahrungen damit geformt und interagiert zugleich mit genetisch bedingten Vorlieben. Fast alle Menschen mögen Kuchen, weil Nahrung mit viel Fett und Zucker schnelle, leicht verfügbare Energie liefert und endogene Opioide freisetzt. Die Opioidausschüttung nach dem Verzehr von Fett und Zucker kann sogar die natürliche Sättigungsreaktion aushebeln.[54] Das erklärt das Gefühl, nach der Hauptmahlzeit pappsatt zu sein, aber wenn dann das Dessert kommt (und man Süßes mag), kehrt der Appetit wie durch Magie zurück. Wenn die Opioidausschüttung blockiert wird, verschwindet dieser Effekt. In einem Experiment zeigten vollgefressene Ratten kein Interesse mehr am Dessert (Sahne), nachdem bei ihnen die Ausschüttung natürlicher Opioide unterbrochen worden war.[55] Die persönliche Einstufung, welches Essen wir mögen, wird also von unseren Genen und früheren Erfahrungen gemeinsam erstellt und bei jeder neuen Nahrungsaufnahme redigiert und umgeschrieben.

Für das, was wir nicht mögen, gilt das in ähnlicher Form. Wie die zu Beginn des Kapitels besprochenen Hotspots gibt es an anderen Orten im Gehirn hedonische Coldspots, die bei Aktivierung die Lust direkt unterdrücken. Häufig liegen sie ganz in der Nähe von Hotspots (zum Beispiel unmittelbar neben dem von mir erwähnten Opioid- und Endocannabinoidhotspot). An diesen Coldspots löst eine Opioidinjektion bei Ratten genau das Gegenteil aus wie in den Hotspot-Regionen: Sie unterdrückt das »Mögen«.

Wie sehr man im Alltag etwas mag oder nicht mag, hängt damit zusammen, wie stark bestimmte Hot- und Coldspots im Gehirn aktiviert sind. Der Neurowissenschaftler Andy Calder aus meiner Fakultät in Cambridge entdeckte schon vor Jahrzehnten eine Hotspot-Region im ventralen Pallidum von Ratten, die im Scan auch bei Menschen ansprang, wenn diese Bilder von Schokoladenkuchen, Eisbechern und anderen verlockenden Speisen sahen, nicht aber bei langweiligen Lebensmitteln.* Spannenderweise reagierte diese Region individuell umso aktiver auf ein Bild, je lieber die Person ihrer Aussage nach genau diese Leckerei mochte. Die Aktivität hing also mit einer subjektiven Vorliebe dieses Menschen zusammen, der die Speise als besonders belohnend betrachtete.[56] Aber genau wie Ratten hatten auch die menschlichen Freiwilligen gleich neben diesem Hotspot einen Coldspot. Beim Betrachten von Fotos mit ekelhaftem Gammelessen wurde ein Punkt unmittelbar vor dem Hotspot im ventralen Pallidum aktiviert, der auch mit subjektivem Abscheu zusammenhing: Je abstoßender jemand das verfaulte Essen fand, desto stärker wurde diese Region aktiviert.[57] Die persönliche Vorliebe für einen Eisbecher oder der persönliche Ekel vor verfaultem Gemüse hängt unmittelbar mit der Aktivität in diesen Hot- und Coldspots im Gehirn zusammen.

Weil die Aktivierung beider Areale kausal mit dem Lustempfinden zusammenhängt und nicht nur damit assoziiert ist, kann es nach einer Hirnschädigung an diesen Stellen im Einzelfall zu dramatischen Veränderungen kommen. In einer Fallstudie erlitt ein 34-Jähriger einen Schlaganfall, der genau jenen Hotspot im basalen Vorderhirn schädigte, der bei Andy Calders Experiment

---

* *Leider bin ich ihm nie begegnet, denn er starb, ehe ich nach Cambridge kam. Aber es kommt mir immer so vor, als hätte ich ihn selbst gekannt, weil er der Doktorvater meiner Frau war und einige prägnante Sätze von sich gegeben hat, die wir bis heute zitieren.*

aufgefallen war. Damit ging ein vollständiger Verlust an Lustgewinn aus vielen unterschiedlichen Quellen einher, und der Patient entwickelte eine schwere Depression. Parallel dazu kam es zu einer überraschenden positiven Begleiterscheinung: Vor dem Schlaganfall war der Patient alkoholabhängig und auch anderweitig süchtig gewesen. Danach war sein Verlangen nach Drogen und Alkohol wie weggeblasen. Erstaunlicherweise gab er an, dass ihm »Alkohol keinen Spaß mehr« mache.[58]

Unterschiede in unserer (durch Gene und Erfahrungen geprägten) Gehirnbiologie können unsere Vorlieben und Abneigungen erheblich beeinflussen. Wenn Sie also das nächste Mal etwas mögen, was niemandem sonst gefällt, oder etwas ablehnen, was alle anderen lieben, können Sie über Ihre einzigartige Hotspot-Coldspot-Aktivität sinnieren. Ich selbst hasse Mayonnaise, doch meine Frau liebt sie. Wir haben das zwar nie im Scan ausprobiert, aber es wäre vorstellbar, dass Mayonnaiseverzehr in meinem Gehirn mit einer Coldspot-Aktivierung einherginge (zum Beispiel im ventralen Pallidum), was bei Millionen anderen, die Mayonnaise mögen, nicht passieren würde. Bei ihnen würde beim identischen Geschmack das Gegenteil passieren. Die Aktivierung von Hot- und Coldspots durch unterschiedliche Lebensmittel erzeugt eine Karte Ihres individuellen Geschmacks. Doch wie bei allem anderen ist Genuss und Ekel (wodurch auch immer erzeugt) letztlich eine sehr nützliche Erfahrung, ob für die Gesellschaft (wie beim Lachen) oder für Sie persönlich. Am nützlichsten ist Lust aber wohl für die Unterstützung und Erhaltung der psychischen Gesundheit. Das wiederum ähnelt der Funktion von akutem Schmerz für das kurzfristige Überleben und den langfristigen Hinweis, worum man besser einen Bogen macht. Lust verrät uns kurzfristig, was sich gut anfühlt, entfaltet aber langfristig auch eine starke Wirkung auf die Lebenszufriedenheit.

Hedonie und psychische Gesundheit

Die Fähigkeit, sich aktiv Freude und Lust zu verschaffen, ist ein Schlüsselfaktor für psychische Gesundheit. Es geht nicht etwa darum, rund um die Uhr Lust zu empfinden – Vollzeithedonie ist für das Gehirn nicht erstrebenswert (und vermutlich auch kaum möglich) –, sondern es geht um die Vorteile, überhaupt genießen zu können. Die Motivation, mir kurzfristig Genuss zu verschaffen, kann positive Langzeitfolgen für die Psyche haben, weil regelmäßige erfreuliche Erlebnisse stark mit erhöhtem psychischem Wohlbefinden assoziiert sind. Wer tagein, tagaus nur wenig Lustvolles erlebt, ist meist nicht sonderlich zufrieden mit dem Leben. Umgekehrt stufen Menschen ihr Wohlbefinden umso höher ein, je mehr Lust sie im Alltag erfahren.[59]

Moment! Ich höre schon den Einwurf der Skeptiker: Ist das nicht schon wieder so ein Korrelation-ist-nicht-Kausalität-Ding? Im Grunde ja. Diese Assoziierung könnte einfach für die ziemlich triviale Beobachtung sprechen, dass Menschen, die sich wohler fühlen, mehr Spaß am Leben haben, und nicht etwa, dass man sich mit mehr Spaß wohler fühlt. Allerdings gibt es auch für letztere Erklärung konvergente Evidenz. Dinge, die lustvoll sind – wie soziales Lachen –, scheinen Menschen auch insgesamt glücklicher zu machen. In Bezug auf Lachen geht es vermutlich auch um die physiologischen Auswirkungen wie die Schmerzlinderung über das Opioidsystem, die auch Stressreaktionen dämpfen. Natürlich deutet der Zusammenhang zwischen Wohlbefinden und Lachen klar in die andere Richtung – glückliche Menschen lachen bestimmt auch mehr. Am wahrscheinlichsten erscheint, dass Wohlbefinden und Lust einander über eine sich selbst bestätigende Lust-und-Wohlfühl-Spirale wechselseitig erzeugen und in der Folge auch gegenseitig bestärken. Das klingt erfreulich, wenn man mitten in diesem Prozess steckt, und sehr unerfreulich, wenn es nicht so ist.

Viele Menschen, die Depressionen und andere psychische Erkrankungen kennen, die mit reduzierter Lust einhergehen, stecken leider auf der Gegenseite dieser Spirale fest, wo ihnen vor lauter Unbehagen wenig zum Lachen zumute ist, weniger Lachen weniger Opioide erzeugt und das Befinden deshalb noch schlechter wird. Die Evidenz, dass zu wenig Freude der Psyche schadet, stammt teilweise aus dem klinischen Symptom der Anhedonie. Traditionell galt Anhedonie als Unfähigkeit, Lust zu empfinden, doch inzwischen umfasst die Definition auch mangelndes Interesse an Aktivitäten, die bisher Freude gemacht haben. Fragen nach Anhedonie bzw. Interessenverlust klingen auf Anamnesebögen typischerweise wie folgt:[60]

Welche Aussage trifft am ehesten auf Sie zu?

1. Was ich tue, stimmt mich genauso zufrieden wie immer.
2. Was ich tue, macht nicht mehr so viel Freude wie früher.
3. Eigentlich macht mir gar nichts mehr so richtig Spaß.
4. Ich bin mit allem unzufrieden oder davon gelangweilt.

Wer eher Aussage 1 zustimmt, zeigt keine Anhedonie. Wer hingegen zu Aussage 3 oder 4 neigt, empfindet eine gewisse Anhedonie. Anhedonie ist eine Begleiterscheinung verschiedener psychischer Erkrankungen und eines der beiden Leitsymptome einer Depression (das andere ist eine gedrückte Stimmungslage). Sie ist ein Kernelement von Schizophrenie, denn sie zählt zu den sogenannten »negativen Symptomen«, die dazu führen, dass Menschen mit Psychosen eher weniger Emotionen verspüren und sich sozial isolieren. Veränderungen der Lustverarbeitung sind zudem auch bei diversen anderen Problemen wie Suchtkrankheiten und Essstörungen zu beobachten. Aber Anhedonie korreliert nicht nur mit einer angeschlagenen Psyche, sondern anhedonische Symptome können auch verschiedenen psychischen Erkrankungen vorausgehen, womit sie diesbezüglich als Risikofaktor gelten. Bei Substanzabhängigkeit scheint vermehrte Anhedonie beispielsweise das Rückfallrisiko zu erhöhen.[61] Das heißt, wer eine Veränderung der Genussfähigkeit bemerkt und sich von einem normalen Maß an Lust und Interesse in Richtung Anhedonie bewegt, könnte ein höheres Risiko für eine psychische Erkrankung haben. Oder es besteht bei Substanzmissbrauch das Risiko von gelegentlichem Freizeitgenuss hin zu übermäßiger Drogenverwendung.[62]

Manche halten Anhedonie als Element einer gestörten Psyche für so entscheidend, dass sie spezifische klinische Diagnosen übertrumpft. Das deutet darauf hin, dass nachlassendes Interesse oder weniger Spaß an normalerweise angenehmen Aktivitäten ein diagnoseübergreifender Risikofaktor sein könnte, also etwas, das jemanden allgemein psychisch anfälliger macht, unabhängig von der jeweiligen Diagnose, weil es die Widerstandsfähigkeit gegenüber verschiedenen biologischen und sozialen Stressfaktoren herabsetzt, die psychische Erkrankungen auslösen können. Unsere Fähigkeit, uns auf Lust zu freuen, sie zu genießen und daraus zu lernen, könnte ein Schutzfaktor für die Psyche sein und Anhedonie ein Warnsignal, dass unsere psychische Gesundheit sich verschlechtert.

Eine Methode, mittels derer Lust die Psyche stabilisiert, ist ihre Wirkung auf Lernen und Motivation. Über Lernprozesse können wir beispielsweise Assoziationen zwischen Dingen aus unserer Umgebung und angenehmen Erlebnissen aufbauen, ein Phänomen, das sich stark auf die Motivation auswirkt, also für welches Ziel wir uns bereitwillig anstrengen. In einem Experiment wurden Ratten darauf konditioniert, eine »Rattenweste« mit sexueller Lust zu verbinden. (Ich stelle mir darunter eine Art ärmellose Rettungsweste vor, habe aber keine Ahnung, wie das Ding tatsächlich aussah.) Es stellte sich heraus, dass die Konditionierung auf die Weste so wirkungsvoll war, dass die Ratten ohne ihre Westen »dramatische kopulatorische Defizite« entwickelten.[63] Ein Sexanzug für Ratten! Man kann Forschenden vieles nachsagen, aber sie sind bestimmt nicht fantasielos.

Konzentration auf Lustgewinn

Es ist eine verbreitete Annahme, dass eine (oberflächlich betrachtet) eher freudlose, asketische Lebensweise die psychische Gesundheit schützen und unterstützen kann: Sport, Verzicht auf Alkohol, gegebenenfalls Medikamente oder Therapie. Natürlich können diese Methoden vielen Menschen unglaublich helfen, und wir befassen wir uns daher später auch eingehend mit ihnen. Aber wenn Genuss für die psychische Gesundheit derart wichtig ist, kann Askese nicht der einzige Weg sein. Für Menschen, die vielleicht psychisch labil, aber gegenwärtig nicht krank sind, könnte der erneute Fokus auf die Wertschätzung angenehmer Erfahrungen ein Weg sein, psychisch gesund zu bleiben. Zudem könnte auch ein strenges Regime die Psyche teilweise über Lust stabilisieren: Wir alle haben schon von dem Lustgewinn durch das »Runner's High« gehört, das beim Marathonlauf mit erhöhter Schmerztoleranz einhergeht und teilweise auf Opioidausschüttung beruht. In dieser Hinsicht ist Sport nicht gleich Sport, denn diese Wirkung zeigt sich nur bei vorübergehenden Höchstleistungen, nicht aber bei stundenlangem Training auf Sparflamme (ein bisschen wie bei den kalten Bädern, die ähnliche Überwindung erfordern, um Schmerzen zu lindern).[64] Die dahinterliegenden Prozesse, die zum antizipierenden Lernen und zu der Motivation gehören, sich erfreuliche Erlebnisse zu verschaffen, sind bei psychischen Erkrankungen besonders wichtig, vielleicht noch wichtiger als der Genuss per se. »Einfach mehr Schönes erleben« ist für die meisten Menschen, die psychisch chronisch krank sind, kein vernünftiger Rat, weil bei ihnen diese anderen Prozesse gestört sein können, und das bremst das gezielte Aufsuchen angenehmer Erlebnisse aus. Das Lustsystem lässt sich sicher leichter in Gang halten als nach Fehlfunktionen neu aufbauen.

Die Konzentration auf Lust und Genuss ist weniger trivial, als es erscheint. Chronische Schmerzen teilen sich im Gehirn Schaltkreise mit psychischen Problemen, und die Lust bedient Schaltkreise, die mit psychischer Stabilität zu tun haben. Allerdings gibt es zu den Schaltkreisen, die Hedonie befeuern, keine Abkürzung. Opioide gestatten zum Beispiel einen gewissen Lustgewinn, aber man riskiert dabei die entschieden anhedonischen Nebenwirkungen durch Entzugserscheinungen und neuerliches Verlangen. Zudem ist es auch so, dass natürliche und pharmazeutische Opioide und Cannabinoide an Rezeptoren im gesamten Gehirn andocken. Abgesehen von hedonischen Hotspots sind die meisten davon nicht lustspezifisch. Das Netzwerk der Regionen, die Lust anzeigen, ist auch an Belohnung, Schmerz, Hunger, Sättigung und vielen anderen Empfindungen beteiligt. »Lustzentren« im Gehirn sind bei einer Vielzahl von Faktoren involviert, die zur mentalen und körperlichen Gesundheit beitragen.

Lust ist im Gehirn nichts Einzigartiges. Ich habe mich mit einigen Substanzen, Regionen und Lustauslösern genauer befasst, aber das ist nur ein kleiner Ausschnitt der Biologie der Lust. Lust existiert in unterschiedlichen Regionen des Gehirns, die jeweils diverse Rollen spielen. Zum Beispiel kann eine Region sowohl für Primärbelohnungen (wie Essen oder Sexualkontakt) als auch für Kunstgenuss und Freude an Sozialkontakten zuständig sein. Selbst in den hedonischen Hotspots gibt es nicht das eine Rezept für Lust. Ein Hotspot erzeugt erst dann Lust, wenn sein exakter anatomischer Bereich unter den Einfluss seines speziellen, präzise kombinierten Cocktails an Neurochemikalien gerät.*

Ihre Vorlieben sind ganz individuell, aber die Biologie dahinter ist etwas grundsätzlich Menschliches. Dass Lust oder Schmerz stets im Kontext des gegenwärtigen und erwartbaren Zustands erlebt wird, ist ein integraler Aspekt dieser Biologie und bedeutet, dass die Wahrnehmung unserer eigenen psychischen Verfassung deutlich über aktuelle Empfindungen hinausgeht (ob sie uns gefallen oder nicht). Zum Beispiel könnte man etwas zwar mögen, aber wissen, dass man danach bald ausgelaugt und erschöpft sein wird, und deshalb beschließen, dass das, was einem zuerst gefallen hat, später doch nicht glücklich gemacht hat. Für eine derartige Selbstreflexion muss man in der Lage sein, sich insgesamt gut einzuschätzen und vorherzusagen, wie man sich nach bestimmten Erfahrungen fühlen wird. Lust und Schmerz können sich somit je nach persönlichem Kontext ganz unterschiedlich anfühlen.

Für unsere Erfahrungen mit Lust, Schmerz und anderen psychischen Zuständen ist der innere Kontext besonders wichtig: der Zustand des eigenen Körpers. Für Lust und Schmerz ist der Körper der zentrale Faktor. Wie sehr wir etwas mögen, verändert sich gemäß der Bedürfnisse des Körpers nach Homöostase. Das kennen Sie, wenn Sie den leeren Magen beruhigen. Jeder Bissen

---

* *Das entspricht einer allgemeinen Erkenntnis über das Gehirn, die Ihnen inzwischen klar sein dürfte: Jede Region hat diverse Aufgaben. Welche Aufgabe eine bestimmte Region gerade erfüllt, hängt von vielen Faktoren ab: ob andere Regionen gleichzeitig aktiv sind, welche Botenstoffe frei werden und in welchem Muster die Neuronen feuern.*

schmeckt köstlich, jedes Aroma schreit nach mehr. Aber kennen Sie es auch, dass Sie so ein unvergleichlich gutes Gericht an einem anderen Tag mit weniger Hunger verzehrt haben und es nur so lala fanden? Das liegt daran, dass die Lustinterpretation im Gehirn vom Zustand des Körpers und seinen homöostatischen Bedürfnissen beeinflusst wird. Ratten und auch menschliche Säuglinge modulieren den Gesichtsausdruck für »Lust« gemäß der Homöostase: Hunger verstärkt die lustvollen Gesichtsausdrücke, Sättigung lässt sie zurückgehen.[65] Wenn man Menschen befragt, essen die meisten mit vollem Bauch weniger gern, als wenn sie Hunger haben.

Selbst das Opioidsystem unterliegt der Steuerung durch die körperliche Verfassung. Als Wissenschaftler Ratten den REM-Schlaf versagten (also die Phase der schnellen Augenbewegungen), blockierte Schwimmen im kalten Wasser den Schmerz nicht mehr so erfolgreich. Bei Müdigkeit reagiert das Opioidsystem weniger prompt als gut ausgeruht. Das gilt erstaunlicherweise auch für Morphiumgaben: Ohne REM-Schlaf blockieren sie die Schmerzen weniger zuverlässig.[66] Insgesamt bedeutet dies, dass das Lust- und Schmerzempfinden im Gehirn entscheidend von der körperlichen Verfassung abhängt. Im Folgenden geht es also um die Frage, woher wir wissen, wie es dem Körper geht, warum dieses Erleben sich mit emotionalen Empfindungen überschneidet und wie die körperliche Verfassung die Psyche beeinflusst.

2. Die Körper-Hirn-Achse

Im Januar 2018 nahm das *Oxford English Dictionary* offiziell den Begriff »hangry« auf – schlechte Laune oder Reizbarkeit aufgrund von Hunger. »Hangry« dürfte eines der bekanntesten Kofferwörter sein, die eine körperliche Empfindung mit einer Emotion verbinden, doch das Konzept dahinter ist in Psychologie und Neurowissenschaft schon lange geläufig. Hunger, Durst, Entzündungen und viele andere körperliche Aspekte haben massive Auswirkungen auf unsere Gedanken, Emotionen und Verhaltensweisen. Das liegt an den unablässigen Informationen, die der Körper an das Gehirn sendet und die aus einer Vielzahl interner Quellen wie Herz, Lunge, Darm, Immunsystem, Blutgefäßen und Blase herrühren. Wissenschaftlich lässt sich inzwischen nachweisen, dass winzige körperweite Veränderungen starken Einfluss auf die Psyche haben. Umgekehrt gehen viele psychische Erkrankungen mit gestörten körperlichen Prozessen außerhalb des Gehirns einher (die auch das Immunsystem betreffen).

Wie kommt es zu dem Gefühl, hangry zu sein? Für eine Studie von 2022 wurden die Teilnehmenden über Tage getrackt. Es stellte sich heraus, dass sie am ärgerlichsten waren, wenn der Hunger am größten war.[67] Hunger war zudem mit erhöhter Reizbarkeit und weniger Lustgefühlen verbunden. Für das Phänomen, sich hangry zu fühlen, gibt es verschiedene Erklärungsansätze. Zum Beispiel könnten dafür bestimmte Botenstoffe verantwortlich sein, die bei Blutzuckerabfall freigesetzt werden, insbesondere Stresshormone, die uns auffordern, schleunigst etwas zu essen zu organisieren. Dieser Erklärung nach besteht eine Koinzidenz zwischen Stresshormonen, die bei Hunger frei werden, und solchen, die mit Ärger und Gereiztheit zu tun haben. Da uns keine endlosen Mengen an Stresshormonen zur Verfügung stehen, kann dieses Überlappen das Gehirn verwirren – es hält uns für wütend, dabei haben wir in Wahrheit Hunger. Sobald wir etwas essen, fällt dieses Hormon ab und besänftigt den irrtümlichen Ärger.

Diese Erklärung enthält ein Körnchen Wahrheit, denn körperlicher und psychischer Stress gehen tatsächlich mit ähnlichen physiologischen Stressreaktionen einher. Dennoch stellt mich diese Antwort nicht vollständig zufrieden. Sie geht davon aus, dass unser Gehirn passiv ist und lediglich auf Botenstoffe aus dem Körper reagiert, die Gefühle wie Hunger oder Ärger auslösen. Wir wissen jedoch, dass das Gehirn zwar auf den Körper hört, sich aber von ähnlichen chemischen Signalen keineswegs so leicht verwirren lässt, ganz im Gegenteil: Es interpretiert aktiv Informationen aus dem Körper, trifft Vorhersagen und reguliert sie. Dieselbe Erklärung geht zudem davon aus, dass das Überlappen der chemischen Signale reiner Zufall ist und wir hangry reagieren, weil der Körper dummerweise bei Hunger und Ärger dieselben Chemikalien erzeugt. Ich hingegen vermute, dass hier kein bloßer Zufall vorliegt. Es dürfte einen guten Grund dafür geben, und darauf gehe ich in diesem Kapitel ein. Bisher haben wir gesehen, dass Lust und Schmerzlinderung gemeinsame Schaltkreise nutzen, und das ist ebenso, wenn wir uns hangry fühlen.

Eine etwas andere Überlegung zu den Ursprüngen dieses Effekts kommt zu dem Schluss, dass das Phänomen auf dem Energiebedarf des Gehirns beruht. Wenn das Gehirn demnach keinen Treibstoff mehr bekommt, kann es Emotionen weniger gut beherrschen. Starke Emotionen zu bezähmen, erfordert Energie. Diese Erklärung nimmt also an, dass man auch vor dem Hungergefühl schon gereizt war und der Hunger lediglich die emotionale Kontrolle ausgeschaltet hat.

Auch dies klingt plausibel, aber ich halte es immer noch nicht für die ganze Geschichte. Wir haben unablässig diverse unterschwellige Emotionen. Wenn uns also Hunger die emotionale Kontrolle kosten soll, warum hören wir nie, dass jemand in Panik gerät, überrascht ist oder sich ekelt, wenn er Hunger hat? Diese Erklärung blendet den Ärger aus, der in hangry mitschwingt.

Um diese Empfindung ernsthaft nachzuvollziehen, sollten wir zunächst einmal klären, wo Emotionen herrühren. Emotionale und körperliche Befindlichkeiten sind in ihrem Wesen eng miteinander verknüpft, und die Ursprünge des Begriffs »hangry« verraten uns etwas sehr Entscheidendes über psychische Gesundheit.

Hör auf dein Herz

Seit über 100 Jahren sind viele Forschende der Ansicht, dass die körperliche Verfassung an Emotionen beteiligt ist. Wenn das Herz schneller schlägt, achten wir stärker auf Gefahren, wenn der Magen rumort, wird Ekel schlimmer, mit Schmetterlingen im Bauch fühlen wir uns hingegen verliebt. Dass der Körper unsere Emotionen beeinflusst, ist in der Wissenschaft weitestgehend Konsens. Allerdings löst der Körper nicht unmittelbar eine Emotion aus – entscheidend ist, wie das Gehirn den Zustand im Körper interpretiert. Welche Emotionen wir spüren, wird zwar von körperlichen Signalen beeinflusst, aber letztlich durch die Interpretation des Gehirns, was das jeweilige Gefühl bedeutet, konstruiert, und entspricht damit Erfahrungen mit anderen Grundbedürfnissen: Auch Regungen wie Hunger, Durst oder Schmerz werden nicht vom Körper selbst erzeugt, sondern unterliegen der Interpretation des Gehirns.

Das wiederum bedeutet, dass eine gefühlte Emotion von zweierlei beeinflusst wird:

- dem körperlichen Befinden (der Selbstwahrnehmung unserer Organe und physiologischen Systeme) und
- dem Befinden im Gehirn (welche Empfindungen ich erwarte und wie ich sie interpretiere).

Diese beiden Einflüsse spiegeln wider, dass das Gehirn gleichzeitig einen doppelten Kontext verarbeitet, den inneren (aus dem Körper) und den äußeren (was wir sehen, hören und so weiter). Beides wird einbezogen, um die emotionale Befindlichkeit zu bestimmen, und daraus leitet das Gehirn die wahrscheinlichste Ursache für die physiologische Erregung im Körper ab (Schlägt mein Herz schneller, weil ich Angst habe oder weil ich gerade eine Treppe hinaufrenne?). Und manchmal kommt dabei heraus, dass wir die aktuelle Befindlichkeit als konkrete Emotion deuten (oder als mehrere Emotionen).

In einem berühmten Experiment zum Kontext des emotionalen Erlebens wurden gesunden Probanden und Probandinnen in den 1960ern Injektionen mit Vitaminen verabreicht – jedenfalls wurde ihnen diese Erklärung präsentiert.[68] Angeblich wollte man damit die Auswirkungen von ergänzenden Vitamingaben auf die Sehkraft testen. (Diese Experimente sind aus wissenschaftlichen und ethischen Gründen umstritten.) Entsprechend der klassischen Vorgehensweise der 1960er war das natürlich nicht die Wahrheit. Die Teilnehmenden erhielten keine Vitamine, sondern Adrenalin. Adrenalin (das der Körper unter Stress selbst erzeugt) beschleunigt Atmung und Herzschlag und lässt den Blutdruck steigen. Wir werden bei seiner Ausschüttung vielleicht rot im Gesicht oder bekommen Herzklopfen. Adrenalin ist jedenfalls kein Vitamin.

Ein Teil der Teilnehmenden wurde bei dem Experiment vor möglichen Nebenwirkungen gewarnt, ein anderer Teil nicht: Ihnen wurde gesagt, die Injektion hätte keinerlei Nebenwirkungen. Die Hypothese lautete, dass Menschen, die unerklärliche körperliche Symptome wie Herzrasen oder Rot-Anlaufen verspüren, nach anderen Faktoren Ausschau halten, um sich ihren physiologischen Zustand zu erklären, zum Beispiel nach Emotionen.

Nach den Injektionen wurden die Versuchsteilnehmer in einen Warteraum geführt, wo sie zusammen mit einer anderen Person auf das Einsetzen der Wirkung des »Vitamins« warten sollten. Diese zweite Person gehörte jedoch zum Studienteam und hatte die heimliche Anweisung, sich entweder euphorisch oder aggressiv zu verhalten. Um sich euphorisch zu zeigen, faltete diese Person also Papierflieger, baute kleine Katapulte oder fand und nutzte im Wartezimmer einen Hula-Hoop-Reifen. Sollte sie hingegen Ärger ausstrahlen, so erhielten sie und der echte Teilnehmer einen Fragebogen, der zunächst unschuldig aussah, aber rasch beleidigend wurde (zum Beispiel: »Mit wie vielen Männern neben Ihrem Vater hatte Ihre Mutter außereheliche Beziehungen?«). Die Person aus dem Team regte sich nach dem Ausfüllen gehörig auf, und die andere sah das mit an.

Die eigentliche Frage bei diesem Experiment war die Wirkung des kombinierten Einflusses von Adrenalin und einem sichtlich erregten Menschen in der Nähe. Beide Szenarien wurden heimlich beobachtet, um zu beurteilen, ob die Reaktionen Hinweise auf Glück oder Ärger zeigten. Am Ende mussten die Versuchspersonen noch diverse Fragen zu zumeist irrelevanten Symptomen beantworten, um den eigentlichen Zweck des Experiments zu verschleiern, darunter allerdings die zwei zentralen Fragen, wie ärgerlich oder glücklich sie gerade waren. Wie sich herausstellte, hatten sich diejenigen, die man nicht vor den Nebenwirkungen der Injektion gewarnt hatte, emotional vom Verhalten der zweiten Person beeinflussen lassen. Die nicht vorgewarnten Versuchspersonen wussten nicht, was sie körperlich zu erwarten hatten. Als sie die Wirkung des Adrenalins spürten, suchten sie daher nach einer alternativen Erklärung, und angesichts der zweiten Person schrieben sie die körperlichen Symptome Emotionen zu. Wer nicht mit Herzrasen oder einem roten Gesicht durch das Mittel rechnete, fühlte und verhielt sich glücklicher, wenn die zweite Person sich euphorisch gab, und fühlte sich ärgerlicher, wenn die andere Person ihren Ärger zeigte. Die Freiwilligen, die man vor den Nebenwirkungen gewarnt hatte, konnten dieselben körperlichen Reaktionen einer ihnen bekannten, nicht-emotionalen Ursache zuordnen. Dank dieses Wissens über den Ursprung ihrer Symptome ließen sie sich emotional deutlich weniger vom Verhalten der anderen Person beeinflussen.

Damals folgerte man aus diesen Ergebnissen, dass wir unser physiologisches Befinden der Ursache zuschreiben, die unser Gehirn für die wahrscheinlichste hält – wir gehen von einem kausalen Zusammenhang aus. Wenn sich eine Emotion als wahrscheinlichste Erklärung anbietet, interpretieren wir unsere körperliche Befindlichkeit als diese Emotion. Gleichzeitig zeigen die Ergebnisse, dass die Emotion, die wir zur Benennung auswählen, nicht feststeht. Es gibt also keine direkte Beziehung zwischen dem körperlichen Befinden und einer bestimmten Emotion.[69] Die Emotion, die wir dem jeweiligen körperlichen Zustand zuschreiben, kann beeinflussbar und kontextabhängig sein.

Seit der Veröffentlichung der Originalstudie meldeten einige andere Studien zwar ähnliche Ergebnisse für Glück und Ärger,[70] aber spätere Experimente legen nahe, dass einige Elemente der Ursprungsergebnisse nicht zwangsläufig zutreffen. Viele andere Versuche konnten die in der ursprünglichen Adrenalinstudie beschriebenen Effekte nicht exakt so replizieren, insbesondere nicht für die positive (euphorische) Stimmung.[71] Solche Phänomene tauchen bei der Replikation früher psychologischer Experimente relativ häufig auf. Das liegt meist in erster Linie an der damals geringen Anzahl der Versuchspersonen, die wissenschaftliche Ergebnisse verzerren oder gar verfälschen kann. In einer Nachfolgestudie erhöhten Adrenalininjektionen die Furcht während eines Horrorfilms nicht stärker als ohne den Film. Würde man die Ergebnisse der Erststudie verallgemeinern, so wäre zu erwarten, dass das Adrenalin die Furcht verstärkt, wenn Furcht die wahrscheinlichste Erklärung ist.[72] Diese und andere Studien lassen auch darauf schließen, dass Menschen unerwartete Erregung (hier durch Adrenalin) von Natur aus als negativ beurteilen, auch wenn der Versuchsaufbau etwas anderes suggeriert.[73] Das ist ein deutlicher Unterschied zu der Schlussfolgerung aus dem Originalversuch. Offenbar ist Erregung weniger formbar, als die Wissenschaft zunächst dachte.

Einige allgemeine Prinzipien der Originalstudie haben sich hingegen bestätigt. Physiologische Signale aus dem Körper haben innerhalb gewisser Grenzen starken Einfluss auf die Interpretation des emotionalen Befindens. Diese Interpretation lässt sich experimentell aber nicht immer erwartungsgemäß beeinflussen (weder durch eine zweite Person noch durch einen Film).

Das könnte daran liegen, dass Menschen sich bei der Interpretation ihrer physiologischen Signale auf allgemeine »Grundregeln« stützen, mit denen wir uns in Kapitel 3 noch eingängiger befassen werden. Diese Regeln können kurzfristige Einflüsse übertrumpfen. So könnte ein Mensch beispielsweise im Laufe des Lebens gelernt haben, dass körperliche Empfindungen, die durch Adrenalin erzeugt werden, oft – aber nicht immer – auf etwas Negatives zurückgehen. Diese ältere Information »Normalerweise steckt etwas Schlechtes dahinter« kann aktuelle, positive Hinweise aus dem Kontext überschreiben: Eine euphorische Person reicht nicht aus, um lebenslange Erfahrungen zu verändern. Zudem ist das Ausmaß des Erregungsempfindens und dessen Interpretation individuell sehr unterschiedlich, weshalb manche Menschen leichter erregbar sind oder Erregung eher (fehl)interpretieren. Und zu guter Letzt ist Erregung nichts Isoliertes, sondern ein Zusammenspiel verschiedener Phänomene, die individuell unterschiedlich erlebt oder aber interpretiert werden.[74] Ein Versuchsteam kann uns also weder so leicht noch so zuverlässig in unterschiedliche emotionale Zustände versetzen, wie das Ursprungsexperiment vermuten ließ, aber andererseits ist das Grundprinzip (dass das subjektive Erleben innerer Zustände beeinflusst, wie wir unsere Emotionen erleben) nach wie vor evident und in der Emotionsforschung bis heute sehr populär.

Doch zurück zum Gefühl »hangry«. Eine Erklärung lautet, dass hier ein körperlicher Zustand (Hunger) vorliegt, der sich auch durch eine Emotion (Gereiztheit) erklären ließe. Ob Sie diese körperliche Empfindung jedoch als emotional bedingt interpretieren, hängt von vielen Faktoren ab, zum Beispiel wie intensiv Sie Ihren physiologischen Zustand empfinden oder ob es eine andere Erklärung gibt (weil Sie seit Stunden nichts mehr gegessen haben). Und wenn Sie ohne weitere Erklärung starken Hunger verspüren, ist die emotionale Einordnung dieses Zustands zumindest teilweise wiederum kontextabhängig, also von der aktuellen Grundstimmung und der Umgebung. Beides beeinflusst unsere Vermutungen über die Ursache von körperlichen Empfindungen. Je nach Kontext lässt sich der beschleunigte Herzschlag als krankhaft oder als Angst interpretieren, und Hunger könnte fälschlich als Ärger ausgelegt werden, der sich physiologisch ganz ähnlich äußert.

Letzten Endes ist die Verbindung zwischen Blutzucker, Hormonen und Ärger kein Zufall. Wenn wir also Hunger haben, wütend sind oder etwas anderes empfinden, greift unser Gehirn auf ähnliche Berechnungen zurück, um der Ursache dieses Befindens auf die Spur zu kommen, und manchmal rät es dabei falsch.

Aber warum muss unser Gehirn die Ursache für einen physiologischen Zustand überhaupt »schätzen«? Warum kann es nicht einfach feststellen, was im Körper los ist? Tatsächlich gibt es mehrere Gründe, warum eine ungefähre Einschätzung die beste Strategie ist. Einer davon ist, dass viele physiologische Zustände grundsätzlich wenig konkret sind – sie sorgen für Hintergrundrauschen. Um diesem Rauschen Signale zu entnehmen, greift das Gehirn auf frühere Erfahrungen zurück, die ihm verraten sollen, worauf ein bestimmter Zustand zurückgehen könnte.

Stellen Sie sich vor, Ihr Magen würde sich merkwürdig anfühlen. Seine Muskeln ziehen sich unangenehm zusammen. Dafür kommen verschiedene Gründe infrage: Hunger, Übelkeit, Nervosität und vieles mehr. Welcher dieser Gründe vorliegt und welches Verhalten somit angemessen ist (essen, sich übergeben oder die Stresssituation verlassen), kann das Gehirn nur feststellen, indem es aufgrund früherer Erlebnisse und Hinweise aus der Umgebung eine begründete Vermutung konstruiert. Dieser Prozess läuft weitgehend unbewusst ab: Man kennt den Ausgang, ist aber noch etwas unsicher (»Ich glaube, mir wird schlecht«). Diverse

Hinweisreize aus der Situation heraus lassen die eine Interpretation wahrscheinlicher erscheinen als die andere (Wie fühlte sich Übelkeit bisher an? Wann habe ich zuletzt gegessen? Habe ich gerade etwas Beängstigendes vor?). Der Rückgriff auf Hinweisreize aus der Vergangenheit und dem aktuellen Kontext ist für das Gehirn das Klügste, weil ähnliche Signale aus dem Körper viele Bedeutungen haben können.

Aber Sie ahnen es sicher schon: Es handelt sich nur um eine begründete Vermutung, und deshalb ist die Interpretation Ihres Gehirns nicht perfekt und beeinflussbar. Es gibt noch viele andere Faktoren, die das Gehirn dazu verleiten können, emotionale und physiologische Zustände miteinander zu verwechseln. In diesem Kapitel geht es darum, wie uns Veränderungen unserer Körperwahrnehmung – also wo wir welche körperliche Empfindung erwarten oder welche körperlichen Zustände wir schon kennen – zu Fehlinterpretationen verleiten können. Das führt uns zugleich zurück zu den chronischen Schmerzen aus Kapitel 1. Eine massive negative Veränderung unserer Emotionen kann chronische Schmerzen verstärken: In den Monaten nach einem Unfall können Symptome einer posttraumatischen Belastungsstörung chronische Schmerzen verschlimmern.[75] Umgekehrt können veränderte Erwartungen an den Körper – zum Beispiel nach einer Psychotherapie – das körperliche Schmerzempfinden verändern,[76] was der nicht perfekten Interpretation des Gehirns zu verdanken ist.

Wie Darm, Immunsystem und Mikrobiom die Psyche beeinflussen

Nach den berühmten Adrenalinexperimenten der 1960er Jahre feierten zu Beginn des 21. Jahrhunderts beliebte wissenschaftliche Theorien zum Einfluss des Körpers auf die Emotionen ihr großes Comeback. Wie in der Mode war hierfür eine Imageänderung erforderlich. Auf einmal rückte das Konzept der Interozeption (ein Begriff, der bereits 1906 geprägt wurde) ins Zentrum der Aufmerksamkeit. Interozeption (Innenwahrnehmung) ist unser Sinn für das physiologische Befinden des Körpers.[77] Sie ist der Filter, durch den wir unseren körperlichen Zustand interpretieren, und entsteht aus einer Kombination körperlicher Signale (»Körper an Gehirn!«) mit früheren Erkenntnissen des Gehirns über den Körper, aus denen Erwartungen erwachsen, wie der Körper sich unter unterschiedlichen Umständen wohlfühlen wird. Interozeption umfasst unter anderem die bewusste Wahrnehmung innerer Zustände (wie Hunger oder Durst), aber auch weniger bewusste organische Einflüsse, die von Herz oder Lunge herrühren können. Das unterscheidet die Interozeption von anderen Sinnen. Im Gegensatz hierzu registriert die Exterozeption (Außenwahrnehmung) Vorgänge in der Außenwelt – durch Sehen oder Hören oder durch den Gleichgewichtssinn, der feststellt, wo sich die Gliedmaßen im Raum gerade befinden.* Über diese Definition besteht noch keine Einigkeit, und die Wissenschaft de-

* *Der Gleichgewichtssinn ist streng genommen der sogenannten Propriozeption, also der Wahrnehmung der Lage des eigenen Körpers im Raum, zuzurechnen und ist damit ein Grenzfall zwischen Innen- und Außenwahrnehmung. Anm. d. Übersetzerin.*

battiert hitzig darüber, was als Interozeption einzustufen ist.* Interozeptive Informationen können auch über das Immunsystem samt dem Mikrobiom im Darm vermittelt werden, die manchen Thesen zufolge entscheidenden Anteil an psychischer Gesundheit und Krankheit haben dürften.

In vielen einflussreichen Experimenten zur Interozeption geht es darum, auf das eigene Herz zu hören, und zwar buchstäblich. Es besteht ein enger Zusammenhang zwischen dem Herzschlag und dem emotionalen Erleben. Informationen über das Herz empfängt das Gehirn über winzige Rezeptoren, die ihm mitteilen, wann (und wie stark) das Herz schlägt. Zwischen zwei Herzschlägen verstummen diese Rezeptoren. Schon ein einziger Herzschlag kann dem Gehirn also wichtige Informationen vermitteln. Die Neurowissenschaftler Sarah Garfinkel und Hugo Critchley fanden heraus, dass Menschen ein ängstliches Gesicht besser entdecken, wenn dieses Gesicht genau zum Zeitpunkt ihres Herzschlags (der Systole, bei der das Blut in den Körper gepumpt wird) gezeigt wird, als wenn es in dem Zeitraum zwischen zwei Herzschlägen erscheint (der Diastole, in der sich der Herzmuskel entspannt, um wieder Blut einzulassen).[78] Die furchtsamen Gesichter wurden bei diesem Experiment nicht nur besser erkannt, sondern man nahm auch mehr Furcht wahr, wenn das Gesicht zum Zeitpunkt des Herzschlags auftauchte. Unser Herzschlag kann also die Emotionswahrnehmung »filtern«.

---

* *Dieser beliebte Streit dreht sich um die Grenzziehung, was im Körper als außen und innen zu bewerten ist. Empfindungen am Gesicht wären beispielsweise Exterozeption, Empfindungen aus der Lunge Interozeption. Man möchte meinen, die Wissenschaft sollte den Unterschied zwischen innen und außen kennen, aber vielleicht haben Sie nur noch nicht lange genug darüber nachgedacht, ob Ihre Nasenlöcher nun innen oder außen liegen.*

Dieselbe Studie zeigte auch, dass sich diese Eigenschaft des Herzens auch im Gehirn spiegelt, wo die Amygdala – die unter anderem emotionale oder wichtige Ereignisse anzeigt – aktiver reagiert, wenn ein ängstliches Gesicht zugleich mit dem Herzschlag gezeigt wird, als wenn es zwischen zwei Schlägen gezeigt wird. Der Einfluss des Körpers kann also sehr fein auf zeitliche Abläufe von Organsystemen abgestimmt sein.

Aber warum ändert das Gehirn die Emotionsverarbeitung während des Herzschlags? Nun, wenn Sie in der Realität etwas Gefährliches sehen, wollen Sie möglichst schnell die eigentliche Bedrohung entdecken. Wenn wir uns bedroht fühlen, schlägt das Herz schneller und verstärkt damit rein physiologisch die Fähigkeit, eine Gefahr zu bemerken und darauf zu reagieren. Deshalb horcht das Gehirn ständig auf Signale vom Herzen her (und lernt und interpretiert dabei): damit Sie trotz aller Gefahren von außen am Leben bleiben.

Auch andere Organe im Körper beeinflussen die Emotionen, und manche davon könnten Sie überraschen. Vor nicht allzu langer Zeit machte mein Kollege und Freund Edwin Dalmaijer eine sehr spannende Entdeckung zur Emotion Abscheu. Er hatte die Blickrichtung von Menschen getrackt, die am Computer eine lange Bilderserie betrachten sollten, von denen ein Teil ekelerregend war.* Unabhängig von der Dauer des Experiments und unabhängig von der Langeweile der Testpersonen, die die ganze Zeit auf den Bildschirm starren sollten, wendeten sie ihre Augen von den ekelhaften Bildern ab.[79] Bei furchterregenden Bildern geschieht merkwürdigerweise das Gegenteil: Anfangs sehen die

* *Leider sind nicht alle Experimente so genussvoll, dass man dabei mit einem Schluck Kakao belohnt wird.*

Menschen lieber weg, aber sobald sie sich daran gewöhnen, hört das auf, und sie sehen direkt hin.

Auf der Gewöhnung an furchterregende Dinge basiert auch die Expositionstherapie, mit der sich Angststörungen, Phobien oder Panikstörungen psychologisch sehr wirkungsvoll behandeln lassen. Bei einer Spinnenphobie wird dann die betroffene Person allmählich mit immer größeren Spinnen konfrontiert und soll diesen langsam immer näher kommen. Mit der Zeit lässt die Angst in den meisten Fällen so weit nach, dass die Patienten eine Spinne berühren und sogar aufnehmen können. Bei Menschen mit extremem, pathologischem Ekel und ausgeprägtem Meidungsverhalten (zum Beispiel nach einem entsprechenden Trauma) funktioniert eine Expositionstherapie jedoch merkwürdigerweise nicht gut. Sooft man sie auch exponiert, sie finden den Auslöser immer noch ekelhaft – so wie in Edwins Experiment.

Als ich darüber nachdachte, fragte ich mich, ob wir uns deshalb so schlecht an Ekel gewöhnen, weil Ekel sich im Körper physiologisch anders äußert – im Gegensatz zu Furcht, die vom kardiovaskulären System beeinflusst wird, sendet bei Ekel vor allem der Magen physiologische Signale.

Wie das Herz hat auch der Magen seinen Rhythmus. Um Nahrung durch den Verdauungstrakt zu bewegen, zieht er sich zusammen und entspannt dann wieder. Wenn wir etwas Ekelhaftes sehen oder wenn uns übel wird, verändert sich der Rhythmus dieser Kontraktionen. Bewusst nehmen wir das häufig gar nicht wahr: Der Magenrhythmus kann sich beim Anblick von etwas Ekelerregendem verändern, ohne dass wir bewusst Übelkeit verspüren. Ich fragte mich daher, ob die Magenkontraktionen etwas damit zu tun haben, dass sich Ekel nicht durch Exposition therapieren lässt – ob also der Magen eine Ursache für Ekelvermeidung sein könnte.

Dieser Idee wollten Edwin und ich nachgehen und benutzten dafür einen Wirkstoff, der den Magen in seinen normalen Rhythmus zurückkehren lässt: Domperidon, ein beliebtes Mittel gegen Übelkeit. Wir verabreichten den Teilnehmenden an verschiedenen Tagen entweder den Wirkstoff oder ein Placebo und trackten das Blickverhalten beim Betrachten ekelerregender Bilder. Weder wir noch die Freiwilligen wussten, welches Mittel gegeben wurde. Das Verhalten der Probanden veränderte sich erkennbar. Wer die ekelerregenden Bilder unter Einfluss der Medikation betrachtete, zeigte weniger Meidungsverhalten. Unter Placeboeinfluss geschah dies nicht. Nachdem der Zustand des Magens auf »nicht angeekelt, keine Übelkeit« zurückgesetzt worden war, konnten sie sich allmählich an eklige Bilder gewöhnen.[80] Das bedeutet, dass der Magenzustand ein Grund dafür ist, warum wir ekelerregende Dinge meiden, und vielleicht auch die Antwort, warum man sich an Ekel nicht so leicht gewöhnt. Eines Tages möchte ich testen, ob dieses Medikament auch bei Menschen mit pathologischem Abscheu eine Expositionstherapie verbessert. Möglicherweise könnte man der Psyche über den unerwarteten Umweg über den Magen helfen.

Magen und Herz sind relativ lokale, spezifische Quellen physiologischer Signale. Manche physiologischen Zustände sind über den ganzen Körper verteilt und können körperliche und physische Symptome hervorrufen, die noch breiter gestreut sind. Das klassische Beispiel hierfür ist die Aktivierung des Immunsystems. Waren Sie während einer Erkältung schon einmal deprimiert, demotiviert und reizbar? Das ist mehr als »Männergrippe«.* Infekte

---

* *Umgangssprachlich für Menschen, die sich bei einer harmlosen Erkältung extrem krank fühlen. Nicht exklusiv auf das männliche Geschlecht beschränkt. Meine Frau kann bezeugen, dass auch manche Frauen (ich!) massiv unter »Männergrippe« leiden können.*

und Viren können im Gehirn sichtbare Veränderungen auslösen und beeinflussen Verhalten und Psyche.

Viele große Studien haben festgestellt, dass eine gedrückte Stimmungslage mit verstärktem Entzündungsgeschehen einhergeht. Dafür müssen wir nur die Entzündungsmarker im Blut bestimmen, also Proteine und andere Blutwerte, die bei Infektionen, Verletzungen und Krankheiten ansteigen. In einer umfassenden Bevölkerungsstudie in Italien (16 952 Teilnehmende) fanden sich bei Menschen mit Depressionen und insgesamt weniger gutem psychischem Befinden vermehrte Entzündungsmarker im Blut. Umgekehrt ging eine bessere psychische Gesundheit mit weniger Hinweisen auf Entzündungen einher.[81]

Der skeptische Einwand könnte lauten, dass die angeschlagene Psyche bei Menschen mit erhöhten Entzündungswerten darauf beruhen könnte, dass Menschen mit psychischen Problemen auch körperliche Probleme haben, die vermehrte Entzündungen verursachen. Das ist ein guter Punkt. Diese Möglichkeit können wir mit statistischen Methoden überprüfen, zum Beispiel indem wir in dem statistischen Modell Messwerte zur körperlichen Gesundheit einbeziehen, um Zusammenhänge zwischen Entzündungsgeschehen und psychischer Gesundheit zu ermitteln. Wenn man die körperliche Gesundheit statistisch berücksichtigt und dabei die Entzündung-Psyche-Assoziation verschwindet, spräche dies für eine initiale Assoziation, das heißt, der Zusammenhang ginge tatsächlich auf die körperliche Gesundheit zurück. In dieser konkreten Studie ließ sich die Assoziation zwischen Entzündungen und psychischer Verfassung nicht durch Einbeziehung von körperlichen Gesundheitsdaten in das statistische Modell belegen – die ursprüngliche Assoziation blieb bestehen.[82] Aber körperliche Krankheiten sind nicht der einzige Maßstab für körperliche Gesundheit. In dieser Studie wurden zur Überprüfung der Entzündung-Psyche-Assoziation auch Lebensstilfaktoren in das statistische Modell einbezogen (also Rauchen, wenig Sport oder ein höherer BMI), weil diese Faktoren bekanntermaßen sowohl mit psychischen Problemen als auch mit erhöhten Entzündungsmarkern einhergehen. Sobald die Lebensstilfaktoren berücksichtigt wurden, verschwand die Assoziation zwischen psychischer Gesundheit und Entzündungsaktivität. Die beobachtete Assoziation zwischen psychischer Belastung und allgemein erhöhtem Entzündungsgeschehen ließ sich also beispielsweise durch Rauchen, wenig Sport und einen höheren BMI erklären. Zur Vorsicht sei gesagt: Es gab weiterhin bestimmte Entzündungsmarker (zum Beispiel das Verhältnis der Immunzelltypen), die trotz der Einbeziehung von Lebensstilfaktoren in das statistische Modell mit psychischen Schwierigkeiten assoziierbar waren. Der Lebensstileffekt könnte also auch lediglich für generell vermehrte Entzündungsaktivität gelten.[83]

Diese Studie unterstreicht, dass Lebensstilfaktoren und psychische Erkrankungen ineinander verwoben sind. Es gibt zahlreiche Gründe, warum diese und andere Studien zu dem Ergebnis kamen, dass der Lebensstil teilweise die Psyche beeinträchtigen kann. Der Umkehrschluss wäre eine Wellness-Interpretation dieses Zusammenhangs: dass wir psychischen Problemen entgegenwirken oder vorbeugen können, indem wir entzündungsassoziierte Lebensstilfaktoren verändern, also vielleicht gezielt die Ernährung umstellen oder uns mehr bewegen. Solche Dinge können grundsätzlich hilfreich sein, aber ich habe meine Zweifel, dass sie dieses Ergebnis vollständig erklären. Am auffälligsten war die Korrelation zwischen Depression und Rauchen.[84] Ich weiß von keiner Evidenz, dass Rauchen Depressionen verursacht oder ein Rauchstopp Depressionen heilt. Vernünftiger erscheint die Annahme, dass diese Assoziation eher umgekehrt verläuft: Menschen mit psychischen Problemen tun eher Dinge, die Entzündungen verstärken (wie Rauchen), und weniger Dinge, die Entzündungen dämpfen (wie sportliche Betätigung), gerade weil sie depressiv sind. Solche Lebensstilunterschiede tragen dazu bei, dass depressive Menschen eine allgemein erhöhte Entzündungsbereitschaft haben. Alternativ oder ergänzend könnte es für psychische Erkrankungen und bestimmte Lebensstilfaktoren gemeinsame Risikofaktoren geben, zum Beispiel stressbelastete Lebensumstände oder eine genetische Anfälligkeit, die die Wahrscheinlichkeit erhöhen, dass jemand psychische Probleme hat und eher zum Rauchen, zu Bewegungsarmut oder ungesünderer Ernährung neigt. Diese anderen Erklärungen sind wichtig und werden häufig vernachlässigt.

Kurz gesagt: Entzündungen sind mit psychischer Belastung assoziiert, aber solche Studien verraten uns nicht, inwiefern die Entzündungsreaktionen durch bestimmte Lebensstilfaktoren verursacht, behoben oder verändert werden und wie diese Faktoren mit psychischer Gesundheit verknüpft sind. Wenn das die einzige existente Studie zu diesem Thema wäre, wüssten wir nicht, ob Entzündung an sich der Psyche schaden kann.

Zum Glück gibt es weitere Untersuchungen. Große Populationsstudien können uns interessante Assoziationen bestätigen, aber nicht den Grund dafür (denn Korrelation ist nicht Kausalität). Deshalb gibt es Laborexperimente. In der Neurowissenschaft sind verschiedene Experimente an Mensch und Tier der Frage nachgegangen, ob vermehrte Entzündungen depressive Symptome verursachen können. Die Antwort scheint zu lauten: mitunter schon.

In diesen Experimenten erhalten gesunde Menschen oder Tiere eine Wirksubstanz oder einen Impfstoff, der das Entzündungsgeschehen erhöht. Nach einer Impfung läuft im Körper vorübergehend eine verstärkte Entzündungsreaktion ab. Die Entzündungsfaktoren im Blut steigen an und sinken danach wieder auf das normale Maß. In vielen Studien kommt es während diesen verstärkten Entzündungsanzeichen auch zu depressiven Symptomen wie Niedergeschlagenheit[85] sowie Gehirnveränderungen in Regionen, die den Veränderungen bei einer Depression ähneln.[86]

Vielleicht haben Sie das bei einer medizinischen Maßnahme mit nachfolgend verstärkter Entzündungsreaktion selbst schon erlebt. Manche Leute (keineswegs alle) reagieren auf eine Grippeimpfung erst einmal mit schlechter Laune, was mit einer verstärkten Reaktion des Entzündungssystems auf das Vakzin assoziiert ist.[87] Deutlicher wird dieser Effekt, wenn Hepatitispatienten eine Behandlung erhalten, die Entzündungen substanziell verstärkt: Nach drei Monaten Behandlung litten 40 Prozent unter einer klinischen Depression.[88] Insgesamt ist die Evidenz, dass verstärkte Entzündungsprozesse der Psyche zusetzen und dass sie (bei manchen Menschen) zu psychischen Erkrankungen beitragen könnten, überzeugend.

Wie kommt es nun, dass Entzündung – die körperliche Reaktion auf Krankheit – die Stimmungslage dämpft? Wie bei Herz und Darm liegt dies daran, dass Vorgänge im Immunsystem sich auch auf das Gehirn auswirken. Verstärkte Entzündung verursacht teilweise dieselben kognitiven und Gehirnveränderungen, die mit Depression assoziiert sind, indem sie Emotions- und Belohnungsverarbeitung und die entsprechenden neuronalen Schaltkreise ändert. In einem Experiment reagierten die Teilnehmenden nach einer Typhusimpfung sensibler auf Strafen als auf Belohnungen, was im Gehirn an den entsprechenden Aktivitäten in Regionen für Belohnungsverarbeitung (dem ventralen Striatum) und Interozeption (Insula) zu erkennen war.[89] Das spiegelt die vermehrte Sensibilität gegenüber Bestrafungen und zugleich die interozeptiven Veränderungen, die sich bei Menschen während einer depressiven Episode beobachten lassen.

Wenn Sie also bei der nächsten Erkältung allen Mut verlieren, sollten Sie wissen, dass Sie sich nicht nur wegen der verstopften Nase oder wegen des Hustens elend fühlen, sondern dass die Infektion zusätzlich Ihre emotionale Einstellung gegenüber der Welt verändert, indem sie über bestimmte Schaltkreise im Gehirn – die mit Körperwahrnehmung und Belohnungsverarbeitung zu tun haben – Ihr Wohlbefinden beeinträchtigt.

Das halte ich für ziemlich überzeugende Belege dafür, dass Entzündungen im Körper die Psyche belasten können. Bei näherem Hinsehen fällt jedoch noch etwas auf: Diese Beobachtung gilt nicht für alle (und nicht für jedes Experiment). Wenn Entzündungen Depressionen auslösen können, warum fühlen sich dann nicht alle Menschen unwohl, wenn sie ein entzündungsförderndes Medikament oder eine Impfung bekommen haben? Warum ist diese Reaktion häufig, aber nicht allgemeingültig? Hier sind weitere Faktoren im Spiel, die unterschiedliche Menschen auf dieselben physischen Bedingungen unterschiedlich reagieren lassen, darunter Unterschiede im Gehirn und breiter angelegte biologische Eigenschaften des Immunsystems. Wenn man mich so reden hört, könnte man meinen, »Entzündungsfaktoren« seien etwas Einheitliches und entweder hoch oder niedrig, aber natürlich gibt es da diverse Parameter, darunter die verschiedenen Arten weißer Blutkörperchen und die Menge der von ihnen erzeugten jeweiligen Signalmoleküle für das Immunsystem. Diese Faktoren gehen zwar häufig Hand in Hand, könnten sich aber unterschiedlich (und mit unterschiedlichen kausalen Beziehungen) auf die Psyche auswirken. Zwei Menschen mit Depressionen, die zugleich erhöhte Entzündungswerte aufweisen, haben nicht zwangsläufig dieselbe Form verstärkter Entzündung, die von demselben

Mechanismus herrührt. Biologisch könnten überlappende, aber unterschiedliche Entzündungstypen vorliegen.

Diese Überlegung wird von Mary-Ellen Lynall und Ed Bullmore aus Cambridge untermauert, beide Psychiater und Neurowissenschaftler. Sie entdeckten, dass es bei Depressionen Untergruppen geben kann, von denen manche mit einer verstärkten Aktivierung des Immunsystems assoziiert sind (»Depression mit Entzündung«), andere hingegen nicht (»Depression ohne Entzündung«). Innerhalb der Untergruppe »mit Entzündung« gab es weitere Unterteilungen: Menschen mit unterschiedlich gearteten Entzündungsfaktoren, die die Depression befeuern könnten.[90] Das lässt darauf schließen, dass die Formel »Entzündung verursacht Depression« doch nicht ganz so einfach ist.

Entzündungen können bei manchen Menschen Depressionen hervorrufen, was individuell über unterschiedliche immunologische Wege geschehen kann. Über das Immunsystem könnten somit neue Ansätze zur Behandlung oder Linderung psychischer Erkrankungen bestehen, aber dazu müsste man sorgfältig die richtigen immunologischen Ziele bestimmen und die Therapie gemäß der jeweiligen Immunveränderungen individuell zuschneiden.

Wenn ich Freunde gründlich damit gelangweilt habe, warum der Körper für die Psyche so wichtig ist, kommt unweigerlich bald eine Frage zu einem anderen Körperteil auf. »Und was ist mit dem Mikrobiom?«, fragen sie. Darauf wüsste ich offen gestanden selbst gern die Antwort. Es gibt eine faszinierende Fülle an wissenschaftlicher Literatur, die bezeugt, dass die Billionen Kleinstlebewesen im Darm, aus denen sich das Mikrobiom zusammensetzt, mit unserer körperlichen und psychischen Gesundheit zu tun haben.[91] Fest steht: Das Mikrobiom kann mit dem Gehirn kommunizieren, scheint unser Verhalten zu beeinflussen, und seine

Zusammensetzung wird wiederum von vielen Faktoren (wie den Genen, Stress, Ernährung, Infektionen, Medikamenten und anderen) beeinflusst.[92]

Das alles ist sehr aufregend, und auch ich bin davon fasziniert. Das einzige Problem an all diesen spannenden Erkenntnissen zur psychischen Gesundheit ist, dass die kausalen, zuverlässigen Studien größtenteils an Nagetieren durchgeführt werden. Nur zu gern würde ich eines Tages auf eine Vielzahl darmbasierter Interventionen verweisen, die erwiesenermaßen die psychische Gesundheit von Menschen verbessern. Solche robusten, überzeugenden Studien gibt es bisher nicht.

Dennoch wissen wir über das Mikrobiom und die Psyche schon einiges, zum Beispiel warum die bakterielle Zusammensetzung im Darm Verhalten, Denken und die Stimmungslage beeinflusst. Die Mikroben im Darm verständigen sich mit dem Gehirn über Botenstoffe, die ins Blut übergehen, aber auch über andere chemische Signale und über das Immunsystem weitergeleitet werden. Forschende, die an den Zusammenhängen zwischen Mikrobiom und Psyche arbeiten, gehen davon aus, dass solche Signale dem Gehirn mitteilen, was im Darm passiert, und dass diese Informationen die Psyche beeinflussen. Möglicherweise ist unser Gehirn in sehr frühen Lebensabschnitten (um die Geburt herum oder auch während der Adoleszenz) für derartige Signale des Mikrobioms besonders sensibel.

Im Uterus haben Säugetiere noch kein Mikrobiom. Bei einer vaginalen Geburt kommen wir im Geburtskanal mit den ersten Mikroben in Kontakt.[93] Kinder, die per Kaiserschnitt zur Welt kommen, entwickeln deshalb ein anderes Mikrobiom als vaginal entbundene Säuglinge.[94] Aber ist das wichtig? Bei Labormäusen ist es das. Wie Menschen zeigen auch Mäuse, die per Kaiserschnitt geholt werden, eine andere Zusammensetzung des Darmmikrobioms.[95] An diesen Mäusen fallen aber auch länger anhaltende Veränderungen des Sozialverhaltens einschließlich angstähnlichem Verhalten auf.[96] Ihr Mangel an Mikroben ließ sich rückgängig machen, wenn sie von Geburt an Nahrungsergänzungsmittel bekamen, die das Wachstum eines bestimmten Bakterienstamms förderten.[97] (Selbst ohne Ergänzungsmittel ging das angstähnliche Verhalten bei Mäusen nach Kaiserschnitt zurück, wenn sie gemeinsam mit vaginal entbundenen Mäusen gehalten wurden. Vermutlich lindert eine Gemeinschaftshaltung das Defizit an Darmbakterien, weil Mäuse koprophag sind, also gegenseitig ihren Kot fressen. So übertragen sie untereinander Mikroorganismen, was den Kaiserschnittmäusen hilft. Eklig, aber faszinierend.)

Doch auch eine vaginale Entbindung ist keine Garantie für eine optimale Entwicklung des Mikrobioms. Zum Beispiel verändert sich dessen Zusammensetzung durch Antibiotikaeinsatz.[98] Normalerweise normalisiert sich das Mikrobiom anschließend innerhalb weniger Wochen, aber mitunter können die Effekte mehrere Monate anhalten.[99] Experimente am Tiermodell lassen vermuten, dass es bestimmte Entwicklungsfenster gibt, in denen das Mikrobiom besonders vulnerabel ist. Mäuse, die in der Adoleszenz nur drei Wochen mit Antibiotika behandelt werden, weisen Langzeitveränderungen im Mikrobiom und verstärkt angstähnliches Verhalten auf.[100] Bei erwachsenen Mäusen ist dies nicht der Fall: Ihr Mikrobiom normalisiert sich nach dem Abbruch der Antibiotikagaben. Zumindest bei Mäusen könnte die Adoleszenz eine entscheidende Periode darstellen, in der der Darm besonders empfindlich auf Veränderungen der bakteriellen Zusammensetzung reagiert. In bestimmten Altersstufen könnten solche Veränderungen daher eine anhaltende Wirkung auf Verhalten und Psyche nach sich ziehen.

Aber – und das ist ein großes Aber! – in Tierstudien haben wir eine kontrollierte Umgebung und kennen sogar die Gene der beteiligten Mäuse. Bei Studien am Menschen ist das nicht der Fall, und deshalb sind viele dieser Ergebnisse nicht zwangsläufig auf Menschen übertragbar. Und selbst wenn sie es sind, wurden sie noch nicht auf wirklich robuste Weise überprüft. Die frühkindliche Entwicklung des Mikrobioms scheint starken Einfluss auf verschiedene Krankheiten wie Morbus Crohn oder Kuhmilchallergie zu haben.[101] Was die psychische Gesundheit angeht, so haben Kaiserschnittkinder kein erhöhtes Risiko für Depressionen oder Psychosen (Autismus und Aufmerksamkeitsdefizit mit Hyperaktivität kommen zwar häufiger vor, aber auch das könnte andere Ursachen haben, darunter Risikofaktoren bei den Müttern, die einen Kaiserschnitt benötigen, einschließlich genetischer Faktoren).[102] Am ehesten lassen sich die Antibiotikastudien bei Mäusen mit solchen an Kindern vergleichen, die in Entwicklungsphasen Antibiotika bekommen haben.

Wie bei Mäusen ist der Einsatz bestimmter Antibiotika bei Kindern mit anhaltenden Veränderungen des Mikrobioms, gehäuftem Asthma und anderen Gesundheitsproblemen assoziiert,[103] aber auch mit einem erhöhten Risiko für Angststörungen und psychische Krankheiten.[104] Doch ohne Kinder Langzeitbehandlungen mit Antibiotika bzw. Placebogaben in Zufallsselektion zu unterziehen (im Idealfall unter kontrollierten Bedingungen für das Mikrobiom wie bei den Mäusen), wissen wir nicht sicher, ob die assoziierten psychischen Veränderungen auf die Antibiotikagaben zurückgehen. Man könnte diese Assoziation auch anders hinterfragen: Warum waren die Kinder, die Antibiotika erhielten, zugleich diejenigen, die psychische Probleme hatten? Hier könnten genetische Faktoren oder Umweltfaktoren mitspielen, die die Wahrscheinlichkeit für den Bedarf an bestimmten Antibiotika und das Risiko für psychische Schwierigkeiten erhöhen.

Zumindest besteht mit hoher Wahrscheinlichkeit eine Beziehung zwischen Mikrobiom und psychischer Gesundheit. In einer großen flämischen Populationsstudie waren zwei Bakterienarten, *Faecalibacterium* und *Coprococcus*, konsistent mit einer höheren Lebensqualität assoziiert.[105] Umgekehrt waren zwei Bakterienarten (darunter Coprococcus) bei Menschen mit Depression besonders wenig vertreten, selbst wenn man einbezieht, dass Antidepressiva das Mikrobiom beeinflussen und mitunter falsche Assoziationen zwischen Mikrobiom und psychischer Gesundheit erzeugen.

Wenn man nun davon ausginge, die Evidenz besage, dass eine bessere Diversität im Mikrobiom die psychische Verfassung verbessern könnte, was kann man dann bei einem suboptimalen Mikrobiom tun? An dieser Stelle kommen Ernährung und Nahrungsergänzungsmittel wie Probiotika und Prebiotika ins Spiel und zeigen eine nützliche kausale Evidenz (ganz ohne Koprophagie). Prebiotika sind Nährstoffe, die das Mikrobiom im Darm speisen. Probiotika sind lebende Mikroorganismen, die zur Diversität im Darm beitragen. Zahlreiche Studien belegen, dass Prebiotika und Probiotika bei Tieren eine positive Wirkung auf die Wiederherstellung des Mikrobioms und auf die Gesundheit haben. Beim Menschen belegt eine kleinere Anzahl Studien, dass Prebiotika und Probiotika Gehirn,[106] Körper und Verhalten verändern können, in manchen Fällen sogar die hormonelle Stressreaktion abpuffern und positives emotionales Verhalten verstärken.[107] Wenn sich diese Ergebnisse in großen Stichproben bestätigen lassen, könnte das darauf hindeuten, dass eine Verbesserung des Darmmikrobioms die Psyche stabilisieren kann.

Doch um trotz allem etwas Zweifel zu säen: Wir wissen noch immer nicht, warum die psychische Gesundheit teilweise von der Einnahme von Nahrungsergänzungsmitteln profitieren kann. Die experimentelle Erhöhung von Entzündungsprozessen beim Menschen hat erhebliche Wirkungen auf Parameter, die für die psychische Gesundheit wichtig sind. Soweit wir wissen, haben vorübergehende Veränderungen des Mikrobioms im Darm (zum Beispiel durch Antibiotika) keine relevanten negativen Auswirkungen auf die Psyche. Ob eine unmittelbare Verbindung zwischen der Diversität des Mikrobioms und der psychischen Gesundheit beim Menschen besteht, ist also noch unklar. Eine alternative Erklärung wäre, dass das Mikrobiom andere Gesundheitsfaktoren verändert, die zu einer schlechteren psychischen Verfassung beitragen. Vielleicht profitiert die Psyche bereits von weniger Verdauungsproblemen insgesamt. Vielleicht funkt der Darm auch wichtige Signale über die körperliche Verfassung (einschließlich Entzündungsfaktoren) und verändert die Psyche indirekt durch Veränderungen der Interozeption und damit verbundener Funktionen. Das Mikrobiom selbst ist also vielleicht nicht der Schlüssel zur kompletten psychischen Gesundung, kann aber wichtige Signale zur inneren körperlichen Gesundheit übermitteln, was wiederum zum Gefühl des Gehirns für das Gesamtbefinden beiträgt.

Jetzt fragen Sie sich vielleicht neugierig: Könnte eine Ernährung, die ein vielfältiges Mikrobiom unterstützt, die Psyche stabilisieren? Was ist mit Nahrungsergänzungsmitteln für mehr Diversität im Mikrobiom oder mit einem bestimmten Probiotikum? Auf diese Fragen kommen wir in Kapitel 10 zurück, wenn es um psychisch förderliche Lebensstilveränderungen wie eine Ernährungsumstellung geht – einschließlich des Einsatzes kommerzieller »Psychobiotika«, Probiotika und Prebiotika, die angeblich die Stimmung heben können.

Wie das Gehirn den Körper beeinflusst

Doch konzentrieren wir uns zunächst noch ein wenig auf den Einfluss des Körpers (und unserer Interpretation des Körpers mittels Interozeption) auf die Psyche, also auf die Körper-Hirn-Achse. Diese Achse verläuft jedoch in beide Richtungen. Das Gehirn sendet Signale an Körpersysteme, und diese Signale können den Körper verändern.

Ihre psychische Gesundheit kann sich unmittelbar auf den Körper auswirken. Die Wirkung des mentalen Zustands auf den Verdauungstrakt ist fest etabliert, seit sie im 19. Jahrhundert für den Patienten Alexis St. Martin beschrieben wurde. St. Martin war ein Frankokanadier, der 1822 versehentlich eine Kugel in den Magen bekam und der von Arzt William Beaumont chirurgisch versorgt wurde. Nach vielen schlimmen Folgeerscheinungen behielt St. Martin eine Öffnung in der Bauchwand zurück. Alle Versuche, dieses Loch zu schließen, scheiterten, und nach einer langen Genesungsphase kam St. Martin schließlich zu seinem Arzt zurück, der verschiedene Experimente an seinem Verdauungssystem vornahm. Durch dieses kleine Fenster verabreichte Beaumont ihm an einem Faden kleine Stückchen Nahrung, um herauszufinden, wie das Verdauungssystem arbeitet. Bemerkenswert war dabei die Beobachtung, dass St. Martins Stimmungslage seine körperlichen Reaktionen beeinflusste. Wenn St. Martin sich beispielsweise ärgerte, wurde die Nahrung langsamer zerlegt.[108] Sein psychischer Zustand hatte physiologisch unmittelbare Folgen für den Körper.

Die Psyche kann den Körper auf offensichtliche und weniger offensichtliche Weise beeinträchtigen. Angst beeinflusst viele verschiedene Körpersysteme: das Herz schlägt schneller, die Handflächen beginnen zu schwitzen, uns wird übel oder wir müssen dringend auf Toilette. Solche Beispiele, wie das Gehirn den Körper steuert, haben Sie vermutlich oft genug erlebt, um sie bewusst einordnen zu können. Es gibt aber auch eher unerwartete, weniger offensichtliche Einflüsse des Gehirns. Dass Ihre Verdauung auf Ihre psychische Verfassung reagiert, bekommen Sie vielleicht niemals mit – schließlich hat nicht jeder sein Fenster zum Magen. Auch Symptome im Rahmen einer Krankheit oder einer Behinderung werden über das interozeptive System gefiltert. Da die körperlichen Symptome subjektiv sind, haben auch die Gehirn-an-Körper-Signale eine außergewöhnliche Eigenschaft, denn sie können Symptome jenseits unseres Bewusstseins oder unserer Kontrolle hervorrufen.

Solche Symptome sind medizinisch sehr schwer einzuordnen, und das ist insofern problematisch, als die Medizin gern kategorisiert. Ein klar umrissenes Problem wie ein Beinbruch ist eine offenkundig körperliche Einschränkung. Für Erkrankungen des Gehirns teilt die Medizin in zwei getrennte Kategorien auf: neurologisch und psychiatrisch. Alles, was erkennbar ein strukturelles Problem ist – wie ein Hirntumor oder ein Schlaganfall –, gilt als neurologisch. Was sich nicht eindeutig strukturell erklären lässt, gilt als psychiatrisch. Depressionen oder Psychosen sind meist nicht mit klar ersichtlichen strukturellen Schäden am Gehirn assoziiert und werden daher als psychiatrische Erkrankungen klassifiziert.

Dennoch sind die Trennlinien zwischen körperlicher und psychischer Gesundheit unscharf. Viele Krankheiten, die heute als neurologische Störung gelten (zum Beispiel Epilepsie), wurden einst als psychiatrisch eingestuft. Eigentlich dreht sich dieses ganze Kapitel um körperliche Variablen, die die Psyche beeinflussen. Im Kontext von Krankheiten sind sie noch schwerer zu greifen. So wissen wir, dass Hirnverletzungen, Gehirninfektionen und Demenz (um nur einige strukturelle Probleme zu erwähnen) auch Depressionen, Psychosen und andere psychische Probleme hervorrufen können. Man spricht dann von »organischen« psychiatrischen Erkrankungen.[109] Und auch typisch psychiatrische Erkrankungen (ohne erkennbare strukturelle Beeinträchtigung) gehen mit komplexen Veränderungen der Gehirnfunktion einher.

Aus wissenschaftlicher Sicht kann die verschwommene Abgrenzung zwischen körperlicher und psychischer Gesundheit faszinierend erscheinen. Für Patientinnen und Patienten, deren Krankheiten nicht sauber in die eine oder andere Kategorie passen, hat sie reale Folgen für ihr Leben. In dieser ausgesprochen schwierigen Situation finden sich zum Beispiel diejenigen wieder, deren medizinische Probleme wahrscheinlich auf eine gestörte Gehirn-Körper-Verbindung zurückgeht. Man spricht dann von funktionellen neurologischen Störungen (auf Deutsch entspricht dies laut ICD-10 Kategorien der Somatisierungsstörung wie somatoforme Störung oder somatoforme Funktionsstörung). »Funktionell« ist dabei in Abgrenzung von »strukturell« bedingten neurologischen Störungen zu verstehen; von einer »neurologischen Störung« ist die Rede, weil (bis auf bestimmte Merkmale) große Ähnlichkeit zu anderen neurologischen Störungen besteht.

Es heißt oft, die funktionelle neurologische Störung sei die häufigste Krankheit, von der man nie gehört hat. Im Wartezimmer einer neurologischen Praxis sind etwa 16 Prozent betroffen, und viele andere haben verwandte Symptome.[110] Ich selbst hatte von einer funktionellen neurologischen Störung nie gehört, bis ich kurz nach meinem ersten Examen in einer neuropsychiatrischen Klinik in London hospitierte. Dort traf ich Robert, einen stillen Mann, der wegen einer Lähmung von der Taille abwärts einen Rollstuhl brauchte. Robert litt seit zehn Jahren unter extremen Magenschmerzen, die ihn zu Gastroenterologen geführt hatten, unter starken Schmerzen beim Wasserlassen (ein Fall für die Urologie) und seit zwei Jahren unter partieller Paralyse, was ihn dann in die Neurologie brachte. Aufgrund dieser quälenden Symptomkonstellation hatte er seinen Beruf aufgeben und zu seiner Tochter ziehen müssen und war in seinen Sechzigern ständig medizinischen Untersuchungen unterworfen.

In der Klinik war für Robert ein multidisziplinäres Team zuständig. Die Untersuchungsergebnisse waren komplex. Neurologisch war nach gründlichen körperlichen Untersuchungen davon auszugehen, dass er nicht gelähmt war – dennoch konnte Robert sich nicht rühren, sosehr er sich auch bemühte. Gastroenterologisch schien seinem Magen nichts zu fehlen, aber kein Befund konnte seine häufigen starken Magenschmerzen erklären, die einmal sogar zu einer Operation geführt hatten. Auch urologisch ließ sich keine Ursache für seine Schmerzen beim Wasserlassen finden, doch irgendwann wurde ihm ein Katheter implantiert, um die Schmerzen zu lindern.

Eine funktionelle neurologische Störung ähnelt auf den ersten Blick einer neurologischen Erkrankung (oder mehreren), denn der Patient hat mit Problemen in Bezug auf Sensorik und Bewegung zu kämpfen – Schwäche, Paralyse, Tremor, Krampfanfälle oder Blindheit. Allerdings sind die Untersuchungsergebnisse und die klinischen Symptome inkompatibel mit einer neurologischen Ursache. »Inkompatibel« bedeutet nicht nur, dass alle Aufnahmen oder Tests unauffällig sind, sondern dass die Symptome nicht durch strukturelle Schäden verursacht sein können. Das ist eine sehr wichtige Unterscheidung. Früher kam eine funktionelle neurologische Störung als Diagnose in Betracht, wenn alle neurologischen Tests normal ausfielen (als sogenannte »Ausschlussdiagnose«). Sie kann (und sollte) jedoch durch sorgfältige klinische Vorgehensweise positiv gestellt werden.[111] Zum Beispiel lassen sich bestimmte Reflexmuster untersuchen, die je nach Ursache der

Symptomatik vorliegen oder fehlen sollten. Wenn individuelle Symptome auf eine funktionelle neurologische Störung zurückgehen, fallen diese Reflexmuster anders aus, als wenn ein struktureller Schaden an Gehirn oder Rückenmark vorliegt. Dann kann die Diagnose gestellt werden.

Das Wichtigste, was man über funktionelle Störungen wissen sollte, ist jedoch, dass sie nicht durch aktives Vortäuschen von Symptomen entstehen (das ist ein häufiges Missverständnis). Für die Betroffenen fühlt sich eine funktionelle neurologische Störung nicht merklich anders an, als wären Schwäche, Lähmung, Tremor, Krampfen oder Blindheit neurologisch bedingt. Bei einer funktionellen neurologischen Störung liegt zudem eine andere Hirnaktivität vor, als wenn jemand ein entsprechendes Symptom lediglich vortäuscht.[112] Zudem ist das Krankheitsbild nicht weniger schwer. (Diese Annahme entspringt derselben Form der Stigmatisierung, wie wenn man bei Depressionen sagt, jemand müsse sich einfach nur zusammenreißen.) Für Patienten und Patientinnen mit einer funktionellen Störung ist die Fremdeinschätzung, dass etwas funktionell Bedingtes vorgetäuscht oder zumindest leichter zu überwinden sein könnte, weil ja keine »echte Krankheit« vorliegt, überaus beleidigend und frustrierend. Funktionelle Störungen können leider ebenso ernst sein wie ihr Gegenstück, die strukturellen neurologischen Störungen.

Veränderungen im Gehirn, die mit psychiatrischen Erkrankungen assoziiert sind, könnte man zwar ebenfalls als »funktionell« einstufen, aber das bedeutet nicht, dass funktionelle neurologische Störungen automatisch auf psychische Erkrankungen zurückgehen.[113] Einer der wichtigsten Risikofaktoren für eine funktionelle neurologische Störung ist eine vorherige Verletzung: 37 Prozent der Betroffenen haben vor Einsetzen ihrer Symptome eine Verletzung durch einen Autounfall, einen Sturz oder einen Sportunfall erlitten.[114] Deshalb haben funktionelle neurologische Störungen wahrscheinlich viel mit chronischen Schmerzen gemeinsam, die ebenfalls auf »funktionellen« Veränderungen im Gehirn beruhen können und häufig nach körperlichen Verletzungen einsetzen.

Ein Patient sagte mir einmal, er hielte die Diagnose »funktionelle neurologische Störung« für eine der schwierigsten Diagnosen überhaupt: »Am Ende wird man zwischen Psychiatrie und Neurologie hin- und hergeschoben, weil niemand dich wirklich will oder wirklich etwas für dich tun kann.« (Das stimmt natürlich nicht immer – es gibt ausgezeichnete Ärzte und Ärztinnen und andere Spezialisten wie Physiotherapeutinnen, die funktionelle Störungen nicht nur bereitwillig, sondern oft auch erfolgreich behandeln! Aber die Aussage zeugt von den Widrigkeiten, ein Patient mit einer solchen Diagnose zu sein.)

Funktionelle neurologische Störungen sind ein Beispiel für die Fähigkeit des Gehirns, den Körper substanziell zu verändern. Medizinisch wird mitunter gern der Vergleich gewählt, es läge im Gehirn kein Hardware-Problem vor, sondern ein Software-Problem. »Software«-Eigenschaften des Gehirns, die körperliche Symptome hervorrufen, gehen weit über diese Diagnose hinaus – die funktionelle neurologische Störung ist lediglich ein besonders deutliches Beispiel, weil sie so viele Einschränkungen bewirken kann. Die zuvor schon genannten Beispiele an Gehirn-Körper-Signalen – schwitzige Hände, bevor Sie jemanden um ein Date bitten, Übelkeit vor einer Rede, Harndrang am Morgen der wichtigen Prüfung – sind funktionelle Symptome, die viele schon selbst erlebt haben. Natürlich waren die Hände nicht wirklich zu heiß, der Magen nicht verdorben und die Blase nicht voll, aber es hat sich definitiv so angefühlt, weil sich die Funktion (die Software) des Nervensystems verändert hatte. Zum Glück sind solche Symptome meist vorübergehend und lassen sich auf eine erkennbare Ursache wie Angst zurückführen. Aber was ist, wenn die Symptome nicht wieder weggehen und keiner naheliegenden Ursache zuzuschreiben sind? Dann wird das Gehirn sie eher auf körperliche Veränderungen wie eine Krankheit oder Behinderung schieben.

Wie kommen funktionelle Symptome zustande? Wissenschaftlich ist das nicht abschließend geklärt, darum erkläre ich hier, was ein Teil der Forschenden dazu denkt. Wie die Empfindungen »hungrig« oder »wütend« erwächst auch das Empfinden körperlicher Symptome erstens aus dem körperlichen Istzustand und zweitens aus dem Istzustand des Gehirns. Das gilt für alle körperlichen Symptome, nicht nur für die funktionellen. Noch lange nach der Genesung von einer Verletzung, einer Krankheit oder einer anderen körperlichen Veränderung kann das Gehirn für unangenehme Informationen aus dem Körper deutlich sensibler werden. Es hat gelernt, Dinge, die man sonst gar nicht zur Kenntnis nehmen würde, zu verstärken, um Gefahren zu meiden. Das kann (wie auch andere Erlebnisse) dazu führen, dass das Gehirn unbewusst körperliche Symptome vorhersagt, und diese Vorhersagen können mitunter so stark werden, dass sie die erwarteten Symptome hervorrufen.

Eine solche Verstärkung körperlicher Symptome durch das Gehirn kann von einer lokalen Verletzung (wie einem gebrochenen Knöchel) herrühren, aber auch von generelleren körperlichen Veränderungen. Wenn das Gehirn nach der Genesung von einer akuten Infektion ultrasensibel auf das Immunsystem reagiert – ursprünglich eine Anpassungsleistung, um die Gesundung zu überwachen –, kann es anfangen, Symptome, die auf feineren Signalen des Körpers beruhen und dabei einer Infektion ähneln, zu erwarten, zu verstärken oder auch zu generieren (wobei es auch postinfektiöse Veränderungen von Entzündungssignalen im Körper gibt, darunter Veränderungen an Peripherie und Gehirn, die Symptome hervorrufen). Bei funktionellen Störungen können diverse Erfahrungen, auch frühere und aktuelle körperliche Krankheiten, das Gehirn irgendwann dazu verleiten, bestimmte körperliche Symptome zu überwachen und zu erwarten. Nicht ungewöhnlich sind funktionelle Störungen bei Patienten und Patientinnen mit traditionellen neurologischen Krankheiten wie Multipler Sklerose[115] oder Epilepsie[116]. Bis zu 20 Prozent der Betroffenen mit »funktionellen« Krampfanfällen haben auch Epilepsie, wohingegen rund zwölf Prozent der Epilepsiepatienten funktionelle Krampfanfälle erleiden (funktionelle und epileptische Anfälle sind im Gehirn durch Aufzeichnung der elektrischen Aktivität während eines Anfalls unterscheidbar). Das bedeutet, dass viele Patienten mit traditionell neurologischen Erkrankungen neben den strukturell bedingten Symptomen auch Symptome aufweisen, die auf veränderte Erwartungen und Interpretationen des Gehirns bezüglich körperlicher Signale zurückgehen. Beide Symptomkategorien fühlen sich gleichermaßen real an, gehen im Gehirn jedoch auf unterschiedliche Prozesse zurück.

Das Gehirn muss einen Riesenwust an Empfindungen aus dem Körperinneren interpretieren. Dass es dabei Erwartungen einbezieht, um bestimmte Empfindungen zu verstärken oder zu unterdrücken, ist eigentlich ein nützliches Anpassungsverhalten. Mitunter kann uns dieser Prozess jedoch massiv im Weg stehen.

Sobald wir überlegen: »Ist das Hunger? Müdigkeit? Oder Schmerz?«, prüfen wir die Darstellung, die uns das Gehirn gerade über den Körper vermittelt. Die Antwort auf diese Frage – die Wahrnehmung des eigenen körperlichen Zustands – spiegelt jedoch nicht unmittelbar dessen tatsächlichen Zustand wider. Unser Empfinden wird von vielen subjektiven Faktoren beeinflusst, unter anderem der Sensibilität gegenüber körperlichen Veränderungen und der

Frage, wie genau wir deren Ursachen identifizieren können. Individuell kann es dabei zu Fehlinterpretationen kommen: Nicht jeder Mensch wird »hangry«. Manche neigen eher dazu, körperliche Signale wie Hunger emotional zu interpretieren (als Ärger). Umgekehrt kennen wir alle Frustesser – dieses Verhalten ließe sich als Fehlinterpretation von Gefühlen als körperlichem Zustand deuten: Statt »Ärger« registrieren wir »Hunger«. Ich wage sogar die Spekulation, dass diese Reaktionsweisen sich nicht gegenseitig ausschließen. Vielleicht gibt es Menschen, die ähnliche innere Zustände, die sowohl physiologisch als auch emotional interpretierbar wären, »lauter« wahrnehmen.

Bei psychischen Erkrankungen verändert sich die Wahrnehmung des Körpers (Interozeption)[117] und die Darstellung solcher Signale durch das Gehirn[118]. Einige dieser Veränderungen könnten sogar aus körperlichen Unterschieden wie Hypermobilität (extrem flexible Gelenke) oder Sensibilität gegenüber Haltungsveränderungen erwachsen, die deutlich mit erhöhten Raten an psychischen Erkrankungen assoziiert sind. Menschen mit Hypermobilität sind unter Panikpatienten bis zu 16-fach überrepräsentiert.[119] Die Medizinerin Jessica Eccles hat Hypermobilität gründlich erforscht und die Theorie aufgestellt, dass der Körper aufgrund von Unterschieden im Bindegewebe (als Ursache für die erhöhte Flexibilität der Gelenke) auf physische Belastung anders reagiert, was die Interozeption beeinträchtigt und potenziell über anatomische Veränderungen bis in Hirnregionen wie die Amygdala vordringt.[120] Deshalb könnten Menschen mit bestimmten Körpererfahrungen anfälliger für psychische Probleme sein. Unterschiede bei den Signalen aus dem Körper und in deren Interpretation durch das Gehirn könnten unsere Einschätzung der eigenen psychischen Gesundheit unabhängig und kollektiv beeinflussen.

Meiner Ansicht nach sind psychische Erkrankungen oft auch körperliche Erkrankungen: Sie können körperliche Symptome hervorrufen (Müdigkeit, Schmerzen, Veränderung von Appetit und sexuellem Antrieb) und umgekehrt durch körperliche Veränderungen (zum Beispiel im Immunsystem) oder andere Veränderungen in der wechselseitigen Beziehung zwischen Körper und Gehirn entstehen. Deshalb erscheint es überlegenswert, Gesundheit anzustreben, indem man Aspekte dieser »Innenwelt« über entzündungshemmende Medikamente, Ernährung und Sport verändert. Allerdings ist die individuelle Körper-Hirn-Beziehung ebenso persönlich wie Vorlieben und Abneigungen, Wünsche und Belohnungen, und solche Unterschiede in den Schaltkreisen zwischen Körper und Gehirn können zu völlig unterschiedlichen Ergebnissen führen. Die Wunderdiät für den einen kann eine andere Person in Gefahr bringen (darauf gehe ich später noch ein).

Erwartungen im Gehirn können Schmerz, Lust und sogar die Körperphysiologie verändern. Aber diese Erwartungen sind nicht angeboren, sondern durch lebenslange Erfahrungen erlernt. Das Gehirn befindet sich in einem beständigen Zyklus von Beobachtungen und Updates, über die es seine Vorhersagen neu kalibriert, damit sie möglichst nützlich sind. Das unterstützt die Auswertung einer mehrdeutigen, unsicheren Welt und maximiert die Überlebenschancen. Im nächsten Kapitel tauchen wir in diesen Lernprozess ein, in dem das Molekül Dopamin großen Einfluss auf unser Lernverhalten hat.

3. Unsere Erwartungshaltung: Alles gut!

Das Gehirn ist sehr lernbereit, aber am wichtigsten ist ihm vermutlich unser Überleben. Wenn wir uns überlebenswichtige Ressourcen aneignen – Essen, Geld oder abstraktere Belohnungen wie erfreuliche Erfahrungen –, lernt das Gehirn schnell, diese Erfahrungen zu wiederholen. Es lernt, welche Umstände zu Belohnungen führen und was es tun muss, um dorthin zu gelangen. Bei entgegengesetzten Erfahrungen – Schmerz, Hunger, soziale Zurückweisung – muss das Gehirn lernen, das zu meiden, was diese unangenehmen Ergebnisse verursacht hat.

Diese Lernmechanismen sind für das psychische Gleichgewicht von großer Bedeutung. Dass eine Erfahrung wie chronische Schmerzen auf denselben Lernmechanismus zurückgehen kann, der uns ursprünglich das Überleben sichern sollte, ist leicht nachvollziehbar. Wenn wir uns verletzen, signalisieren die Nozizeptoren dem Gehirn über das Rückenmark Schmerz, wann immer wir etwas Bestimmtes tun. So lernt das Gehirn schnell, welche Handlungen Schmerzen nach sich ziehen und wie man das vermeidet. Um die Aussicht auf Schmerz zu verringern, beginnt es, Schmerzen durch bestimmte Handlungen zu antizipieren, noch ehe wir diese ausführen. So kann selbst eine abgeheilte Verletzung im Gehirn erlernten Schmerz auslösen, ohne dass die Nozizeptoren überhaupt gefunkt haben, und trägt damit zu chronischen Schmerzen bei. Ein ähnlicher Prozess könnte Angst zugrunde liegen: Das Gehirn hat gelernt, welche Aktionen es meiden sollte, und erwartet (oder übertreibt) negative psychische Folgen, wenn wir diese Aktion trotzdem ausführen.

Selbst abstrakte Langzeitbelohnungen, von denen wir uns allgemeines Wohlbefinden versprechen (zum Beispiel dauerhafte Beziehungen oder sichere Wohnverhältnisse), beruhen auf Lernprozessen im Gehirn. Diese komplexeren Belohnungen und Bestrafungen werden von demselben System verarbeitet, das unser Überleben unterstützen soll und dazu geschaffen ist, Nahrung zu beschaffen und Raubtieren aus dem Weg zu gehen.

Konkret zu wissen, wie das Gehirn etwas über gute und schlechte Dinge in der Welt lernt, könnte uns zu besserer psychischer Gesundheit verhelfen, und die Wissenschaft entdeckt auf diesem Gebiet zunehmend neue, intelligente Behandlungsansätze für psychische Erkrankungen.

Die Geschichte, von der ich an dieser Stelle erzählen möchte, begann vor Jahrzehnten mit einem Experiment an Affen, das unser Wissen darüber, wie das Gehirn lernt, revolutionierte.

Vorhersagefehler

Wie lernt unser Gehirn etwas über die Welt? Am Lernen sind viele Hirnregionen und chemische Verbindungen beteiligt, aber eine biologische Botschaft ist besonders wichtig. Diese Botschaft ist der Vorhersagefehler: Sein Signal zeigt an, dass die Vorhersagen des Gehirns falsch waren, und fordert das Gehirn auf, dazuzulernen und seine Erwartungen zu aktualisieren, um besser für die Zukunft gewappnet zu sein.

Vorhersagefehler erleben wir jeden Tag. Wenn Sie seit Monaten einen bestimmten Kaffee in einem bestimmten Geschäft kaufen, haben Sie schon vor dem ersten Schluck eine klare Vorstellung von dem bevorstehenden Geschmackserlebnis. Schmeckt er eines Tages noch besser als gewohnt, so reagieren Sie überrascht – das wäre ein »positiver Vorhersagefehler«. Das Gehirn aktualisiert daraufhin die Belohnungserwartung an den nächsten Kaffee, also wie köstlich er schmecken sollte. Schmeckt der Kaffee umgekehrt eines Tages schlechter als gewohnt, so sind Sie ebenfalls überrascht – das wäre ein »negativer Vorhersagefehler«. Ein negativer Vorhersagefehler senkt die Belohnungserwartung an den nächsten Kaffee. Vielleicht sind Sie nach einem solchen Erlebnis etwas misstrauischer gegenüber Ihrem Lieblingsladen und wählen eine andere Sorte oder kaufen keinen Kaffee mehr. Oder Sie kommen zu einem ganz anderen Schluss und halten für völlig unvorhersehbar, ob Kaffee richtig gut schmeckt oder nicht. Eine (positive oder negative) Überraschung und das, was wir daraus folgern, ist also eine wichtige Quelle für Erwartungen und deren Einfluss auf das eigene Verhalten.

Kaffeegenuss war jetzt ein sehr schlichtes Beispiel, doch das Leben hält metaphorisch gesehen viel »Kaffee« besserer und schlechterer Qualität bereit. Unsere Instinkte und Vorlieben stützen sich auf Lernen durch Vorhersagefehler. Wo Nahrung, Sicherheit, Unterstützung und andere überlebenswichtige Dinge zu finden sind, lernen wir erst einmal über positive Vorhersagefehler. Zugleich nutzen wir negative Vorhersagefehler, um zu lernen, was wir meiden sollten. Schmerz oder Krankheit provozieren neue Vorhersagefehler zur Ursache dieses Unwohlseins und tragen dazu bei, diese Ursache in Zukunft vorherzusehen und zu vermeiden. Inwiefern wir aus Erfahrung klug werden und ob wir nach positiven oder negativen Vorhersagefehlern unsere Erwartungen anpassen, ist individuell unterschiedlich. Zum Beispiel reagieren manche Menschen sensibler auf positive Vorhersagefehler als auf negative oder auch umgekehrt. Kumulativ führen solche kleinen Unterschiede über viele Jahre des Lernens dazu, eher bessere oder eher schlechtere Ergebnisse zu erwarten, und das Gehirn bastelt daraus eine grundsätzliche Vorstellung von der Welt als gutem oder schlechtem Ort.

Positive oder negative Vorhersagen zu Belohnungen hängen im Gehirn vor allem mit dem Dopaminsystem zusammen. Vielleicht kennen Sie Dopamin als eine Art Glückshormon, aber das ist keine passende Beschreibung (wenn es etwas im Gehirn gibt, das als »Glückssubstanz« infrage kommt, dann wäre das eher ein endogenes Opioid). Dennoch spielt Dopamin eine wichtige Rolle für Prozesse, die mit psychischer Gesundheit zu tun haben, wenn auch über einen anderen Zugang. Einer dieser Zugänge ist die Fähigkeit, etwas über gute und schlechte Dinge in der Welt zu lernen.

Die zentrale Bedeutung von Dopamin für das Lernen wurde Ende der 1990er Jahre von Wolfram Schultz, Read Montague, Terry Sejnowski und Peter Dayan entdeckt. Sie zeichneten die Aktivität von Hirnzellen in dopaminreichen Regionen von Affenhirnen auf, während die Affen Belohnungen in Form von Fruchtsafttropfen erhielten.

Zu Beginn des Experiments erhielten die Affen hin und wieder einen Tropfen Saft (eine unerwartete Belohnung, also ein positiver Vorhersagefehler). Daraufhin wurden ihre Dopaminzellen aktiver als bisher. Aber die Wissenschaftler hatten in ihr Experiment ein zusätzliches Element einbezogen. Jeder Tropfen Saft wurden den Affen nämlich kurz durch einen Lichtblitz angekündigt. Durch exaktes Timing von Licht und Saftverabreichung konditionierte man die Affen darauf, beim Aufblitzen Saft zu erwarten. Das ist eine klassische Konditionierung (Pawlowsche), mit der schon Iwan Pawlow bei seinen Hunden auf den Klang einer Glocke Speichelfluss auslöste.

Immer wieder erlebten die Affen die Abfolge »Blitz, dann Saft; Blitz, dann Saft«. Dabei zeigte sich mit der Zeit, dass die Dopaminzellen der Affen das Timing ihrer Aktivität veränderten. Anfangs hatten sie gefeuert, wenn die Affen die überraschende Belohnung erhielten. Als der Saft mit der Zeit weniger überraschend kam, feuerten die Zellen beim Geschmack des Safts nicht mehr. Der positive Vorhersagefehler auf Saft trat nicht mehr ein, weil der Saft vorhersehbar eintraf. Diese Vorhersehbarkeit hielt die Dopaminzellen jedoch keineswegs vom Feuern ab, sondern veränderte nur den Zeitpunkt ihrer Aktivität. Nachdem die Affen gelernt hatten, dass der Blitz den Saft ankündigte, feuerten die Dopaminzellen, wenn das Licht aufblitzte. Der Blitz besagte, dass eine Belohnung bevorstand – wenn die Affen ihn sahen, wussten sie, dass Saft im Anmarsch war.

Zu Beginn hatte das Dopamin also eine überraschende Belohnung signalisiert (Saft!). Doch sobald eine Belohnung nicht mehr überrascht, sondern absehbar ist, zeigt Dopamin die Belohnungsankündigung an und signalisiert die Belohnungserwartung (den Lichtblitz), nicht die Belohnung selbst. Dopamin dient dem Gehirn als biologisches Lernsignal. Das bedeutet, dass die Dopaminzellen selbst eine Belohnung (Saft) erwarten, wann immer das Licht auftaucht. Und es bedeutet, dass sie die Verbindung zwischen Licht und Saft »lernen«.

Diese Aktionen der Dopaminzellen verraten uns, wo im Gehirn Erwartungen entstehen. In der Realität kann auch nach dem Erlernen einer vorhersehbaren Assoziation etwas Überraschendes geschehen – das erwartete positive Ergebnis bleibt aus, und beim nächsten Besuch bekommen wir grässlichen Kaffee. Im Falle der Affen wurde dies ebenfalls ausprobiert. Nach reichlich Saft folgte eine negative Überraschung, denn nach dem Lichtblitz blieb der Saft aus. Als dies geschah, ließ die Aktivität der aufgezeichneten Dopaminzellen genau in dem Moment nach, als der Saft hätte kommen sollen.

So signalisierten sie den negativen Vorhersagefehler, eine unerwartete Enttäuschung. Wie positive Überraschungen erzeugt Enttäuschung ein neues Lernsignal, das sich durch reduziertes Feuern der Dopaminzellen auszeichnet. Mit der Zeit kann dieses neue, negative Signal die ursprünglich positive Assoziation außer Kraft setzen und den Affen beibringen, beim Aufblitzen keinen Saft mehr zu erwarten. So verlernen wir positive Assoziationen: Das ist der Coffeeshop, den wir seltener aufsuchen.

Durch Vorhersagefehler lernen wir dazu, sowohl über überraschend Gutes (positiver Vorhersagefehler) als auch über unerwartet Schlechtes (negativer Vorhersagefehler). Beides wird in Dopaminzellen kodiert, die ihre Aktivität dementsprechend steigern oder drosseln. Wenn etwas in Ihrer Umgebung unerwartet besser ausfällt, als Ihr Gehirn es eben noch vorhergesagt hätte, verstärken die Dopaminzellen ihr Feuern und signalisieren so einen Vorhersagefehler. Nach dem Lernen feuern sie, weil sie ein Ereignis erwarten, und zwar bei dem Ereignis, das die Belohnung ankündigt. Das könnte erklären, wie unser Gehirn etwas über die Welt da draußen lernt.

Der Terminus »Vorhersagefehler« stammt ursprünglich aus der Technik. Er wurde daraus entlehnt, weil die Lernfähigkeit der Dopaminzellen an Algorithmen erinnert, die technisch üblicherweise für *Reinforcement Learning* (bestärkendes oder verstärkendes Lernen) verwendet werden. Bestärkendes Lernen ist eine Form der künstlichen Intelligenz, die lernen kann, welche Aktionen angemessen sind, indem sie nur erfährt, ob die vorherigen Aktionen richtig oder falsch waren. (Im Unterschied zu Algorithmen, die darauf programmiert sind, in bestimmten Situationen etwas Bestimmtes zu tun, lernen solche KI-Algorithmen über Feedback.) Diese Lernfähigkeit beruht darauf, dass das Programm einen Parameter vorgibt: Minimiere den Vorhersagefehler, also den Unterschied zwischen dem, was du im nächsten Schritt vorhergesehen hast, und dem, was tatsächlich passiert. So ein Algorithmus trifft zu Beginn Zufallsentscheidungen, überprüft jedoch nach jeder Entscheidung seine Vorhersagefehler und passt die nächste Aktion dementsprechend wieder und wieder an, bis die Vorhersagen und der erwartete Ausgang möglichst gut zusammenpassen. Damit hat er die Aktionen ermittelt, die in dieser Umgebung die geringsten Vorhersagefehler ergeben. Diese Fähigkeit ermöglicht dem Algorithmus, Abfolgen, Spiele, Entscheidungen und andere komplexe, auf Rückkopplung beruhende Verhaltensweisen zu erlernen. Falls das ein bisschen verrückt klingt (als könne so ein Algorithmus lernen, eine Vielzahl menschlicher Aufgaben zu erfüllen, mitunter sogar besser als der Mensch selbst) – doch, so ist es, und das kann er.

Manche Forschende glauben, dass das menschliche Gehirn ebenso funktioniert und Vorhersagefehler minimiert, um das Lernen zu optimieren. Der Neurowissenschaftler Karl Friston hat dies als generelle Theorie zur Hirnfunktion vorgeschlagen – dass das Gehirn das Ziel hätte, langfristig Vorhersagefehler oder Überraschungen zu minimieren, indem es seine Vorhersagen oder seine Aktionen anpasst.* Diese Dopaminzellen scheinen zumindest

* *Predictive Coding siehe Cepelewicz, J.: »Jordana. Sagt unser Gehirn die Zukunft voraus?« Spektrum.de, 22.04.2019. Online verfügbar auf: www.spektrum.de/news/sagt-unser-gehirn-die-zukunft-voraus/1613666. Anm. d. Übersetzerin*

genau dies zu tun. Wenn die Wissenschaftler der Originalstudie einen Algorithmus für Reinforcement Learning einsetzten, konnten sie genau vorhersagen, wann die Dopaminzellen der Affen ihre Aktivität als Reaktion auf Saft (oder dessen Ausbleiben) erhöhen oder verringern würden. »Augenblicklich hatten wir etwas, das die Veränderungen bei der Dopaminausschüttung auf coole Weise erklärte und die Entscheidungen auf Basis des Signals nachvollziehbar machte«, sagte einer der Autoren, Read Montague, Jahre später in einem Interview.[121] Ein paar Jahre darauf ließ sich derselbe Effekt in einem Experiment von John O'Doherty, Peter Dayan, Karl Friston, Hugo Critchley und Ray Dolan an menschlichen Gehirnen nachweisen (mittels fMRT): vor dem Lernen Vorhersagefehlersignale bei unerwarteter Belohnung (schmackhafter Saft), dann Verlagerung der Signale auf die Ankündigung, sobald die Probanden gelernt hatten, Saft zu erwarten.[122] Auch menschliche Dopaminzellen können also lernen, indem sie ihre Aktivität an wichtige Informationen aus der Umwelt anpassen und entsprechende Erwartungen aufbauen.

Menschen reagieren auf Belohnung sehr sensibel. Diese Sensibilität bedeutet, dass unser Gehirn aus etwas, das besser ist als erwartet – selbst wenn es nur ein klein wenig ist –, über Vorhersagefehler lernt und wir unsere Handlungen dann entsprechend anpassen können. Da unser biologisches Überleben von korrekten Vorhersagen bezüglich Nahrung, Wasser, Partnern und so weiter abhängt, könnte man sagen, dass diese Vorhersagesignale die wichtigste Funktion unseres Gehirns darstellen (in der falschen Neurowissenschaftsfraktion kommen hier sehr schnell Einwände von anderen, die der Ansicht sind, dass die wichtigste Funktion des Gehirns darin besteht, wahrzunehmen, die Atmung aufrechtzuerhalten und Bewegung, Schlaf und viele andere wichtige Aktivitäten zu steuern – also nehmen Sie diese Aussage bitte nicht für bare Münze). Dennoch erhalten uns Vorhersagefehler am Leben und untermauern nach Meinung vieler Wissenschaftler unsere Erfahrungen mit positiven und negativen emotionalen Zuständen.

Vorhersagen zum psychischen Wohlergehen

Vorhersagefehler bezüglich Belohnungen sollen unser Überleben unterstützen, damit wir lernen, was uns in der Welt am Leben erhält und was uns gefährlich werden kann. Wenn das Gehirn jedoch übertrieben kleine Vorhersagefehler produziert (was auf einer Fehlkalibrierung im Dopaminsystem beruhen kann), können grundlegende Überlebensinstinkte durcheinandergeraten. Das kann unsere Erwartungen bezüglich der Welt, die Motivation, sich an möglicherweise angenehmen Aktivitäten zu beteiligen, den Appetit oder gar den Lebenswillen beeinträchtigen. Vorhersagefehler könnten jedoch auch auf andere Weise gestört sein. Zum Beispiel können Ihre Belohnungsvorhersagefehler vollkommen normal sein, aber Ihre Vorhersagefehler für negative Ereignisse extrem stark, sodass Sie in erster Linie über negative Ereignisse dazulernen (und natürlich gibt es auch noch kompliziertere Konstellationen). Diese Theorie sagt nichts darüber aus, woher so ein fehlkalibriertes Dopaminsystem stammen könnte, und ist nicht auf Dopamin beschränkt, weil wir inzwischen wissen, dass auch andere Botenstoffe im Gehirn am Lernen von Vorhersagefehlern beteiligt sind. Gestörte Belohnungsvorhersagefehler können auf genetische Unterschiede, negative Stressereignisse oder biologische Veränderungen durch Krankheit zurückgehen – höchstwahrscheinlich auf eine Kombination diverser Faktoren. Unabhängig von seinem Ursprung könnte zudem auch ein Gehirn, das zu wenig aus positiven Erfahrungen lernt, weil es nicht so gut lernen kann, was sich positiv auswirkt, aber sehr prompt und drastisch auf Negatives (also »Bestrafung«) reagiert, ein gemeinsamer Signalweg zu angeknackster psychischer Gesundheit sein.

2014 dachte der Neurowissenschaftler Robb Rutledge über die Rolle von Vorhersagefehlern für die Stimmungslage nach und hatte dazu eine Idee. Er fragte sich, ob ein positiver Vorhersagefehler wie ein unerwartet gutes Geschmackserlebnis (oder bei ihm eine kleine Summe Geld) wohl zu kurzzeitigen Schwankungen im Glücksgefühl führt.

Glück ist bei Affen schwerer zu messen, darum führte er sein Experiment an Menschen durch. Nun stünde zu erwarten, dass Menschen bei einem Experiment, in dem sie kleine Geldsummen gewinnen können und bei dem sie mit der Zeit Vorhersagen aufbauen (wie die Affen mit dem Saft), umso glücklicher sein müssten, je mehr Geld sie gewannen. Das war jedoch nicht der Fall.

Wenn ich Ihnen einen Euro schenken würde – wären Sie dann glücklicher oder weniger glücklich, als wenn ich Ihnen fünf Euro schenken würde? Vom Standpunkt des Vorhersagefehlers aus sollte es davon abhängen, wie viel Sie erwartet haben. Wenn Sie mit fünf Euro rechnen, wäre ein Euro enttäuschend (negativer Vorhersagefehler). Wenn Sie gar kein Geld erwartet hätten, wäre er hingegen eine nette Überraschung.

Bei Robbs Experiment stuften sich die Menschen zu dem Zeitpunkt, zu dem sie mehr als erwartet erhalten hatten, als besonders glücklich ein.[123] Ihr Glücksgefühl stieg an, wenn sie größere positive Vorhersagefehler erlebten, auch wenn diese die Geldmenge insgesamt nicht vermehrten, sondern eher mit der Vermeidung potenzieller Verluste assoziiert waren. Diesen Effekt konnte Robb inzwischen an über 18 000 Menschen weltweit nachweisen, die dieses Experiment auf einer Smartphone-App durchführten. In einem anschließenden Laborexperiment zeigte Robb, dass ein

Medikament, das den Dopaminspiegel erhöht, auch das Glücksgefühl nach kleinen Belohnungen steigert. Das stützt die These, dass der mit Glück assoziierte positive Vorhersagefehler für Belohnung über Dopamin erzeugt wird.[124] Unser momentanes Wohlbefinden registriert also Erfahrungen, die besser sind als erwartet (positive Vorhersagefehler) und mit einer Dopaminausschüttung im Gehirn einhergehen. Damit erscheint naheliegend, dass kurzfristiges Unglücklichsein aus negativen Vorhersagefehlern erwächst, wenn also etwas unerwartet Schlechteres geschieht.

Vielleicht geht es beim Wohlfühlen nicht nur um Entscheidungen mit positivem Ausgang, sondern auch um Risiken: Man probiert etwas Unerwartetes, weil dies zu einem wunderbaren, überraschenden Vorhersagefehler führen könnte. Lernen durch Vorhersagefehler ist ein Schlüsselantrieb für die kurzfristige psychische Gesundheit: erfreuliche Überraschungen bei Vorhersagen, welche Handlungen positiv ausgehen sollten, und die Aktualisierung dieser Vorhersagen, sobald die Statistiken zur Umwelt sich verändern. Jeder dieser Prozesse ist biologisch eigenständig verankert, und vieles davon hängt mit dem Dopaminsystem zusammen. Genau dieser Prozess könnte auch deutlich größere Schwankungen des psychischen Befindens erklären, darunter eine positive Grundeinstellung, unsere psychische Verfassung insgesamt oder auch Erkrankungen wie Depression.

Emotion oder Stimmungslage

Ein dauerhafter Stimmungsumschwung kommt selten durch einen kleinen, unerwarteten Vorhersagefehler zustande, so erfreulich das auch wäre. Die Stimmungslage ist zudem schwerer zu bestimmen als vorübergehende Schwankungen in Glücksumfragen.

Jeder weiß, was es heißt, wenn ich sage, ich hätte gute Laune oder schlechte Laune, aber was ist die »Laune« eigentlich im Gehirn?

Die Stimmung lässt sich von Emotionen abgrenzen: Ich kann zu unterschiedlichen Zeitpunkten desselben Tages gereizt, glücklich oder traurig sein, aber insgesamt an diesem Tag trotzdem eine positive Grundstimmung haben. Die Stimmungslage dauert länger an als Emotionen und hat auch mehr Einfluss. Doch obwohl es sich um unterschiedliche Phänomene handelt, hängen Grundstimmung und Emotionen zusammen. Die Stimmungslage färbt die kurzfristigen Erfahrungen und kann die dabei erlebten Emotionen beeinflussen. Gute Laune kann viele kleine Frustrationen abpuffern, mit denen wir im Alltag konfrontiert sind. Und die meisten von uns dürften schon erlebt haben, dass schlechte Laune genau das Gegenteil vermag.

Psychische Gesundheit bedeutet nicht, keine negativen Emotionen zu erleben. Negative Emotionen sind gesund und normal. Ich verstehe unter psychischer Gesundheit die Fähigkeit, negative Emotionen zu empfinden, aber am Ende immer zu einer vergleichsweise positiven psychischen Verfassung zurückzufinden – eine Rückkehr zu Ausgewogenheit wie bei der körperlichen Homöostase. Psychische Gesundheit ist aktives Gleichgewicht – man reagiert auf negative Vorhersagefehler, unangenehme Reaktionen und andere Stressauslöser, ohne sie zu verallgemeinern und negative Erwartungen zur Welt insgesamt zu entwickeln. Das manifestiert sich unter anderem durch eine positive Grundeinstellung.

Die Sogwirkung der Grundstimmung kann bedeuten, dass bei negativer Stimmungslage (besonders der sehr negativen Stimmungslage, die bei einer Depression häufig vorliegt) auch ein kurzfristig gutes Gefühl angesichts der grundsätzlich depressiven Stimmung sofort wegerklärt wird. Tim Dalgleish, bei dem ich als

Postdoktorandin arbeitete, ist klinischer Psychologe. Er erklärt die Grundstimmung als Attraktor-Zustand: ein stabiles, selbstverstärkendes System. Wenn Sie in einem »Schlechte-Laune-Attraktor-Zustand« sind, werden Sie psychisch trotz vorübergehender Veränderungen Ihrer Emotionen wieder zu dieser Grundstimmung hingezogen. In einem »Gute-Laune-Attraktor-Zustand« hingegen lernen Sie mehr aus den guten Dingen in Ihrer Umgebung. Nehmen wir nun an, es geschähe etwas unerwartet Gutes (eine Beförderung, eine Auszeichnung), dann würde sich diese erstaunlich gute Entwicklung bei positiver Grundstimmung besonders gut anfühlen und diese Stimmungslage verstärken.

Dass die Stimmung sich selbst verstärkt, bedeutet allerdings, dass Sie bei schlechter Grundstimmung in diesem Zustand hängen bleiben können. Bei Krankheitsbildern wie der Depression haben die Betroffenen leicht das Gefühl, ständig in die negative Stimmung zurückgesaugt zu werden, obwohl doch immer wieder Gutes in ihrem Leben geschieht. Bei einer Beförderung denken sie womöglich sofort an die damit verbundene zusätzliche Arbeit oder fragen sich, ob sie das überhaupt verdient hatten. Positive Emotionen werden heruntergespielt oder in mehr Kontext eingebettet, wohingegen negative Ereignisse und Emotionen die vorhandene schlechte Grundstimmung nähren, erhalten und rechtfertigen.

Die grundlegenden Lernmechanismen, die uns Gutes suchen und Schlechtes meiden lassen, könnten bei einer Depression völlig anders aussehen. Eine Erklärung für diesen Unterschied hat mit dem Symptom der Anhedonie zu tun: geringeres Interesse an belohnenden Aktivitäten oder keine Freude mehr daran. Die Annahme, Menschen mit Depressionen könnten grundsätzlich weniger Lust oder Freude empfinden, lässt sich kaum belegen. Entscheidender ist das nachlassende Interesse. In vielen Experimenten war eine gedämpfte, eingeschränkte Erwartung zum Wert einer Belohnung nachweisbar.[125] Nun könnte man meinen, dass eher negative Belohnungserwartungen bei etwas Gutem (wie süßem Fruchtsaft) wegen des größeren Vorhersagefehlers ein noch positiveres Gefühl auslösen müssten (was manchen Daten zufolge sogar stimmt,[126] auch wenn nicht alle Studien dies bestätigen).[127] Aber selbst bei größeren Vorhersagefehlern belegen dieselben Studien, dass depressive Menschen weniger solcher positiven Ereignisse pro Tag erleben.[128] Fehler bei Belohnungsvorhersagen könnten also bei einer Depression rar gesät sein.

Zu diesem Thema passt die Erkenntnis, dass bei Depressionen ein gedämpftes Suchen nach Belohnungen vorliegt – eine unbewusste Verhaltensänderung, die Betroffene trotz ähnlicher Belohnungserfahrungen davon abhält, sich für das lohnendste Ergebnis zu entscheiden. In diesem Fall funktionieren zwar die Vorhersagefehler, wirken aber weniger als Antrieb für die nachfolgende Aktion. Vielleicht wird ihr Einfluss durch eine andere, höherrangige »Regel« im Gehirn eingeschränkt, die lauten könnte: »Gute Folgen sind unzuverlässig«, und bedeutet, dass sie als Lernanreiz nicht zu hoch gewertet werden sollten. In vielen Studien waren Menschen mit Depressionen nicht so gut in der Lage, etwas Vielversprechendes zu lernen und aktiv umzusetzen.[129] Ein gedämpfter Belohnungswert muss also in irgendeiner Form an ein gestörtes Belohnungslernen gekoppelt sein, um chronische, unnachgiebige schlechte Stimmung zu erzeugen.

Beide Prozesse (Belohnungswert und Lernen) könnten die Belohnungserfahrung im Kreisschluss verstärken: Ein gedämpftes Verlangen nach Belohnungen oder eine gedämpfte Motivation, sich Belohnungen zu verschaffen, könnte dazu führen, dass man wenig Positives erlebt. Gestörtes Belohnungslernen könnte wiederum bedeuten, dass die wenigen erfreulichen Erlebnisse keinen oder kaum Einfluss auf die Hoffnung auf künftige Belohnungen haben. Eine Verschiebung beim motivierten Verhalten verändert demnach die Umgebung, der jemand ausgesetzt ist, und verstärkt und erhält einen Teufelskreis der Verzagtheit, indem sie das komplette System so kippen lässt, dass man weniger aus positiven Erlebnissen lernt (oder diese gar nicht mehr registriert).

Ein Einwand zu dieser Vorstellung lautet, dass die gestörten Belohnungserwartungen unter Umständen nur ein Dominoeffekt der ursprünglich schon schlechten Stimmung sind. Allerdings lassen sich Störungen dieses Prozesses auch bei Menschen mit einer Prädisposition zu Depressionen (die aber gegenwärtig keine Episode haben) beobachten: Ihr Gehirn zeigt gedämpfte Belohnungserwartungen und verstärkte Bestrafungsmuster.[130] Das bedeutet, dass eine gestörte Wertschätzung für Belohnungen sich nicht nur als Folge einer gedrückten Stimmung erklären lässt. Möglicherweise liegt hier ein typisches (von Veränderungen im Belohnungssystem des Gehirns angetriebenes) Merkmal vor, das zur späteren Entwicklung einer Depression prädestiniert.

Aber Vorhersagefehler tragen nicht nur über veränderte Belohnung zu Depressionen bei. Menschen mit Depressionen nehmen negative Ereignisse und Bestrafungen auch intensiver wahr. In einem berühmten Experiment spielten Menschen mit Depressionen ein Spiel namens »Tower of London«, bei dem sie farbige Scheiben zu einem Turm aufschichten sollten, der dem vor ihnen stehenden Modell entsprach. Normalerweise dient dieses Spiel bei Personen mit unterschiedlichen neurologischen Erkrankungen als Test für das Ausmaß ihres Hirnschadens. Im Gegensatz zu Menschen mit bestimmten Hirnverletzungen sind Depressive eigentlich nicht schlechter im Planen. Bei depressiven Menschen leidet die Planungsfähigkeit erst dann, wenn sie anfangen, bei dem Spiel Fehler zu machen. Sobald man ihnen sagt, sie hätten einen

Fehler gemacht, geht die Leistung bei Menschen mit Depression zurück[131] – sie erleben etwas, das als »Katastrophenreaktion auf wahrgenommenes Scheitern« bezeichnet wird.[132]

Und während ein gedämpfter Einfluss des Belohnungsvorhersagefehlers auf das Lernen positive Erwartungen unterdrückt, dürfte ein verstärkter Einfluss negativer Vorhersagefehler (die mit Bestrafung verbunden sind) das Lernen durch negative Ergebnisse verstärken und die Erwartungshaltung auf negative Folgen ausrichten. Das ist nicht gerade hilfreich, weil negative Folgen mitunter nur selten eintreten und nicht zwingend zu einer Verhaltensänderung führen sollten. Stellen Sie sich einen Flugzeugabsturz vor: Ein schreckliches, aber ausgesprochen seltenes negatives Ergebnis, wenn man sich für einen Flug entscheidet. Würden Sie noch einmal fliegen? Immerhin ist Fliegen trotzdem sicherer, als in ein Auto zu steigen. Es könnte sich jedoch für Sie nicht sicherer anfühlen, weil der negative Vorhersagefehler des Flugzeugabsturzes so massiv war, dass er Ihr Lernen und Verhalten verstärken könnte. Und nun stellen Sie sich vor, Ihr Gehirn würde ganz alltägliche unschöne Begebenheiten als größere Vorhersagefehler einstufen. Dann würden Sie daraus übermäßig lernen. Eine Absage in letzter Minute, und zack, Sie verabreden sich längere Zeit mit niemandem mehr. Eine verpatzte Prüfung, und schon glauben Sie, Sie hätten an der Universität nichts zu suchen.

Eine derartige »Katastrophenreaktion auf wahrgenommenes Scheitern« könnte auf Unterschiede in Hirnregionen zurückgehen, die besonders sensibel auf Strafen reagieren. Diese Regionen haben Neuronen, die genau im gegenteiligen Muster funken wie jene Dopaminzellen, die extrem sensibel auf Saftbelohnungen reagieren. Eines dieser bestrafungssensiblen Areale ist die *Habenula.* Die Habenula ist sehr klein, nur halb so groß wie eine

Erbse, aber dennoch spielt sie für unser Leben eine große Rolle. Sobald uns etwas widerfährt, das unangenehmer ist als erwartet, verstärken die Gehirnzellen in der Habenula ihre Signale, um einen strafenden Vorhersagefehler anzuzeigen. Im Gegensatz zur belohnungssensiblen Dopaminreaktion lernen die Zellen in der Habenula, bestrafende Folgen vorherzusehen.[133] Die Habenula feuert deshalb, wenn Hinweise aus der Umgebung eine potenzielle Bestrafung ankündigen. Dieses Signal zur Bestrafungsankündigung ist invers mit den Vorhersagefehlern für Belohnungen verknüpft. Sobald die Habenula anspringt, unterdrückt sie die Aktivität der Belohnungsempfänglichen Dopaminzellen.[134] Dass Aktivität in der Habenula mit einer Blockade der Dopaminzellen gekoppelt ist, hilft uns, unangenehmen Folgen aus dem Weg zu gehen.

Jon Roiser forschte bereits etliche Jahre zur Habenula, als ich am University College London in sein Labor kam. Damals ging er der Frage nach, ob Neuronen in der Habenula bei Menschen mit Depressionen vielleicht zu stark feuern und dadurch potenzielle Strafen übertreiben. In diesem Fall könnte die ungewöhnliche Hyperaktivität die Ursache von »Katastrophenreaktionen bei Scheitern« sein, die bei Depressionen zu beobachten ist. Sie könnte negative Folgen verstärken und über ihre Wirkung auf Belohnungszentren sogar die Motivation, sich Belohnungen zu verschaffen, oder aber die Freude an der Belohnung dämpfen. Tiermodelle ließen vermuten, dass diese Hypothese richtig war, denn etliche Experimente hatten bei Mäusen und Ratten mit depressionsähnlichem Verhalten verstärkte Bestrafungssignale aus der Habenula nachgewiesen.[135]

Zur Überprüfung dieser Hypothese wollte Jon zusammen mit der Postdoktorandin Rebecca Lawson die Habenula-Aktivität bei Menschen mit Depressionen messen. Sie standen sofort vor einem großen Problem. Wie schon erwähnt, können wir beim Menschen ohne hirnchirurgischen Eingriff eigentlich nur über fMRT-Aufnahmen feststellen, wo eine Gehirnaktivität abläuft. Die Habenula ist jedoch so winzig, dass sie mittels MRT kaum darstellbar ist. Also entwickelten Jon und Rebecca zusammen mit einem Physikerteam eine spezielle, auf sie zugeschnittene MRT-Methode, die in der Lage war, die Aktivierung in der Habenula zu erfassen. Dann verabreichten sie einigen Freiwilligen mit und ohne Depressionen während des Scans eine Reihe Elektroschocks, denen Bilder vorausgingen, die den Schock entweder ankündigten oder auch nicht (ähnlich wie die Lichtblitze, die in der Affenstudie Saft ankündigten).

Wie sich herausstellte, ließ sich bei Depressionen ein abweichendes Bestrafungsvorhersagesignal aus der Habenula beobachten. Die Art der Abweichung unterschied sich jedoch komplett von der Hypothese, denn bei depressiven Menschen war das Bestrafungssignal weniger stark.[136] Wer eine Depression hatte, schien den Stromstoß eher wie eine Belohnung zu erwarten. Hinweise auf den bevorstehenden Schock unterdrückten die Habenula-Aktivität bei depressiven Teilnehmenden eher, anstatt sie (wie bei den nicht-depressiven Probanden) zu verstärken.

Wie dieses überraschende Ergebnis zustande kam, wissen wir noch immer nicht. Warum war die Habenula bei einer Depression so inaktiv und signalisierte Strafen zu wenig? Es erscheint kontraintuitiv, doch fehlende Signale vor Bestrafungen könnten der Grund dafür sein, warum jemand mit einer Depression nicht lernen kann, Strafen zu vermeiden – die Bestrafungsvorhersage ist gestört. Das bedeutet nicht etwa, dass die Strafe als weniger unangenehm empfunden wird, sondern lediglich, dass sie das Verhalten anders beeinflusst. Verbessertes Lernen aus Strafen könnte sogar eine Anpassungsleistung sein, und angesichts von zahllosen negativen Ereignissen im Leben ist es eine durchaus nützliche Eigenschaft.*

Wie sensibel ein Gehirn auf Belohnungen oder Strafen reagiert, kann von vielen Faktoren abhängen, aber diese Sensibilität könnte für die psychische Stabilität entscheidend sein. Zum Beispiel könnten stressige Erfahrungen während der Entwicklung beeinflussen, wie ein Gehirn positive und negative Ergebnisse verarbeitet, was wiederum später die Anfälligkeit für Depressionen erhöhen könnte. So etwas erfolgt nicht nur durch Verstärkung der Wirkungen negativer Ereignisse, sondern insbesondere über eine Veränderung der Art und Weise, wie wir aus negativen Ereignissen lernen und wie sie unsere Erwartungen formen (oder auch nicht). Unterschiede im Lernsystem können aber nicht nur eine erhöhte Anfälligkeit für Depressionen und andere psychische Erkrankungen bedeuten, sondern auch Resilienz vermitteln. Resilienz ist die verbreitete Fähigkeit, auch nach größten Schwierigkeiten oder einem schlimmen Trauma keine psychische Störung zu entwickeln. Resilienz wird durch viele Faktoren erzeugt, doch bevorzugtes Lernen aus positiven Folgen und die grundsätzliche Fähigkeit, sich zusammenzureißen und sich von kleinen positiven Erlebnissen bestärken zu lassen sowie aus negativen Ereignissen seine Lehren zu ziehen (und sie nach Möglichkeit künftig zu vermeiden), könnte vor depressiven Episoden schützen. Unabhängig von der Ursache liefern Unterschiede im Belohnungs- und Bestrafungslernen jedenfalls Hinweise darauf, warum manche Menschen Depressionen entwickeln, während andere auch bei ähnli-

---

* *Ein positiver Vorhersagefehler aus diesem Experiment war, dass das Thema der Studie zwar nicht sonderlich romantisch war, ich dabei aber meiner Frau, Rebecca, begegnete, die heute in Cambridge ihr neurowissenschaftliches Labor leitet.*

chem Lebensverlauf, ähnlichen Schwierigkeiten und ähnlichem familiärem Hintergrund resilient bleiben.

Um eins und eins zusammenzuzählen: Wenn Dopamin für das Lernen unverzichtbar ist und Lernen die Grundlage für Stimmungslage und Wohlbefinden ist, ließe sich daraus schließen, dass Resilienz sich über eine Manipulation des Dopaminsystems verbessern ließe. Grundsätzlich ist das richtig. Eine abrupte Erhöhung des Dopaminspiegels im Gehirn führt dazu, dass man sich ziemlich gut fühlt. Zum Beispiel kann eine Amphetamininjektion, die den Dopaminspiegel hochtreibt, euphorisch stimmen. Das hängt unmittelbar mit der Dopaminausschüttung zusammen, denn das Ausmaß der Euphorie verhält sich relativ zur Menge des freigesetzten Dopamins. Doch obwohl Amphetamine kurzfristig bei allen den Dopaminspiegel erhöhen, wirken sie im Gehirn mancher Menschen stärker als bei anderen. Je höher der Dopaminspiegel nach Amphetaminen ansteigt, desto euphorischer fühlt man sich.[137]

Dieser Euphorieschub ist allerdings kurzlebig. Er hebt nicht ernsthaft die Stimmung (im Sinne der längerfristigen Stimmungslage). Irgendwann lässt die Wirkung der Droge nach, und es geht einem mit etwas Pech schlechter als zuvor. Zudem können Drogen, die im Gehirn den Dopaminspiegel anheben, mitunter starke Abhängigkeit hervorrufen und Menschen in die Suchtspirale treiben.*

Im Gegensatz zu einer Droge, die auf das ganze Gehirn wirkt, könnten die biologischen Ursachen dafür, ob jemand besonders

---

* *Interessanterweise gilt eine gedrückte Stimmung schon für sich allein als zentrales Antriebselement für den Suchtzyklus: Einer weithin akzeptierten Theorie zufolge werden Drogen anfangs häufig aus dem Wunsch heraus verwendet, sich dadurch besser zu fühlen. Sobald jetzt die Sucht einsetzt, weicht dieser Wunsch dem Bestreben, die Missstimmung zu lindern, die durch den drogenfreien Zustand erzeugt wird. Vgl. auch Ahmed, S. H. et al., 298–300 (1998).*

empfindlich auf Stress reagiert oder eher stressresilient ist, auf weitaus subtileren zellulären Veränderungen dieser Lernmechanismen beruhen (die je nach Region und Bedingungen größer oder kleiner ausfallen könnten). Bei Tieren wurde dieser komplexe Zusammenhang nachgewiesen: In Studien ließ sich das Dopamin in sehr spezifischen Hirnregionen messen und erhöhen. In einer Testreihe zeigte sich bei Mäusen, die den Stress der sozialen Niederlage erlebt hatten (ein häufiges Tiermodell für Depression), ein verstärktes Feuern der Dopaminzellen. Diese übermäßige Dopaminzellenaktivität wurde durch erhöhten exzitatorischen Strom ausgelöst, einen Mechanismus, der auf Zellebene normalerweise für die Regulierung einer stabilen Aktivität in den Dopaminzellen zuständig ist, bei Erhöhung aber fehlgesteuertes, exzessives Feuern hervorrufen kann. Danach sah man sich die Gehirne der Tiere an, die gegen den Stress einer sozialen Niederlage resilient waren und bei denen ein reduzierter exzitatorischer Strom und normal feuernde Dopaminzellen erwartet wurde. Erstaunlicherweise blieb die Aktivität der Dopaminzellen bei den stressresilienten Mäusen trotz noch stärkerer exzitatorischer Ströme normal. Aus unerfindlichen Gründen war die zelluläre Ursache für die übermäßige Aktivität also weiterhin auffällig, das Feuern selbst hingegen hatte sich normalisiert. Damit stellte sich die Frage, ob erhöhte exzitatorische Ströme vielleicht bis zu einem gewissen Grad destabilisierend wirken, ab einer gewissen Höhe jedoch eine Art homöostatischen Regulierungsmechanismus auslösen, der die Dopaminzellaktivität wieder normalisiert. Um dieser Hypothese nachzugehen, verabreichte man den Mäusen mit depressionsähnlichem Verhalten ein Mittel, das die exzitatorischen Ströme erhöht und noch mehr verstärkt (der verwendete Wirkstoff, Lamotrigin, ist ein bekanntes Antiepileptikum, das auch bei bipolaren Störungen zum Einsatz kommt). Wie erwartet normalisierte das

Mittel kontraintuitiv das Feuern der Dopaminzellen, obwohl die exzitatorischen Ströme erhöht waren, und beseitigte zugleich das depressionsähnliche Verhalten der Mäuse.[138]

Leider lassen sich Medikamente beim Menschen nicht so ultrapräzise verabreichen, dass sie die Gehirnchemie nur in einer Region oder einem Schaltkreis verändern. Deshalb sind vergleichbar exakte Interventionen beim Menschen nicht möglich (obwohl die Wissenschaft natürlich darauf hinarbeitet). Aber solche Tiermodelle zeigen, dass es diverse Methoden geben könnte, um pathologische Hirnveränderungen bei Depressionen zu lindern. Manche können stressbedingte Veränderungen rückgängig machen (zum Beispiel die instabile Dopaminzellaktivität und damit Depressionsverhalten reduzieren[139]), wohingegen andere natürliche Resilienzmechanismen des Gehirns und somit körpereigene Homöostasestrategien nutzen könnten.

Wir sollten dabei im Hinterkopf behalten, dass all diese Experimente zwar auf Unterschiede in den allgemeinen Lernsystemen des Gehirns hindeuten, die tatsächlichen Unterschiede jedoch je nach Studie variieren, nicht immer replizierbar sind und mitunter widersprüchlich erscheinen. Das könnte daran liegen, dass Depressionen durch gestörtes Lernen auf diversen verschiedenen Mechanismen beruhen könnten. Wann immer ich die Unterschiede zwischen zwei Gruppen erwähne (zum Beispiel Menschen mit und ohne Depressionen), gelten diese Aussagen nur für den statistischen Durchschnitt. Aber wer von uns entspricht schon genau dem Durchschnitt? Sie bestimmt nicht.

Zwischen Gehirnen besteht eine enorme Variationsbreite. Selbst innerhalb bestimmter Gruppen (zum Beispiel Menschen mit Depressionen) sind Verhalten und Gehirn sehr unterschiedlich. Das heißt, wenn ich hier eine Gruppe Gehirne beschreibe, die wie X sind, dann gilt das lediglich für manche Leute mit diesen Kriterien, aber nicht für jeden. Und selbst bei den Menschen, auf die meine Aussage zutrifft, gilt sie in unterschiedlichem Maße.

Beim einen kann die Belohnungserwartung stark gedämpft sein, beim nächsten nur leicht und bei der dritten Person gar nicht. Der Durchschnitt führt für das Individuum zwangsläufig zu Vorhersagefehlern. Dieses Problem besteht nicht nur in der Neurowissenschaft, sondern es zieht sich bis auf die Symptomebene durch. Grundsätzlich sind Menschen mit Depressionen trauriger, rechnen weniger mit einem positiven Ergebnis, zeigen Appetitveränderungen, haben Konzentrationsprobleme und so weiter, denn anhand dieser Symptome wird eine Depression diagnostiziert. Für eine Diagnose ist jedoch nur ein Teil dieser Symptome erforderlich, nicht alle. Der Appetit kann also normal sein, aber der Schlaf gestört. Selbst die Stimmungslage kann normal sein, aber dennoch erlebt die depressive Person ausgeprägte Anhedonie. Tatsächlich gibt es 227 denkbare Symptomkombinationen, die zur Diagnose Depression führen würden[140] (wobei manche Kombinationen deutlich häufiger sind als andere). Zwei Personen können den Kriterien einer Depression entsprechen, ohne ein einziges Symptom gemeinsam zu haben!

Diese Aussage gilt für die meisten psychischen Erkrankungen, und das ist auch der Grund, warum Diagnose und Therapie so individuell sind. Dass eine Standardbehandlung zu schwer zu finden ist, überrascht mich nicht, denn es gibt viele Ursachen und Erscheinungsbilder, und deshalb muss es immer zahlreiche Lösungsansätze geben.

In der Medizin ist das schon lange bekannt, doch im Rahmen unserer Forschung hofften wir auf Therapieoptionen, die über eine einzelne Intervention viele Probleme beseitigen können. Leider ist diese Hoffnung nicht aufgegangen. In Bezug auf die Psyche glaube ich kaum, dass es je das eine Zaubermittel gibt, das bei jedem anschlägt. Therapien, die grundsätzlich wirksam sind (im Durchschnitt), können individuell trotzdem versagen. Daher müssen wir noch besser verstehen, welche Prozesse im Gehirn bestimmte Symptome in Gang setzen, und herausfinden, wie wir auf diese Prozesse einwirken können, ob durch Psychotherapie, Medikamente oder andere Methoden. Wir müssen Ansatzpunkte identifizieren, die jeweils die Ursache von krank machendem Stress sein könnten, und wo im Einzelfall bei einem psychisch kranken Menschen der entscheidende Hebel ansetzen kann.

Wir alle scheitern im Leben auf kleinerer oder größerer Ebene. Ich kenne niemanden, der nicht immer wieder scheitert, und ich glaube nicht einmal, dass das gut wäre. Irgendwann steht jeder vor einem Scherbenhaufen. Eine bessere Reaktion auf negative Ereignisse könnte ein Weg sein, psychisch gesund zu bleiben oder gesünder zu werden. Wir können also nicht einfach hier stehen bleiben. Die Wissenschaft muss die vielen Funktionen im Gehirn aufdecken, die psychische Gesundheit erhalten, aber individuell bei einer psychischen Erkrankung vielleicht abweichend funktionieren. Doch selbst bei derselben Diagnose könnte bei einer zweiten Person ein anderer Mechanismus vorliegen. Ehe wir genauer auf Therapieoptionen eingehen, gibt es noch einen Bestandteil psychischer Gesundheit, den ich näher beleuchten möchte. Dieser Punkt wird gern übersehen und in der öffentlichen Debatte über psychische Gesundheit kaum berücksichtigt. In internationalen Umfragen zum Wohlbefinden wird er nicht erhoben, und auch Apps zur psychischen Stabilisierung übergehen ihn. In meinen Augen ist er jedoch absolut elementar, vielleicht derart elementar, dass er bei aktuellen Definitionen von psychischer Gesundheit untergeht.

4. Motivation, Antrieb und das »Wollen«

Wenn man versucht, näher zu definieren, was »psychisch gesund« bedeutet, kommen einem in der Regel erst einmal kurzfristige positive Gefühle in den Sinn, über die wir bereits gesprochen haben, zum Beispiel Lust, Genuss oder Freude (die flüchtige Hedonia gemäß Aristoteles), dauerhafte Lebenszufriedenheit (im Sinne von Eudaimonia) oder eine Kombination dieser beiden Faktoren. Glück oder die Zufriedenheit mit dem Leben misst die Sozialwissenschaft gern anhand von Selbsteinstufungen auf einer Skala (zum Beispiel: »Auf einer Skala von 1 bis 5, wie glücklich sind Sie gerade?«, oder: »Wie zufrieden sind Sie mit Ihrem Leben?«). Dieser Ansatz hat viele Vorzüge und wird von diversen Studien genutzt. Allerdings haben solche subjektiven Einstufungen auch wichtige Grenzen. So könnte das Wort »glücklich« (oder »wohlfühlen« oder »Freude«) für Sie etwas anderes bedeuten als für mich. Wenn wir also beide denselben Fragebogen ausfüllen, könnte unser abweichendes Verständnis für dieses Wort zu einem abweichenden Glückslevel führen, obwohl wir gleichermaßen zufrieden mit unserem Leben sind oder gerade ähnlich viele erfreuliche Momente erleben. Zudem könnte es gewisse grundlegende Bestandteile psychischer Gesundheit geben, die sich in den Fragen zu Ihrer Selbstwahrnehmung nicht gut widerspiegeln. Aus diesem Grund bemühen wir uns in der Neurowissenschaft in vielen der bisher vorgestellten Experimente darum, Verhaltensweisen zu quantifizieren und Entscheidungen und Lernen zu messen, damit wir Messwerte erhalten, die nicht den Unwägbarkeiten der subjektiven Selbsteinstufung unterliegen.

Glücksmomente und Zufriedenheit sind normalerweise das Erste, woran Menschen denken, wenn es um Glücklichsein und Wohlbefinden geht, doch die Quantifizierung von Verhalten kann ein zusätzliches Element herausarbeiten, das in den üblichen Definitionen zumeist übersehen wird. Viele meiner Kolleginnen und Kollegen halten Motivation oder »Antrieb« für eine weitere unverzichtbare Komponente psychischer Gesundheit. Ich habe dieses Konstrukt als »Belohnungssuche« beschrieben, also Verhaltensweisen oder Handlungen, die zu einem positiven Ergebnis führen könnten. Natürlich ist das im Alltag etwas komplizierter, weil Antrieb auch das Abwägen beinhaltet, ob es sich lohnt, für eine mögliche Belohnung oder die Vermeidung einer Strafe Energie aufzuwenden. Es ist zwar wichtig, solche potenziell lohnenden Verhaltensweisen zu identifizieren, aber ebenso wichtig ist der Wunsch oder Antrieb, sich überhaupt auf Belohnungssuche zu begeben.

Dieser Antrieb wird in Fragebögen wie »Wie glücklich sind Sie gerade?« nicht immer gut erfasst, dabei ist er regelmäßig eine notwendige Voraussetzung für Wohlbefinden und in der Folge auch für eine gute psychische Verfassung. Ein bemerkenswerter Aspekt am Glück war für Aristoteles, dass »wir es immer um seiner selbst willen wählen, und nie aus anderen Gründen«. Doch um sich im Leben für etwas zu entscheiden, brauchen wir Motivation, den Wunsch, dem nachzugehen, was wir wollen, und das zu meiden, was wir nicht wollen. Motivation versetzt uns in die Lage, positive Erfahrungen zu suchen und diese zu wiederholen. Bei mangelndem Antrieb werden positive Ereignisse seltener, und Wohlergehen ist schwerer zu erreichen, mitunter gar nicht mehr.

Deshalb ist die Antriebskraft ein entscheidender Aspekt der psychischen Gesundheit. Es ist sehr sinnvoll, diesen Aspekt in Studien zu erheben, denn der Antrieb (oder Trieb) ist ein Grundprinzip tierischen Verhaltens: Alle Tiere entscheiden sich, Dingen nachzugehen, die ein positives Ergebnis bringen könnten (wie Nahrung), und Dinge zu meiden, die unangenehm werden könnten (wie Schmerz). Es hat wichtige Vorteile, lieber den Antrieb zu messen als Selbsteinschätzungen zu Genussmomenten oder Zufriedenheit, denn Antrieb ist ein Verhaltensbaustein des Wohlbefindens und enthält ein Kriterium, das sich objektiv und quantifizierbar messen lässt: Wie sehr ist eine Person bereit, sich anzustrengen, um ein bestimmtes Ergebnis zu erzielen? Antrieb lässt sich leichter vergleichen, und obendrein ist er ein Wohlfühlfaktor, der sich bei Tieren ermitteln lässt, die keinen Fragebogen zu ihrer Gefühlswelt ausfüllen können. Anstatt also indirekte Schlüsse zu ziehen, ob Menschen und Tiere dasselbe fühlen, lässt sich Antriebsverhalten bei beiden messen. Daraus können wir ableiten, dass diesen Verhaltensweisen im Gehirn ähnliche Prozesse zugrunde liegen. Aus wissenschaftlicher Sicht ist die Messung des Antriebs somit ein entscheidender Vorteil. Im Gegensatz zu bisherigen Beschreibungen wie »lustähnlichem« oder »depressionsähnlichem« Verhalten bei Tieren spielt der Mentale-Inferenz-Fehlschluss gemäß Lisa Feldman Barrett beim Antrieb keine Rolle. Nun ist der Antrieb zwar einerseits nachweislich ein grundlegender Aspekt der psychischen Gesundheit, andererseits gibt es einige erhebliche Nachteile, weshalb er kein alleiniger Ersatz für Wohlbefinden, Glück oder Lust sein kann.

Bei einer Konferenz, die ich vor nicht allzu langer Zeit besuchte, hielt eine Person des öffentlichen Lebens (kein Wissenschaftler) eine Rede. Leider hatte man diesen Herrn nicht sonderlich gut über sein Publikum instruiert. Seine Rede enthielt ein paar Sätze zu den Wundern des Gehirns. »Die Neurowissenschaft kann Glück im menschlichen Gehirn elektrisch ein- und ausschalten!«, erklärte er vollmundig. Es war eine neurowissenschaftliche Konferenz, und diese Aussage war sowohl mir als auch den anderen Anwesenden völlig neu. Es passiert häufig, dass die Neurowissenschaft zwar viel Neugier weckt, aber dass gleichzeitig Außenstehende gern mal eine Tierstudie oder ein kleines Experiment zur Kenntnis nehmen und mit der mutigsten Interpretation der Ergebnisse weiterziehen – wobei sie sich mitunter so weit von der Wissenschaft entfernen, dass diese nicht mehr erkennbar ist. Besonders regelmäßig ist das zu beobachten, wenn die Jobbeschreibung mit »Neuro« beginnt, wie Neuroconsultants für Unternehmen oder die »neurolinguistische Programmierung« als Therapie. Vage Aussagen über das Gehirn klingen verführerisch, und wer geschäftstüchtig genug ist, kann Behauptungen mit noch so wackligen Pfeilern der experimentellen Wissenschaft untermauern, die Leute hören trotzdem zu. Seien Sie also lieber misstrauisch, wenn irgendwo »Neuro-Blabla« steht.

Zugegebenermaßen würde ich nur zu gern verkünden, was unser Redner sagte. Wir werden noch darauf zu sprechen kommen, dass in meiner Forschung häufig elektrische Hirnstimulation zum Einsatz kommt, um Verhalten oder psychische Verfassung einschließlich der Stimmungslage zu verändern. Es gibt eine relativ starke Evidenz, dass Elektrostimulation (über etliche

Sitzungen hin!) in manchen Fällen und bei manchen Menschen eine wirksame Behandlungsform für psychische Erkrankungen wie Depression oder Sucht darstellt. Dennoch gibt es meines Wissens im menschlichen Gehirn nicht einmal annähernd so etwas wie einen »Glücksschalter«, den wir über elektrische Hirnstimulation betätigen könnten.

Ich habe nie herausgefunden, worauf der Redner sich dabei bezog (er kam schnell zum eigentlichen Kern seiner Rede, die nur entfernt mit Neurowissenschaft zu tun hatte), aber nach einigem Nachdenken fiel mir eine Studienreihe ein, auf die er vielleicht anspielte und bei der die Neurowissenschaft dem »Knopf« zum An- und Ausschalten von Glück einst erstaunlich nahe kam. Diese Experimente liegen schon über 50 Jahre zurück, doch die damaligen Entdeckungen trugen zur Entstehung der modernen Neurowissenschaften bei. Selbst wenn das Glück dabei angestiegen sein mag, ist die eigentliche Geschichte etwas komplizierter und (seien Sie gewarnt!) auch deutlich düsterer.

1954 unterstand die psychologische Fakultät der McGill University in Kanada der Leitung von Donald Hebb, der inzwischen als einer der einflussreichsten Neurowissenschaftler aller Zeiten gilt. Vielleicht kennen Sie den Begriff der »Neuroplastizität«, der das Konzept beschreibt, dass das Gehirn sich aufgrund seiner Erfahrungen verändert und anpasst. Diese Neuroplastizität ist real (auch wenn das Konzept mitunter für Neuroquatschgeschichten missbraucht wird). Hebbs entdeckte die wahre Neuroplastizität: Wenn ein Neuron kurz nach einem anderen Neuron feuert, stärkt das die Verbindung zwischen diesen beiden Neuronen. Das wiederum bedeutet, dass man das zweite Neuron nach einer gewissen Zeit schon durch Aktivierung des ersten zum Feuern bringt, weil es »gelernt« hat, dass seine Aktivierung mit der von Neuron Nummer eins assoziiert ist. Also feuert es parallel zum assoziierten

Neuron. Im Studium lernen wir für dieses Phänomen den Merksatz »Neuronen, die gemeinsam feuern, verdrahten sich« *(Neurons wire together if they fire together).*

Heutzutage bezeichnet die Neurowissenschaft die Fähigkeit der Zellen, sich anzupassen und zu verändern, als »Hebb'sche Lernregel« oder kurz »Hebb-Regel« (die Benennung eines neuronalen Phänomens nach der Person, die es entdeckt hat, ist ein bisschen wie bei Ärzten, nach denen Krankheitsbilder benannt werden – die Entdeckung kann erheblich berühmter werden als die Person dahinter). Hebb war in der Wissenschaft schon in den 1950ern sehr bekannt. Die zentrale These in seinem sehr einflussreichen Buch *The Organization of Behavior* lautete, dass die Gehirnfunktion unser Verhalten erklären könne. Im 21. Jahrhundert mag uns das selbstverständlich vorkommen, aber noch vor wenigen Jahrzehnten war das nicht der Fall. Es gab heftige Debatten dazu, und die Disziplin der Neurowissenschaft war erst im Entstehen. Erst 1969 wurde die Society for Neuroscience ins Leben gerufen, die heute größte internationale Vereinigung unserer Zunft. In den 1950ern gab es Biologen, von denen einige sich mit Gehirnzellen und den von ihnen übertragenen elektrochemischen Signalen befassten, und irgendwo anders auf dem Campus führten in einer anderen Fakultät Psychologen und Psychologinnen ihre Studien zur Verhaltensforschung durch. Erst die Kombination dieser Fachbereiche, die etwa in Hebbs Ära begann, bescherte uns nicht nur viele Prinzipien der modernen Neurowissenschaft, sondern auch die Ausgangsbasis für alle bisher bekannten größeren Erkenntnisse zur Verankerung der psychischen Gesundheit im Gehirn.

Einer der Wissenschaftler, die Hebbs Buch lasen, war der amerikanische Sozialpsychologe James Olds.[141] Hebbs Theorie zur neuronalen Basis unseres Verhaltens hatte solchen Einfluss auf

Olds, dass er sich prompt um ein Forschungsstipendium in Kanada bewarb, um bei Hebb arbeiten zu können. Bei seiner Ankunft in Montreal wurde er dem jungen Neurophysiologen Peter Milner vorgestellt, der gerade seinen PhD abschloss.* Die beiden waren ein seltsames Paar. Wie die meisten Psychologen seiner Zeit hatte Olds von Neurowissenschaften keine Ahnung. Andererseits hatte er ziemlich radikale, eigene Überlegungen zur Arbeitsweise des Gehirns angestellt, die weitgehend auf einer Kombination aus Bauchgefühl und einer großzügigen Interpretation von Hebbs Buch beruhten. Milner schrieb später über Olds: »Für jemanden, der zu so unbekümmerten und ungerechtfertigten Schlüssen wie in seinem Modell zur Gehirnfunktion in der Lage war, sah ich in der physiologischen Psychologie keine Zukunft.«[142] Aber trotz dieser Unbekümmertheit können unerwartete Begegnungen wie diese in der Wissenschaft echte Erkenntnissprünge bewirken. Zusammen machten dieser Psychologe mit großen Theorien auf der Grundlage eines rudimentären Verständnisses für die Hirnfunktion und der sorgfältige, hervorragend ausgebildete Neurophysiologe eine Entdeckung, die die gesamte Fachrichtung aufmerken ließ.

Während der Forschungen mit Milner lernte Olds, wie man elektrische Sonden tief im Gehirn von Ratten platziert. Dann prüften sie, inwiefern sich das Verhalten der Ratten änderte, wenn sie unterschiedliche Hirnregionen über leichte Stromstöße aktivierten, also die Neuronen künstlich zum Feuern brachten. Der Heilige Gral dieser Studien war die Entdeckung der grundlegendsten Überlebensfunktion: Wie lernen Tiere, welche Handlun-

* *Einen ausgezeichneten Bericht über diese Entdeckung, aus dem viele der hier geschilderten Details beruhen, schrieb Peter Milner 1989 für Neuroscience & Biobehavioral Reviews. Es ist eine brillante Abhandlung, die ich nur dringend empfehlen kann.*

gen sie wiederholen sollten und welche lieber nicht? Im Grunde wollten die beiden herausfinden, wo im Gehirn der fundamentale Belohnungsantrieb entsteht, der uns dazu bringt, positiven Dingen nachzujagen.

Elektroden zu implantieren, erfordert eine sehr sorgfältige chirurgische Vorgehensweise. Olds lernte schnell, war aber nicht der sorgsamste Chirurg. Bei einem seiner frühen Experimente ging etwas schief: Eine seiner Elektroden verrutschte unbemerkt im Rattenhirn und gelangte dabei in eine andere, nicht geplante Region im Bereich der Scheidewand.*

Dass die Elektrode falsch saß, wurde Milner und Olds erst lange nach diesem Experiment bewusst (nämlich erst nach vielen Zeitungsmeldungen über ihre Ergebnisse). Unabhängig davon entdeckten die beiden jedoch, dass sie eine Ratte durch An- und Abschalten dieser Elektrode über einen Labortisch dirigieren konnten. Ihr Verhalten ließ sich kontrollieren, indem sie diesen Bereich mehr stimulierten, wenn sie in die gewünschte Richtung lief. Dieses Ergebnis entspricht dem, was zu erwarten wäre, wenn eine Ratte sich gern stimulieren ließ. Sie wiederholte ein Verhalten (über den Tisch laufen), das zu weiterer Stimulation führte, und vermied Verhalten, das keine Stimulation erfuhr. Olds und Milner waren sicher völlig aus dem Häuschen. Sie stellten die Hypothese auf, dass die Ratten aktiv das Gefühl der Stimulation suchten.

Um zu beweisen, dass dies wirklich so war, wollte Milner den Ratten eine Möglichkeit geben, die Stimulation selbst herbeizuführen. Zu diesem Zweck konstruierten die beiden eine Kiste,

---

* *Später spekulierte Milner, dass dieser Ausrutscher vielleicht daran gelegen hatte, dass Olds nicht lange genug auf die Aushärtung des Dentalzements gewartet hatte, der die exakte Positionierung der Elektroden sicherstellen sollte. Vgl. Milner, P. M., 61–67 (1989).*

in der sich die Ratten wacklig auf die Hinterbeine stellen mussten, um einen Hebel zu erreichen, der die Stimulation erzeugte. Diese Haltung war den Ratten unangenehm, und genau darum ging es. Als Mensch würden Sie sich vielleicht auf die Zehenspitzen stellen, um einen leckeren Keks hoch oben aus dem Regal zu angeln, aber für ein altes Stück Knäckebrot müssten Sie schon sehr hungrig sein. Trotz dieser Hürde sahen Olds und Milner, dass ihre Ratten tatsächlich auf den äußersten Zehenspitzen den Hebel betätigten. Sie hatten also intuitiv richtiggelegen. Allerdings waren sie erfolgreicher als erwartet. Beim Zusehen stellten sie fest, dass die Ratten den Hebel immer und immer wieder drückten. Was auch immer die Stimulation bewirkte, es musste den Ratten gefallen, und zwar sehr, um sie so stark zu einem unangenehmen Verhalten zu verleiten. An diesem Punkt wendeten sie sich an die Presse.

Nachdem Schlagzeilen wie »Wissenschaftler entdecken den Sitz der Lust im Gehirn« durchs ganze Land gegangen waren, begannen jahrelange Studien, um herauszufinden, was diese scheinbar angenehme Stimulation tatsächlich tat. Milner und Olds klassifizierten die Stimulation als »operanten Verstärker«, also etwas, das Tiere motiviert, für etwas (zum Beispiel Nahrung oder Fortpflanzung) Energie aufzuwenden. Aber das ausgelöste Verhalten schien sich von Anfang an von dem für Nahrungssuche oder Partnersuche zu unterscheiden. Zum einen waren die Ratten bereit, den Hebel für ein bisschen Stimulation tagelang eine Stunde lang viele Tausend Mal zu drücken. Sie schienen nicht genug davon zu bekommen. Manchmal betätigten sie den Hebel bis zur Erschöpfung. Zudem waren sie willens, durch einen Käfig zu laufen, dessen Drähte ihnen elektrische Schläge verabreichten, um zu dem Hebel zu gelangen. Und sie waren bereit, eher zu verhungern, als auf die Stimulation zu verzichten. Aber was fühlten sie wirklich?

Und mochten sie die Stimulation? Waren sie »glücklich«, wenn sie diese verspürten?

Das wusste niemand.

Auf die Gefahr hin, mich zu wiederholen, gilt das, was für eine Ratte gilt, nicht unbedingt für den Menschen. Dennoch haben Experimente quer durch das Tierreich bestätigt, dass sich dasselbe Verhaltensmuster, das Olds und Milner bei den Ratten entdeckten, auch bei Goldfischen, Meerschweinchen, Delfinen, Katzen, Hunden, Ziegen und Affen hervorrufen lässt.[143] Zum damaligen Zeitpunkt wollten viele Neurowissenschaftler natürlich unbedingt herausfinden, ob der Ansatz von Olds und Milner auch beim Menschen funktionieren würde.

Wenn mich heute eine Kollegin kontaktieren würde, die der Frage nachgehen möchte, ob die Stimulation vergleichbarer Areale im Menschengehirn ebenso wirken würde, würde Folgendes geschehen: Wir müssten unser Experiment in einem ausführlichen Antrag ethisch begründen und anderen Kollegen, der Fakultätsleitung und mindestens einem unabhängigen Expertengremium für wissenschaftliche Ethik vorlegen. Das würde Monate dauern und könnte abgelehnt werden, ehe wir auch nur den ersten Probanden sähen. (Ich gehe davon aus, dass »Risiko der Todesfolge« ziemlich bald nach »Sehr geehrte Frau Dr. Nord, leider müssen wir Ihnen mitteilen …«, erwähnt würde.) Solche bürokratischen Hürden sorgen aber auch dafür, dass eine Erkenntnis uns nicht derart elektrisiert, dass wir blindlings unseren Forscherdrang über Gesundheit und Sicherheit von Menschen stellen.

In den 1950ern waren Genehmigungen noch etwas leichter bekommen. Einige Jahre nach den ursprünglichen Studien an Ratten berichtete der amerikanische Psychiater Robert Galbraith Heath erstmals von ähnlichen Experimenten an Menschen. Viele davon wurden an vulnerablen Personen durchgeführt, darunter

Menschen mit Gehirnerkrankungen oder Kriminelle. In seinen Versuchen implantierte Galbraith den Testpersonen Elektroden, und sie bekamen – wie die Ratten – einen Schalter, den sie betätigen konnten, wann immer sie eine Stimulation wünschten. »Das Hauptmotiv [für diese Experimente] war therapeutischer Natur«, hieß es in einer der frühesten Meldungen. In der Wissenschaft ist die Hoffnung, Patienten helfen zu können, oft eine starke Motivation. Das galt zweifellos auch für Heath. Aber die meisten von uns können der Aussicht auf eine großartige Entdeckung kaum widerstehen, wenn neue Erkenntnisse greifbar nah scheinen. Heath und sein Team hatten zweifellos auch wissenschaftliche und berufliche Motive, den Sitz der Lust im menschlichen Gehirn zu finden, von dem er und sein Team bald sprachen.[144]

Damit begann eine Reihe experimenteller neurochirurgischer Eingriffe an vulnerablen Menschen, bei denen man ausgehend von der Scheidewand des Gehirns weitere Regionen erforschte (manchen Patienten wurden Dutzende von Elektroden implantiert). Wie sich herausstellte, erzeugte die Stimulation »subjektive Erfahrungen erkennbar angenehmer Natur«.[145] Diese subjektiv lustvollen Erfahrungen waren mitunter etwas unangebracht. So schrieb Heath: »[…] unabhängig von der emotionalen Grundstimmung [des Patienten] und dem aktuellen Gespräch ging die Stimulation damit einher, dass der Patient ein sexuelles Thema aufbrachte, in der Regel mit einem breiten Grinsen.«[146] (Nähere Details zum fraglichen Thema wurden nicht geliefert.) In einem anderen Bericht drückte ein Patient den Knopf, der sein Hirn stimulieren ließ, rund 40-mal pro Minute. Hierzu schrieben die Forscher, es sei »interessant, dass das Angebot eines Tabletts mit appetitlichen Lebensmitteln die Reaktionen nicht unterbrach, obwohl der Proband mehrere Stunden nichts mehr gegessen hatte.«[147] Wirklich interessant.

Vielleicht haben Sie bereits Bedenken zur Stoßrichtung von Heaths Studie, aber warten Sie ab, es wird noch schlimmer. Zwei Patientenberichte stechen aus diesen frühen Meldungen besonders hervor, und beide sind ebenso schreckliche wie tragische Episoden in der Geschichte der Neurowissenschaft und der Psychiatrie. Heath beschreibt sie in der Veröffentlichung *Pleasure and brain activity in man.*[148] Einer der Teilnehmer, Patient B-19, war aufgrund von Cannabisbesitz inhaftiert und erhielt in diesem Zeitraum von Heath Septalstimulierung im Rahmen einer experimentellen Konversionstherapie für seine Homosexualität.[149] Während der Stimulation musste Patient B-19 sexuelle Aktivitäten mit einer Frau ausführen. Das Forscherteam behauptete anschließend, dieser Ansatz sei erfolgreich gewesen und B-19 von seiner sexuellen Vorliebe »geheilt«. Er sei jetzt heterosexuell. In Wahrheit war B-19 derart versessen auf das von der Elektrode erzeugte Gefühl, dass er den Knopf viele Tausend Mal drückte und die Forscher anflehte, ihn bitte noch einmal drücken zu lassen, sobald man ihm die Apparatur wegnahm.

In einem zweiten bekannten Fall litt eine Patientin infolge eines Bandscheibenvorfalls im unteren Rücken an extremen chronischen Schmerzen.[150] Jahrelange Behandlung mit Antidepressiva, Akupunktur, transkutaner Nervenstimulation, Psychotherapie und mehrere Wirbelsäulenoperationen hatten ihr keine Linderung verschafft. Als man ihr versuchsweise eine Elektrode an einem neuen Ort im Gehirn (dem Thalamus) implantierte, ging der Schmerz endlich für mehrere Monate zurück, kehrte allerdings irgendwann wieder. Laut ihrer Familie hatte diese Stimulation jedoch skurrile Nebenwirkungen. Die Schmerzen ließen zwar nach, aber wie B-19 drückte die Patientin den Knopf für ihre Elektrode bald zwanghaft den ganzen Tag hindurch, so oft, dass sie an dem Finger, mit dem sie die Amplitude regeln konnte, ein chronisches Geschwür entwickelte.[151] Vor lauter Drücken wurde sie so inaktiv, dass sie selbst die eigene Körperhygiene vernachlässigte.

Ergebnisse, für deren Erlangung ethisch alle Grenzen überschritten wurden, sind schwer zu interpretieren. Heute wären derartige Experimente nicht mehr zulässig, und selbst damals wurden Bedenken laut.[152] Aus heutiger Sicht (und teilweise auch zur damaligen Zeit) liegen die ethischen Einwände auf der Hand. Das sollte uns jedoch nicht davon ablenken, dass die Ergebnisse auch wissenschaftlich fragwürdig sind. Damals waren das Fachgebiet wie die Öffentlichkeit von der Entdeckung dieser Lustzentren im Gehirn derart begeistert, dass man die ethischen und wissenschaftlichen Mängel ignorierte. Heute hingegen stellt sich die Frage: War Heaths Entdeckung überhaupt das, was er behauptete?

Heath beschrieb die Gefühle von B-19 als angenehm. Seine Patienten hätten auch insgesamt »deutlich positiver auf andere Menschen und ihre Umgebung [reagiert]. Jedes Gespräch drehte sich um erfreuliche Themen.«[153] Aber wo ist der objektive Beweis, dass die Patienten Lust, Genuss oder Freude empfanden? Obwohl dieses Experiment an Menschen ausgeführt wurde, stammte die Antwort aus Heaths Interpretation ihrer Erfahrungen – was nicht die beste Methode zur Datenanalyse ist. Aussagekräftiger wäre es, wenn jede Testperson selbst einstufen dürfte, wie sehr ihr die Stimulation gefiel. So jedoch ist die Evidenz dafür, dass Heaths Patienten und Patientinnen Lust empfanden, nicht viel zuverlässiger als bei den Versuchen an Ratten. In beiden Versuchsanordnungen veränderte die septale Stimulation radikal das Verhalten und war im Einzelfall stärker als Grundbedürfnisse nach Nahrung oder Hygiene. Was die Versuchsperson oder das Versuchstier dabei empfand, war jedoch schwerer zu ermitteln. Bei der Stimulation des Rattenseptums können wir unmöglich wissen, ob die Entscheidung, sich auf die Zehenspitzen zu stellen, um stimuliert zu werden, auch bedeutete, dass dieser Reiz angenehm war – das wäre ein Mentale-Inferenz-Fehlschluss. Selbst Heath könnte diesem Trugschluss erlegen sein, obwohl er mit Menschen arbeitete. Er ging davon aus, dass Testperson B-19 Lust erlebte, weil er ein inständiges Verlangen nach der Stimulation zeigte.

Ich halte es für wahrscheinlicher, dass weder diese Patienten noch die Ratten definitiv Lust verspürten, und stimme darin mit vielen Kollegen und Kolleginnen überein, die sich ausführlich zu diesem Thema geäußert haben. Einer der einflussreichsten unter ihnen, Kent Berridge (unser Experte für hedonische Hotspots), kommentierte die Studien von Heath wie folgt: »Wer sich von den Berichten solcher Personen klare Ausführungen zu exquisitem Genuss erhofft, dürfte eine Enttäuschung erleben. [...] Letztlich ist unklar, ob der Patient je gesagt hat, dass die Stimulation ein angenehmes Gefühl hervorruft. Es wurden keine entzückten Ausrufe geschildert, nicht einmal ein »Hey, das fühlt sich gut an!«[154]

Sie können gern selbst sinnieren, was diese Ratten und Patienten wohl gefühlt haben, denn mit Gewissheit weiß das niemand. Andererseits würde ich argumentieren – und mich dabei Kollegen wie Berridge anschließen –, dass die Evidenz deutlich stärker darauf hinweist, dass die Stimulation dieser Hirnregionen vielmehr jenen oft übersehenen Faktor Motivation oder Antrieb aktiviert. Antriebskraft äußert sich auch ohne subjektive Lust ganz ähnlich wie Glück.

Ratten tolerieren bei septaler Stimulation sogar einen Käfig voller Elektroschocks oder zumindest scheint die Stimulation es wert zu sein, dies zu tolerieren. Menschen akzeptierten dadurch Dinge, die sonst inakzeptabel wären (kein Essen bekommen, Sex mit einer Person, die man nicht anziehend findet). Das Betätigen des Knopfes, das Ausschlagen von Essen, die Bereitschaft, Unangenehmes zu ertragen – das alles deutet darauf hin, dass die Getesteten diese Stimulierung unbedingt wollten. Wollen kann anzeigen, ob etwas ein positiver Wert beigemessen wird. Aber obwohl die Ratten und Menschen die Stimulation wollten, deutet in den Studien nichts ernsthaft darauf hin, dass sie es mochten. Viele Aspekte erscheinen vielmehr unangenehm, und ich würde sie ungern selbst ausprobieren. Diese Unterscheidung zwischen Wollen und Mögen ist sehr wichtig, denn ich halte zwar beide für wichtige Bestandteile der psychischen Gesundheit, aber sie sind im Gehirn deutlich voneinander zu unterscheiden und beruhen auf weitgehend unterschiedlichen Schaltkreisen und Botenstoffen.

Die Antriebskraft ist zwar ein notwendiger Bestandteil unseres Befindens, ruft aber nicht unmittelbar Lust hervor. Weil wir sie jedoch brauchen, um uns lustvolle Dinge zu verschaffen, hängt beides miteinander zusammen. Und Stimulation durch implantierte Elektroden ist keineswegs das einzige Ziel unserer Wünsche. Die Schaltkreise des menschlichen Gehirns sind darauf ausgelegt, verschiedene Dinge zu »wollen«, darunter Wasser, Nahrung oder Sex, also das, was unser Überleben sichert. Jene frühen Experimente auf der Suche nach dem Lustzentrum haben vermutlich etwas ganz anderes entdeckt, nämlich Regionen, die für unser Überleben zuständig sind.

Als ich erstmals etwas von den Experimenten von Olds und Milner hörte, saß ich in einem alten, staubigen Vorlesungssaal in Oxford und lauschte Morten Kringelbach. In jenem Jahr war die Verbreitung einer damals legalen Droge, die meine Freunde als M-CAT bezeichneten und die in der Presse auch als *Meow Meow* (wie das Miauen einer Katze), Meph oder Magic, unübersehbar. Die angeblichen Szenenamen waren in meinem Umfeld kaum gängig, als die ersten Presseartikel das Phänomen aufgriffen, dann aber so einprägsam, dass alle sie bald übernahmen. Die chemische

Bezeichnung der Substanz lautet Mephedron, und es handelt sich um ein Amphetamin (wie Speed).

In meinem Umfeld junger Studierender zeigte Mephedron diverse Wirkungen. Ein Kommilitone fühlte sich derart wirr im Kopf, dass er weinend seine Mutter anrief. Eine Mitstudentin schwor, es hätte ihr eine einmonatige Depression beschert. Eine weitere Kommilitonin ernährte sich zwei Tage nur von Dosenpfirsich, weil ihr »von allem anderen speiübel« wurde. Viele erlebten Bruxismus, eine unangenehme Verkrampfung der Kiefer mit Zähneknirschen. Das eigentlich Bemerkenswerte jedoch war, dass viele Leute die Substanz trotzdem weiter nahmen – trotz Zähneknirschen, Depressionen oder Dosenpfirsichdiät. In dieser Hinsicht erinnerte die Einnahme von Mephedron stark an das Drücken eines Knopfes, der tief in den Belohnungszentren eine elektrische Hirnstimulation auslöst: Es erschien wenig angenehm, vielleicht behauptete das auch niemand, aber etwas daran bewirkte, dass man es trotzdem wollte.

Dieser Vergleich ist übrigens kein Zufall. Elektrostimulation und Mephedron haben biologisch etwas gemeinsam, denn sie wirken über dieselbe chemische Substanz im Gehirn. Und diese Substanz kennen Sie bereits: Es ist der Botenstoff Dopamin. Wenn man Ratten durch implantierte Elektroden stimuliert, aber auch nach dem Konsum von Amphetaminen (wie M-CAT) steigt der Dopaminspiegel an. Aus Kapitel 3 wissen Sie, dass Dopamin ein wichtiger Bestandteil der Lernbiologie ist, weil er unerwartete Belohnungen (Vorhersagefehler) anzeigt, aber auch Hinweisreize, die einer erwarteten Belohnung vorhergehen. Aber Dopamin ist nicht nur zum Lernen da. Es ist zwar nicht die einzige beteiligte Substanz, ist aber doch so wichtig für den aktiven Wunsch nach einer Elektrostimulation, dass bei Ratten, bei denen man eine Elektrode falsch platziert hat (sodass sie keine Dopaminausschüttung auslöst), das unwiderstehliche Verlangen nach Stimulation ausbleibt.[155] Sowohl Elektrostimulation als auch bestimmte Drogen, die eine Dopaminfreisetzung bewirken, können ein extrem starkes »Wollen« auslösen, ohne unbedingt eine angenehme Erfahrung zu bieten. Das unterscheidet sie von den in Kapitel 1 geschilderten Opioiden.

Aber warum ist »Wollen« ein unverzichtbarer Bestandteil des Wohlergehens, wenn es doch nicht unbedingt Freude macht? Dass es im Gehirn Mechanismen gibt, die uns bestimmte Dinge »wollen« lassen, hat seinen Sinn. Zum Beispiel ist es lebenswichtig, dass wir essen und trinken und – aus der Perspektive der Arterhaltung – uns fortpflanzen. Dank der Evolution verfügen wir über Gehirnprozesse, deren Hauptaufgabe es ist, uns zu motivieren, indem sie uns Unbequemlichkeit, Ärger und Mühsal aushalten lässt, um dafür etwas Überlebenswichtiges zu erhalten. Das »Wollen« sagt viel aus über die Dinge, die wir anstreben, selbst wenn diese Dinge unserem Wohlergehen auf den ersten Blick scheinbar schaden. Viele Menschen fühlen sich getrieben, abstrakte Belohnungen zu erlangen, obwohl es sie viel Aufwand kostet und die Erfolgschancen gering sind. Diesen Mechanismus hält das »Wollen« am Laufen. Wer das »Wollen« im Gehirn aktivieren kann (ob durch eine Droge oder durch Elektrostimulation), kann ein so starkes Verlangen erzeugen, dass es alle Bedenken überwiegt, weil es die Überlebensschaltkreise kapert. Mit so einer Elektrode im Gehirn wäre die Stimulation selbst das Wichtigste auf der Welt. Dieses überwältigende Verlangen hält uns normalerweise am Leben.

Sprechen wir also – sicher nicht zum letzten Mal – über Dopamin. Alle Substanzen im Gehirn erfüllen diverse Aufgaben, je nachdem, wann und wo sie freigesetzt werden. Deshalb sollten Sie niemals auf Schlagzeilen hereinfallen wie »Serotonin ist das

Glückshormon« oder »Dopamin ist das wahre Lustmolekül«. Damit Sie die tatsächliche Bandbreite dieser chemischen Stoffe zu schätzen wissen, möchte ich Ihnen von der Entdeckung des Dopamins erzählen, die nichts mit seinem Einfluss auf das Wollen oder das Lernen zu tun hatte. Vielmehr ging es um eine dritte Funktion, nämlich seine Rolle bei der Bewegung. Und das ist eine ganz eigene, faszinierende Entdeckung, die ungefähr zur selben Zeit stattfand wie die Experimente mit den implantierten Elektroden. 1957 stieß der junge schwedische Wissenschaftler Arvid Carlsson in das »heißeste Gebiet der Neuropsychopharmakologie« vor.* Carlsson veröffentlichte ein Experiment zu Dopamin, das anfangs niemand glaubte. Damals galt Dopamin noch nicht als Neurotransmitter, der eigenständig Signale im Gehirn weitergibt, sondern lediglich als Vorstufe für den Neurotransmitter Noradrenalin (eine weitere Rolle von Dopamin). Carlsson und seine Kollegen waren an den Wirkungen von Noradrenalin interessiert und verabreichten Mäusen und Kaninchen ein Mittel, das Parkinsonismus hervorruft. Dieser Begriff beschreibt extreme Bewegungseinschränkungen – die Tiere waren gelähmt und konnten sich nicht mehr rühren. Das Forschungsteam wusste, dass dieser Parkinsonismus durch die Wirkung des Mittels auf einen Neurotransmitter zurückgehen musste, wahrscheinlich Noradrenalin oder auch Serotonin. Diese Hypothese testeten sie zuerst an Noradrenalin und gaben den Kaninchen deshalb ein Mittel, welches das Noradrenalin ansteigen lassen sollte.

Allerdings war das weniger einfach, als es klingt. Man kann nicht einfach reines Serotonin oder Noradrenalin verabreichen

* *Die Neuropsychopharmakologie untersucht, wie Arzneimittel über ihre spezifische Wirkung auf das Gehirn das Verhalten (oder Erleben) beeinflussen. Was die weniger spannenden Gebiete waren, bleibt der Fantasie überlassen.*

und erwarten, dass es auf das Gehirn wirkt. Die sogenannte Blut-Hirn-Schranke schützt das Gehirn vor möglichen Giftstoffen und hindert damit viele chemische Substanzen aus dem Blut am Übergang ins Gehirn. Um diese Barriere zu umgehen, injizierte Carlsson den Tieren die Aminosäure Levodopa (L-DOPA), die erst im Gehirn in Dopamin umgewandelt wird. Danach wird das Dopamin wiederum in Noradrenalin umgewandelt – das war der indirekte Weg, seine Noradrenalinhypothese zu überprüfen. Unter normalen Umständen bezieht der Körper Levodopa aus der Nahrung (zum Beispiel aus Käse, Erdnüssen oder Avocados), aber man kann es auch künstlich erzeugen und verabreichen. Wenn also der Parkinsonismus der Tiere auf einen Noradrenalinmangel zurückging, so müsste Levodopa dies Carlssons Überlegungen zufolge rückgängig machen: Das Gehirn würde Levodopa in Dopamin und dann in Noradrenalin verwandeln und das Defizit ausgleichen. Also fasste er sich ein Herz und injizierte den Tieren das Levodopa.

Zu seinem Erstaunen schien seine Hypothese richtig zu sein. Seine Ratten und Kaninchen wurden durch Levodopa wieder mobil und hellwach. Allerdings stellte er auch einen Irrtum fest, denn ihr Noradrenalinspiegel blieb dabei unverändert. Damit war Noradrenalin eindeutig nicht das Heilmittel für den Parkinsonismus der Tiere. Stattdessen fand man überall in ihren Gehirnen Dopamin, selbst an Orten, wo es zuvor nicht gewesen war. Da dämmerte ihm, was wir heute wissen: Könnte Dopamin selbst ein Neurotransmitter sein und nicht nur eine Vorstufe für Noradrenalin?[156]

Diese Erkenntnis war eine medizinische Revolution. Rund zehn Jahre später nutzte der damals junge Neurologe Oliver Sacks (ja, der berühmte Autor!) Levodopa erneut, dieses Mal zur wundersamen Reaktivierung von Patienten, die seit Jahren an der Europäischen Schlafkrankheit litten und sich weder bewegen noch sprechen konnten. (Der Film *Zeit des Erwachens* von 1990 greift die Arbeit von Sacks auf.) Aber das waren nicht die einzigen Patienten, die von Carlssons Experiment profitierten. Inzwischen konnten ohne Übertreibung Millionen Menschen behandelt werden, weil Carlsson damals Ratten und Kaninchen Levodopa verabreicht hat. Heute wird es bei der Parkinson-Krankheit eingesetzt, einer neurodegenerativen Erkrankung, bei der Dopamin-Neuronen in der *Substantia nigra* im Gehirn verloren gehen – der elegante Name beschreibt, dass diese Substanz wegen des Neuromelanins in Dopamin-Neuronen dunkler erscheint. Wie beim Parkinsonismus bei Tieren kommt es auch bei der Parkinson-Krankheit zu Schwierigkeiten bei der Einleitung von Bewegungen. Es fällt den Erkrankten schwer, gezielte Greifbewegungen auszuführen, zu stehen oder zu sprechen – alles, wobei man eine Bewegung in Gang setzen muss. Dank Carlssons Entdeckung ist Levodopa eine sehr wirksame Behandlungsoption. Wenn das im Gehirn verlorene Dopamin ersetzt wird, können viele Patienten und Patientinnen wieder besser sprechen, gehen und gestikulieren.

Heute wissen wir, dass es im Gehirn etliche Dopaminpfade gibt, die auf unterschiedliche Weise am Verhalten und Erleben beteiligt sind. Zum Beispiel motivieren uns bestimmte lohnende, wünschenswerte Dinge (Nahrung, Geld, Wasser), indem sie einen Pfad des Dopaminsystems ansprechen, der mit einigen Aspekten der Belohnungs- und Bestrafungsverarbeitung zu tun hat. Das Dopamin erhöht in diesem System unter anderem die Motivation oder wie sehr man ein Ergebnis »will« und ist gleichzeitig auch am Belohnungslernen beteiligt. Diese Eigenschaft des Dopamins ist sowohl bei Suchtverhalten als auch bei der Elektrostimulation von Olds und Milners wichtig. Anatomisch haben wir für Bewegungen separate Dopamin-Signalwege, die Carlsson bei seinem Levodopa-Experiment entdeckte. Doch trotz dieser anatomischen Trennung können die meisten Arzneimittel und Drogen die Signalwege beim Menschen nicht vollständig unterscheiden, obwohl es in der Regel Präferenzen gibt (bei Tieren lassen sich diese Substanzen über ausgeklügelte Methoden, die für den Menschen noch nicht möglich sind, sehr selektiv verabreichen). Da wir nicht in der Lage sind, ein Mittel gezielt in bestimmte Signalwege zu schleusen, kann ein Wirkstoff, der Bewegungen erleichtern soll, auch die Belohnungsverarbeitung beeinflussen und umgekehrt. Zugleich sind die Bewegungseinschränkungen bei einer Krankheit, die mit generellem Dopaminverlust einhergeht (wie Parkinson), nur ein Teilaspekt – häufig kommt es auch zu Veränderungen bei der Belohnungsverarbeitung und anderen Aspekten motivierten Verhaltens.

Diese Abweichungen können im Einzelfall ebenso einschränkend sein wie die Bewegungsproblematik. In einem Gespräch mit der Michael J. Fox Foundation beschrieb Stephen Bergenholtz, der an Parkinson erkrankt ist, wie er »jahrelang der Mattigkeit frönte.« Und er stellte die Frage: »Wie klettert man aus diesem Loch, wenn man sich zu absolut gar nichts aufraffen kann?« Wie Stephens Erfahrung zeigt, kann ein Verlust von Dopaminzellen dazu führen, dass manche Parkinson-Patienten ihrem Leben gegenüber völlig teilnahmslos werden und mitunter klinische Kriterien für eine Depression aufweisen. Klinisch wird das, was Stephen erlebte, als Apathie bezeichnet (*a-pathos:* Griechisch für »ohne Leidenschaft«). Neurologisch versteht man unter Apathie Antriebslosigkeit oder mangelnde Motivation für Dinge, die mentale oder physische Anstrengung erfordern. Das klingt ganz ähnlich wie das psychiatrische Symptom der Anhedonie (mangelnde Lust zu oder Antrieb für bisher lohnende Aktivitäten).[157] Apathie und Anhedonie haben gewisse Überlappungen, sind aber nicht dasselbe: Bei Anhedonie geht das Interesse an Aktivitäten verloren, die normalerweise Vergnügen bereiten. Diese Erfahrung kann sehr beunruhigend sein. Bei Apathie geht es um mangelnde Handlungsfähigkeit, es fehlt die Bereitschaft, Dinge zu tun, für die man sich anstrengen müsste. Das ist weniger verstörend und wird eher von Partnern und Bezugspersonen geschildert als von den Patienten selbst.

Apathie als klinisches Symptom der Parkinson-Krankheit wurde erstmals von dem Arzt Édouard Brissaud beschrieben, der Ende des 19. Jahrhunderts an der Salpêtrière arbeitete. Er schrieb, dass Parkinson-Patienten »alles gleichgültig« sei, sie seien »in sich selbst versunken«. Für dieses Phänomen präsentierte Brissaud eine elegante Erklärung. Seiner Ansicht nach handelte es sich dabei um einen inneren Bewegungsmangel, der sich in den äußerlichen Bewegungseinschränkungen der Patienten spiegelte.[158] Eine der schönsten Beschreibungen der Rolle der Bewegung für unsere Kognition stammt von dem legendären Physiologen Charles Sherrington: »Gedanken sind nichts anderes als auf das Gehirn beschränkte Bewegung.«[159]

Mangelnde Motivation oder Antriebskraft betrifft keineswegs alle, die die Parkinson-Krankheit entwickeln, gleichermaßen. Dopamin erfüllt so viele Aufgaben, dass eine apathische Person oft von Levodopa profitiert, weil es gleichzeitig Bewegungen erleichtert (über das motorische System) und Apathie reduziert (über das Belohnungssystem). Leider bedeutet diese Vielfalt an Aufgaben auch, dass ausreichend Dopamin, um sich wieder in Bewegung zu setzen, zu viel Dopamin für den Belohnungspfad liefern könnte oder umgekehrt. Ein kleiner Teil der Parkinson-Patienten, die Levodopa erhalten, entwickelt Nebenwirkungen in Form von Störungen der Impulskontrolle. Unter dem Einfluss von Levodopa könnte eine Person das gesamte Konto leerräumen und die Familie in Schulden stürzen, obwohl sie nie Interesse an Glücksspielen hatte. Jemand anders könnte hypersexuell reagieren und mehr Interesse an sexueller Aktivität zeigen denn je. Wieder andere könnten Essattacken oder andere impulsive Gewohnheiten entwickeln. Diese unerwünschten Wirkungen können für die Patienten und ihre Familien desaströs sein.

Das Risiko für eine gestörte Impulskontrolle ist jedoch nicht immer gleichermaßen hoch. Die meisten Menschen reagieren unter Levodopa etwas impulsiver, aber nicht so sehr, dass man von einer Störung sprechen würde (wie bei Kaufrausch, Hypersexualität, pathologischem Glücksspiel oder Essattacken).[160] Wie bei der Empfänglichkeit für chronische Schmerzen, Depressionen und viele andere Krankheiten kann die persönliche Neurobiologie zu einer Impulskontrollstörung prädisponieren, die allerdings ohne die Einnahme von Levodopa nie zum Tragen kommen würde. Neurobiologie ist kein Schicksal, kann aber den Arm des Schicksals steuern.

Wenn Sie heute Levodopa bekämen – würden Sie zu den wenigen gehören, die Probleme mit der Impulskontrolle bekommen? Zum Glück ist die Parkinson-Krankheit verhältnismäßig selten, weshalb die Chance besteht, es niemals zu erfahren. Gewisse Drogen, die das Dopaminsystem verändern (zum Beispiel Mephedron), sind weniger selten und können ebenfalls unerwünschte Effekte wie zwanghaften Drogenkonsum (also Abhängigkeit) erzeugen. Die meisten Menschen hatten irgendwann einmal mit einem Suchtmittel Kontakt, das im Gehirn zu Dopaminausschüttung führt, darunter Alkohol, Nikotin, Cannabis, Heroin, Amphetamine und Kokain. Sie alle lösen in den »Wollen«-Regionen des Gehirns eine Dopaminausschüttung aus (und haben deshalb ihr spezielles Suchtpotenzial). Wie bei Levodopa werden die meisten Menschen nicht gleich abhängig, wenn sie eine oder mehrere dieser Drogen probieren. Doch genau wie bei Störungen der Impulskontrolle reagieren manche von uns besonders empfindlich auf Unregelmäßigkeiten ihres Dopaminsystems.

Zu der Frage, warum manche Menschen unter dem Einfluss von Levodopa eher eine Impulskontrollstörung erleben oder aber im Kontext von schwindenden Dopaminzellen apathisch werden, gibt es verschiedene Theorien. Verführerisch erscheint die Erklärung, dass Menschen, die zu Apathie neigen, und Menschen, die Probleme mit der Impulskontrolle bekommen, zwei Enden eines »Wollensspektrums« besetzen, das auf Dopaminunterschieden im Gehirn beruht. Vielleicht lassen dopaminvermittelte Belohnungsprojektionen manche Menschen unter normalen Umständen (ohne Medikation) impulsiver auf bestimmte Belohnungen reagieren. Sie »wollen« diese Dinge besonders intensiv – ob kaufen, essen oder etwas anderes. Wenn diese natürlichen Abweichungen unter Levodopa verstärkt werden, würde die durch das Medikament gesteigerte Impulsivität sich bei diesen Personen besonders stark auswirken. Im Gegensatz hierzu liefe eine Person am anderen Ende des Spektrums, deren Dopaminbelohnungssystem weniger auf Dopamin anspricht, eher Gefahr, apathisch zu reagieren oder eine Depression zu entwickeln. Leider kann diese hübsche Erklärung nicht völlig korrekt sein. Zum Beispiel erklärt sie nicht, warum viele Parkinson-Patienten sowohl Apathie als auch eine gestörte Impulskontrolle aufweisen.[161] Die Sache muss also komplizierter sein, und das ist sie auch.

Dopamin wirkt nämlich nicht allein für sich, sondern im Zusammenspiel mit einer breiten Palette an Neurotransmittern wie Noradrenalin, Serotonin, Glutamat, körpereigenen Opioiden, Oxytocin und vielen anderen. Aus diesem Grund ist die ganze Geschichte nicht einfach. (Und wenn es doch so klingt, ist es wahrscheinlich Neuro-Blabla.) Diese Neurotransmitter vermitteln ihre

Signale im gesamten Gehirn und haben damit Einfluss auf Gedanken und Bewegung, Stimmung und Schlaf, Gefühl und alle erdenklichen Erfahrungen. Dennoch kann ihre Auswirkung auf unser Leben von einer Vielzahl anderer Faktoren abhängen, darunter frühere Erlebnisse, die das Gehirn, unsere Umgebung und unsere Gene beeinflusst haben. Manchmal geben Neurotransmitter Hinweise auf ihre Rolle, aber diese Hinweise zu enträtseln, dauert Jahre, und darum debattieren wir bis heute darüber, was jene Patienten mit implantierten, stimulierenden Elektroden im Gehirn wirklich empfunden haben mögen, als sie auf ihre Knöpfe drückten.

Die Antriebskraft gehört nicht zur Glücksdefinition von Aristoteles, denn sie ist weder Lust (hedonia) noch Zufriedenheit mit dem Leben (eudaimonia). Daher taucht sie in den meisten modernen Konzeptionen zu Wohlbefinden oder psychischer Gesundheit nicht auf. Ich halte den Antrieb jedoch für unverzichtbar. Bei Antriebslosigkeit sind wir nicht mehr in der Lage, den positiven Dingen im Leben nachzujagen. Wenn wir das, was gut für uns ist, nicht mehr aktiv anstreben (und selbst wenn es nur um flüchtige Glücksmomente geht), hat dies weitreichende Auswirkungen auf die Psyche. Umgekehrt sind mit einem übertriebenen Antrieb andere negative Verhaltensweisen wie Drogenabhängigkeit, Hypersexualität oder Spielsucht verbunden. Offenbar brauchen alle Säugetiere ein ausgewogenes Verhältnis zwischen der Sicherheit der völlig losgelösten Apathie und dem gewohnheitsmäßigen übertriebenen Konsum von etwas, das unser Gehirn unbedingt will.

In diesem Kapitel ging es um den Antrieb als ebenso überraschendem wie unverzichtbarem Bestandteil der psychischen Gesundheit. Aus den subjektiven Berichten von Menschen mit implantierten Stimulatoren wissen wir jedoch, dass Antrieb zwar notwendig ist, aber allein nicht ausreicht, um psychisch gesund zu sein. Das subjektive Empfinden psychischer Stabilität wird auch von den eigenen Erwartungen, früheren Erfahrungen und den Organsystemen im ganzen Körper beeinflusst. Alle wirksamen Behandlungen für die Psyche haben eines gemeinsam: Für eine Wirkung müssen sie unsere subjektiven Erwartungen und das Erleben ändern.

In Teil 2 dieses Buches geht es um die Frage, wie sich die Psyche unterstützen lässt: Was wirkt – und warum? Aber wie in Teil 1 bleibt eine Botschaft dieselbe: Genau wie psychische Erkrankungen viele Ursachen haben können, gibt es auch viele Wege zur Besserung. Und es ist keineswegs egal, welchen Weg man beschreitet, denn sie müssen immer unmittelbar dem jeweiligen biologischen Zustand des individuellen Gehirns entsprechen. Viele Unterschiede bei der Suche nach dem, »was wirkt«, könnten auf im eigenen Gehirn abgespeicherten Vorhersagen beruhen, auf bewussten und unbewussten Erwartungen, die auf jahrelangem Lernen beruhen. Ob jemand erwartet, dass eine bestimmte Veränderung wirkt (oder nicht), kann die Wirkung »echter« körperlicher oder psychologischer Behandlungen verstärken oder abschwächen – und kann uns auch felsenfest von der Wirkung eines Placebos überzeugen.

Teil 2

Her mit dem psychischen Gleichgewicht:

Wie wir das Gehirn aktiv unterstützen können

5. Placebos und Nocebos

Das Royal London Hospital for Integrated Medicine liegt gegenüber der neurowissenschaftlichen Fakultät, an der ich promoviert habe. Es wurde 1849 gegründet und war einst das London Homoeopathic Hospital. Umgangssprachlich trägt es diese Bezeichnung bis heute, und ich verbrachte meine Mittagspausen oft auf dem davor gelegenen Queen Square. Wie in vielen medizinischen Einrichtungen am Queen Square herrscht dort ein ständiges Kommen und Gehen von teilweise Schwerkranken, die eine Behandlung brauchen, und man kommt sich leicht wie ein Glückspilz vor, wenn man einfach nur der Arbeit halber dort sitzt und nicht wegen einer gefährlichen Krankheit. Eines Tages traf ich dort eine Frau, die ich noch aus dem Studium kannte. Sie war auf dem Weg zum Homoeopathic Hospital, und wir kamen ins Gespräch. Diese Frau hatte viele Jahre unter einer schweren chronischen Atemwegserkrankung gelitten. Mehrere invasive Eingriffe und andere Behandlungsansätze hatten kaum geholfen. Als eine Freundin ihr riet, es doch einmal mit Homöopathie zu probieren, sagte sie sich: Warum nicht? Sie suchte verschiedene Abteilungen dieser Klinik auf, und entgegen ihren Erwartungen gingen ihre chronischen Symptome langsam, aber sicher zurück. Erst konnte sie es kaum glauben. Sie war nicht geheilt, aber so gut war es ihr schon lange nicht mehr gegangen. Sie war zwar skeptisch gewesen, ob Homöopathie ihr helfen könnte, aber inzwischen hatte die eigene Erfahrung sie überzeugt. »Ich behaupte nicht, dass ich jetzt an Homöopathie glaube«, sagte sie achselzuckend, »aber mir hat sie geholfen.« In diesem Kapitel geht es um den Grund dafür.

Homöopathie hilft vielen Menschen. Eine Onlinebewertung für Homöopathie hört sich beispielsweise so an: »Ich war davon überzeugt, dass es kein Placebo war, sondern ein echtes Heilmittel. Die Wirkung des homöopathischen Mittels war bei mir so stark und so gut, dass das unmöglich Selbsttäuschung sein konnte.« In placebokontrollierten klinischen Studien erweist sich Homöopathie jedoch konsistent als nicht wirksamer als ein Placebo. Das ließe sich allerdings auch umgekehrt formulieren: Homöopathie ist genauso wirksam wie ein Placebo – und Placebos sind ausgesprochen wirksam.

Wenn es uns besser geht (ob psychisch oder körperlich), wissen wir meistens nicht, woran das liegt. Von Kindheit an bekommen wir Infekte, die mit Antibiotika besser werden, oder Husten, der vom Hustensaft verschwindet. Deshalb erscheint es uns logisch, eine signifikante gesundheitliche Besserung nach einer Behandlung den Bestandteilen dieser Behandlung zuzuschreiben. Subjektiv lässt sich allerdings nicht feststellen, welcher Teil der Therapie dafür verantwortlich war. Wir können nicht einmal unterscheiden, ob die Behandlung wegen der verwendeten Substanzen gewirkt hat oder wegen unserer Erwartungshaltung. Auf bestimmte Symptome kann die Erwartungshaltung eine ebenso starke Wirkung haben wie der Wirkstoff selbst. Unser interozeptives, subjektives körperliches Befinden wird durch Erfahrungen mitgeprägt, die dieses Befinden auch vorteilhaft oder nachteilig verändern können. Deshalb wird die Macht des Placeboeffekts vielfach stark unterschätzt.

Dass Menschen davon überzeugt sind, dass Homöopathie hilft (obwohl sie nachweislich nicht wirksamer ist als ein Placebo), liegt daran, dass Placebos ausgesprochen gut helfen. Placebos eignen sich unter anderem zur Behandlung von Phobien, Schmerzen und Reizdarmsyndrom.[162] Etwas kann uns also wie »das echte Zeug« vorkommen und trotzdem im Grunde genommen »Selbsttäuschung« sein. Ich persönlich bin jedoch der Ansicht, dass weder Homöopathie noch Placebos das Gehirn austricksen. Das wäre zu trivial ausgedrückt, denn Placebos sind keineswegs ein Trick, sondern ein nützliches und vorteilhaftes Merkmal unseres Gehirns.

Vielleicht glauben Sie lieber das Unmögliche, nämlich dass Sie von einem oft verleumdeten, wissenschaftlich falsch verstandenen Mittel geheilt wurden. Das ist nachvollziehbar. Zweifellos ist es einfacher, sich und anderen die Wirkung so zu erklären, zumal jede Alternative (»Ein Placebo hat mich gesund gemacht«) die vorherige Erkrankung herunterspielen könnte. Dabei ist diese Schlussfolgerung völlig falsch. Die Annahme, dass nur harmlose Symptome auf ein Placebo ansprechen, ist eine sehr frustrierende Nebenerscheinung der bedauerlichen gesellschaftlichen Zweiteilung zwischen biologischen und psychischen Vorgängen. Eine Besserung nach einer Placebobehandlung braucht niemandem peinlich zu sein. Unter den passenden Umständen ist jeder Mensch in der Lage, auf Placebos zu reagieren. Wahrscheinlich haben wir das alle irgendwann auch schon erlebt, und das ist gar nicht verkehrt. Dass unsere Erwartungen auf Gesundheit und Wohlbefinden Einfluss haben können, erhält uns gesund und lässt uns nach einer Krankheit genesen.

Warum funktioniert ein Placebo?

Placebos stehen beispielhaft für die Fähigkeit unserer mentalen Prozesse, die Physiologie zu verändern. In Kapitel 2 haben wir gesehen, wie der Körper die Psyche über den Darm, das Immunsystem, die Ernährung und andere Wege verändern kann. Placebos wirken umgekehrt. Sie verändern den mentalen Zustand, was tiefgreifende Wirkungen auf den Körper haben kann. Selbst wenn Sie nicht an Homöopathie glauben, kann diese bei Ihnen dennoch »wirken«, weil der Placeboeffekt entsprechend stark ist: Denn grundsätzlich glauben Sie wahrscheinlich daran, dass es Ihnen etwas besser geht, wenn Sie Ihre Medizin nehmen. Dieser Glaube ist über viele Jahre gewachsen, in denen Sie immer wieder erlebt haben, dass es Ihnen nach der Einnahme eines Mittels besser ging – vom Nasenspray gegen die verstopfte Heuschnupfennase bis hin zu starken Antibiotika gegen einen schmerzhaften Harnwegsinfekt. Ganz gleich, wie skeptisch Sie einer bestimmten Verordnung gegenüberstehen, all diese Erfahrungen lassen Sie davon ausgehen, dass ernsthafte Aussichten darauf bestehen, dass die Behandlung anschlägt. Damit meine ich nicht unbedingt bewusstes Glauben – etwas, worüber Sie nach der Behandlung nachdenken –, sondern »glauben« bedeutet hier eine starke, erlernte Erwartung im Sinne von »Ein Apfel fällt nach unten« oder »Der Himmel ist oben«. Wenn Sie also ein Medikament nehmen und es Ihnen danach besser geht, kann das unmittelbar an diesem Medikament liegen oder aber daran, dass Ihr Körper so reagiert, wie Sie nach jedem Medikament erwarten – oder natürlich an einer Kombination dieser zwei Ursachen.

Der Placeboeffekt beruht nicht nur auf der Einnahme einer schlichten Pille. Schon wenn wir zum allerersten Mal ein Arzneimittel bekommen, sind wir zumeist von Leuten umgeben, die uns trösten und uns versichern, dass es uns jetzt bald besser geht – eine Ärztin, ein Elternteil oder Geschwister. Der Placeboeffekt rührt somit auch von den Überzeugungen anderer her. Die Erwartungen kommen von so vielen Seiten, dass wir automatisch auch selbst eine Genesung erwarten. Zumindest ein wenig. Woran es auch liegen mag und wie lange es auch dauern mag, dieses Ergebnis festigt die Überzeugung, dass eine Behandlung normalerweise gesund macht und dass ein Arzneimittel oft dazu führt, dass es uns wieder gut geht. Für gewöhnlich geht es uns auch ja irgendwann wieder besser, und so glauben wir mit der Zeit immer fester daran, dass dies an der Medizin liegt. Damit besteht ein Kreisschluss, denn der feste Glaube erhöht – über den Placeboeffekt – bei der nächsten Behandlung die Wahrscheinlichkeit, dass diese wirkt.

Der Placeboeffekt klingt vielleicht ein bisschen nach Wischiwaschi – als ob ich behaupten würde, dass Sie nur fest daran glauben müssen, und schon wird alles gut. Das wäre natürlich zu schön, aber so einfach ist es nicht. Es gibt zu viele Erkrankungen, die sich nicht allein durch ein Placebo behandeln lassen. Deshalb sollten Sie nicht auf Homöopathie zurückgreifen, wenn es gut evaluierte, bessere Alternativen gibt. Bei einer Chemotherapie und anderen evidenzbasierten Therapien bekommen Sie die aktiven Wirkstoffe und Placeboeffekte. Das ist mächtiger als ein Placebo allein!

Aber selbst wenn die Anhänger von »Denk dich gesund« richtigliegen, ist Umdenken gar nicht so einfach. Glaubenssätze und Erwartungen sind häufig latente unbewusste Assoziationen, die Sie über die Welt gelernt haben, nicht etwa bewusstes Bemühen um positives Denken. Zum Beispiel haben Sie vielleicht nie darüber nachgedacht, ob Medikamente in einer bestimmten Farbe wirksamer sind als andere. Aber trotz exakt gleichen Inhalts scheinen Menschen von blauen Kapseln schneller einzuschlafen und länger durchzuschlafen als von orangefarbenen Kapseln.[163] Umgekehrt haben sich rote Placebopillen als sehr wirksame Therapie gegen rheumatische Gelenkbeschwerden erwiesen – ungefähr genauso wirksam wie drei übliche Schmerzmittel.[164] Gelbe Placebos vermochten das nicht. Normalerweise denkt man über den Bezug zwischen der Farbe der eigenen Medikamente und deren Wirkung nicht lange nach. Wer kommt schon auf den Gedanken »Die blauen Pillen machen mich müde«? Dennoch vertrauen offenbar viele von uns bei einer Behandlung auf die Wirkung der Farbe. Das liegt daran, dass wir aus früheren Erfahrungen mit dieser Welt Erwartungen entwickelt haben, und diese Erwartungen beeinflussen, wie gut eine Behandlung wirkt. Auf dieser Ebene wirkt der Placeboeffekt.

Es dürfte Sie überraschen, dass selbst etwas so Handfestes wie eine Operation dem Placeboeffekt unterliegt. So konnte eine Knieoperation bei Meniskusriss in einer bekannten klinischen Studie Stabilität, Mobilität und Schmerzen nicht deutlicher verbessern als eine Placebooperation (für die der komplette Ablauf der Operation nachgestellt wurde – bis auf den Eingriff selbst).[165] Sogar bei der Nachuntersuchung nach einem Jahr baten etwa gleich viele Patienten um eine Folgeoperation, also keineswegs signifikant mehr Personen aus der Placebogruppe. (Allerdings war die Anzahl der längerfristig Beobachteten zu klein für eine sichere Aussage.)

Der Placeboeffekt muss nicht einmal mit Täuschung einhergehen. Auch wenn jemand genau weiß, dass es um den Placeboeffekt geht, ist diese Person nicht dagegen immun. So kam es in einer Studie bei Probanden mit Reizdarmsyndrom zu einer klinischen Besserung, nachdem sie eine sogenannte »Open Label«-Placebopille eingenommen hatten – man hatte ihnen vorher offen mitgeteilt, dass es sich um ein Placebo handelte. Sie wussten also, dass sie nur eine Zuckerpille bekamen, aber der Placeboeffekt setzte dennoch ein. Die Reizdarmbeschwerden gingen stärker zurück als bei einer Kontrollgruppe ohne jede Intervention.[166] Wenn der Placeboeffekt wirken kann, obwohl wir Bescheid wissen, muss etwas an diesen Überzeugungen deutlich tiefer gehen als unser gerade aktiv zugängliches Wissen. Wir können bewusst wissen, dass etwas ein Placebo ist (oder dass Homöopathie keine direkte Wirkung auf physiologische Prozesse hat), aber etwas aus den essenziellen Lernprozessen des Gehirns – das wiederum den Körper beeinflusst – aktiviert einen sehr alten Glauben, dass Medikamente und Arztgespräche unsere Symptome trotzdem besser werden lassen.

Placebos kommt in der Medizin eine elementare Rolle zu. Wie gesagt, nur Placebos zu nutzen, wenn wirksame Behandlungen verfügbar sind und jemand womöglich eine bessere Therapie versäumt (wobei dies im Einzelfall, wie bei der Entwöhnung von bestimmten Arzneimitteln, von Nutzen sein kann), ist nicht gerade empfehlenswert. Doch umgekehrt verleiht der Placeboeffekt den vorhandenen wirksamen Behandlungen auch Rückenwind. Genau wie bestimmte Farben die Wirkung einer Pille unterstützen, können unsere Erwartungen die Wirkung einer Behandlung – ob Ernährung, Medikament oder Operation – erhöhen oder vermindern. Ohne diese Erwartungshaltung sind manche Arzneimittel weniger hilfreich. Deshalb benötigen klinische Studien bei neuen Medikamenten immer auch eine Placebogruppe. Dank der Verabreichung eines Placebos können wir erkennen, wie wirkungsvoll sich die jeweilige Erkrankung allein durch Erwartungen behandeln lässt, und jede evidenzbasierte Therapie muss mehr bewirken.

Denn selbst evidenzbasierte Therapien stützen sich bis zu einem gewissen Grad auf den Placeboeffekt. Das Team von Irene

Tracey in Oxford ließ Freiwillige die Schmerzhöhe durch Hitze vor und nach der Infusion eines starken, opioidhaltigen Schmerzmittels einordnen.[167] Sobald man den Testpersonen mitteilte, dass die Infusion begonnen hätte, gingen ihre Schmerzen signifikant zurück. Das war jedoch ein Trick, denn in Wahrheit hatte die Infusion schon vor dieser Mitteilung begonnen. Als sie eine Schmerzlinderung erwarteten (also nach der Information), war diese Linderung doppelt so hoch wie zu dem Zeitpunkt, als sie noch nicht wussten, dass sie das Mittel erhielten. Selbst Schmerzlinderung durch starke Schmerzmittel beruht somit teilweise auf dem Placeboeffekt.

Dieser Effekt kann auch die gegenteilige Wirkung haben. In derselben Studie gaben die Freiwilligen nämlich an, dass die Schmerzen wieder stärker würden, nachdem man ihnen gesagt hatte, die Infusion wäre gestoppt – obwohl sie (heimlich) weiterlief. Negative Erwartungen zur Behandlung können also die reale Wirkung eines Schmerzmittels behindern. Gute wie schlechte Erwartungen sind unvermeidbar und können die Wirksamkeit einer Behandlung erheblich beeinflussen.

Homöopathie hat also mit wirksamen medizinischen Maßnahmen gemeinsam, dass ein Bestandteil der Behandlung wirkt oder nicht wirkt. Ebenso geht es auch bei der Behandlung der Psyche darum, welches Ergebnis wir erwarten, wenn wir die Ernährung umstellen, ein neues Medikament einnehmen oder eine Psychotherapie anfangen. In der Medizin ist der Placeboeffekt von zentraler Bedeutung, kann bei Patienten jedoch einen faden Beigeschmack erzeugen.

Wenn Menschen erfahren, dass sie ihre Besserung einem Placebo verdanken, haben sie leicht das Gefühl, ihre Beschwerden seien weniger real und weniger berechtigt. Wenn wir dieses Stigma endlich überwinden könnten, ließe sich der Placeboeffekt klinisch besser nutzen. Zum Beispiel machen viele Schlafmittel süchtig oder gehen mit unerwünschten Nebenwirkungen wie Amnesie und Halluzinationen einher. In Zukunft könnten Ärzte die Macht eines Placebos verstärken, indem sie erwartungsschürende »Tricks« benutzen und zum Beispiel blaue Pillen mit weniger oder ganz ohne Wirkstoff verordnen. Oder sie könnten den Patienten Informationen zur Wirksamkeit eines Schlafmittels geben, um die Erwartung an eine Kurzzeitbehandlung oder eine niedrigere Dosierung zu verbessern. Wenn Placebos bei entsprechender Erwartungshaltung genauso wirksam sind wie entzündungshemmende Mittel, könnte eine Ärztin das Risiko durch zu viele Medikamente senken, indem sie bestimmte Entzündungshemmer gegen Placebos austauscht. Wenn wir latente Erwartungen bewusst ansprechen und dadurch das volle Potenzial des Placeboeffekts nutzen, ließen sich Patienten wirksamer behandeln, oder man könnte ihnen unerwünschte Wirkungen ersparen, indem die Dosis gesenkt, die Behandlungsdauer verkürzt oder mitunter ein Mittel durch ein Placebo ersetzt wird.

Was passiert bei einem Placebo im Gehirn?

Wie kann etwas so Abstraktes wie ein Glaubenssatz physische Veränderungen an Körper und Gehirn in Gang setzen?

Beginnen wir mit einer einfachen Erklärung. Nach der Einnahme eines Placebos geht in zahlreichen Hirnregionen die Aktivität zurück, unter anderem in Regionen, die für Schmerzverarbeitung und Körperwahrnehmung zuständig sind.[168] Bei Menschen, die einen stärkeren Placeboeffekt erleben, ist dieser Rückgang der Aktivität ausgeprägter, und es sind auch andere Hirnregionen involviert, zum Beispiel solche, die mit Entscheidungen und mit der Verarbeitung von Belohnung und Bestrafung zu tun haben.[169] Dass so unterschiedliche Regionen angesprochen werden, deutet darauf hin, dass Placebos viele Hirnsysteme ansprechen – von der Aufmerksamkeit über Emotionen bis hin zur Entscheidungsfindung – und dass je nach Kontext andere Hirnsysteme am Placeboeffekt beteiligt sein können.

Besonders auffällig ist, dass die individuellen Veränderungen im Gehirn auf den jeweiligen Erwartungen beruhen. Manchmal wird Schmerzlinderung erwartet (Placeboeffekt), manchmal eine Verschlimmerung von Schmerzen oder Beschwerden (Noceboeffekt). In dem oben erwähnten Experiment aus dem Labor von Irene Tracey ging bei Probanden, denen man sagte, das Mittel würde ihre Schmerzen lindern, eine substanzielle Besserung der Schmerzen mit erhöhter Aktivität in den Regionen einher, die die Schmerzwahrnehmung hemmen können.[170] Sagte man den Teilnehmenden hingegen, dass das identische Opioid Schmerzen erhöhe, so blieb die Linderung aus und die schmerzhemmenden Regionen wurden nicht aktiviert. Gleichzeitig kam es bei solchen negativen Erwartungen zu Veränderungen in verschiedenen Hirnregionen wie dem Hippocampus und dem medialen präfrontalen Cortex, die laut früheren Studien vermutlich an der Verstärkung unseres Schmerzempfindens beteiligt sind.[171] Wenn sich das Gehirn nach der Einnahme eines Schmerzmittels also verändert, liegt das nicht allein an den chemischen Eigenschaften des Wirkstoffs, sondern vielmehr an der Kombination aus Wirkstoff und Erwartungen. Die empfundene Schmerzlinderung ist also nicht nur dem Wirkstoff, sondern auch der Erwartungshaltung zuzuschreiben. Diese Erkenntnis erinnert an den Einfluss der emotionalen Verfassung auf Schmerz (siehe Kapitel 1). Eine negative emotionale Verfassung kann Schmerz noch unangenehmer machen, eine positive lässt ihn erträglicher erscheinen.[172]

Die Wirkung von Placebos im Gehirn ist nicht auf die Regionen beschränkt, die Schmerz verstärken oder unterdrücken können, sondern beruht auch auf individuellen Erwartungen an das Placebo. Bei der Parkinson-Krankheit, die mit Levodopa behandelt wird, um das Dopamin zu erhöhen (siehe Kapitel 4), sorgen Placebos ebenfalls für eine Dopaminausschüttung im selben System. Die Menge der Ausschüttung hing davon ab, wie viel Nutzen die Erkrankten dem Placebo zuschrieben.[173] (An dieser Stelle sei erwähnt, dass an der placebovermittelten Schmerzlinderung sowohl das Dopaminsystem als auch das Opioidsystem beteiligt sind.[174]) Es dürfte nachvollziehbar sein, dass auch die Psyche dem Einfluss des Placeboeffekts unterliegt, und wie andere evidenzbasierte Therapien profitieren auch wirksame Behandlungen von psychischen Problemen vom Placeboeffekt. Viele psychologische und medikamentöse Therapieverfahren, die in späteren Kapiteln vorgestellt werden, verändern implizit oder explizit die persönlichen Erwartungen. Ob eine Therapie im Einzelfall anschlägt oder nicht, kann darauf beruhen, wie gut sie die latenten Glaubenssätze der behandelten Person verändern kann.

Hilfreiche Placebos für psychische Symptome haben ebenfalls eine breit gefächerte Wirkung auf die Hirnsysteme. So beobachtete man bei Patienten, die einen Stimmungsaufheller erwarteten, beim Placebo die gleichen Veränderungen in den Opioidsystemen des Gehirns wie bei einem Opioid (oder wie bei Lachen und anderen erfreulichen Dingen).[175] Insgesamt hielten die stimmungsaufhellenden Reaktionen auf das Verum (also die echte Substanz) bei Menschen, die von Beginn an höhere Erwartungen an das Opioidsystem hatten, länger an, und das individuelle Anspringen des Opioidsystems auf das Placebo-Antidepressivum gestattete Rückschlüsse darauf, wie gut die Stimmung eine Woche nach der Placebobehandlung noch sein würde.[176]

Aus der individuellen Empfänglichkeit für Placebos lässt sich jedoch nicht nur die Reaktion auf ein Placebo einschätzen. In derselben Studie gestattete die Opioidreaktion auf das Placebo eine Aussage darüber, ob eine zehnwöchige Behandlung mit einem Antidepressivum (dem Wirkstoff, nicht dem Placebo) gut anschlagen würde.[177] Das ist ein gutes Beispiel dafür, wie eng Placebowirkung und die Reaktion auf eine medikamentöse Behandlung miteinander verzahnt sind. Es könnte sogar bedeuten, dass sich die Wirkungen überlappen. Nicht zu leugnen ist, dass wir sowieso alle über die Tatsache der Zuwendung und den Glauben an die verabreichte Arznei bei jeder Medikation vom Placeboeffekt profitieren. Manche Menschen haben das Glück, etwas mehr zu profitieren – wie stark wir die Wirkung eines Arzneimittels wahrnehmen, kann davon abhängen, wie bereitwillig unser Gehirn auf Placebos reagiert. In Bezug auf eine psychische Problematik könnten Placebos also eine ganz besondere Rolle spielen.

Der Prozess, der dem Placeboeffekt zugrunde liegt – dass persönliche Erwartungen das körperliche und psychische Erleben modulieren können –, ist ein zentraler Baustein für die psychische Gesundheit an sich und ein Prozess, den wir erleben und jeden Tag bei zahllosen Eindrücken durchlaufen. Wenn wir in der Ecke etwas wahrnehmen, fragen wir uns vielleicht: Ist dieser Umriss da drüben ein Schatten oder ein Geist? Und wenn der abendliche Absacker mit den Kollegen irgendwie peinlich war: Bin ich eigentlich beliebt oder nicht? Fanden meine Freunde die Anekdote, die ich erzählt habe, unpassend? Alles, was geschieht, birgt eine gewisse Unsicherheit. Deshalb konstruieren wir unsere Wahrnehmungen auf der Basis von Erwartungen, die aus bisherigen Erfahrungen herrühren. Aus diesem Grund kann Verständnis für die Funktionsweise von Placebos auch erklären, wie Glaubenssätze ganz allgemein unsere körperlichen und mentalen Erfahrungen verändern. Und das wiederum lässt uns erahnen, was bei entsprechenden Therapieverfahren geschieht.

Placebos für die Psyche

Bei dem Begriff »Placebo« denken die meisten zuerst an Medikamente. Aber der Placeboeffekt ist auch für nicht-medikamentöse Therapien von großer Bedeutung. Das ist nur sehr viel schwerer nachweisbar. Medikamente gegen psychische Erkrankungen haben einen unglaublich starken Placeboeffekt, was die Erprobung neuer, möglicherweise wirksamer Mittel sehr erschwert (Studien verwenden häufig zusätzlich eine Kontrollgruppe, die ein herkömmliches Medikament erhält, um herauszufinden, ob ein neuer Wirkstoff zwar nicht besser als ein Placebo, aber doch besser als eine vorhandene Behandlungsoption ist). Diese Hürde ist bei der Überprüfung von Psychotherapieverfahren noch schwieriger, denn hier gibt es kein offensichtliches Placebo als Messlatte. Eine Studie zu Psychotherapie kann nie »doppelblind« erfolgen, weil die Betroffenen wissen, ob sie eine Therapie erhalten oder nicht, und die Therapeuten wissen, ob sie therapeutisch arbeiten oder nicht. Das macht es so schwer, eine wissenschaftlich fundierte neue Therapie zu entwickeln und zu beweisen, dass sie einem Placebo überlegen ist. Als Ersatz für die fehlende Placebotherapie wird bei neuen Therapien daher gern die »Warteliste« als Kontrollgruppe gewählt. Das ist aus diversen Gründen problematisch, schon weil ein Platz auf der Warteliste eben keine Erwartungshaltung an die Therapie beinhaltet (also mit einem Placebo nicht vergleichbar ist). Zudem könnte es Patienten auf der Warteliste sogar noch schlechter gehen, weil das Warten (wenn es der Person schlecht geht und sie eine Behandlung braucht) frustrierend und unangenehm ist (womit die Warteliste eher eine Nocebo-Kontrollgruppe wäre!).[178] Ein besserer Placeboarm, den manche Studien nutzen, ist regelmäßiger Kontakt mit dem Arzt oder der Ärztin samt Terminen, bei denen es eher um Aufklärung geht als um eine gezielte Behandlung (»Psychoedukation«). Auch hier besteht jedoch das Problem, dass schon diese Termine eine wirksame Behandlung darstellen könnten.[179] Damit sind sie kein echtes Placebo gegenüber der Psychotherapie. In meinen Augen besteht bei Placebos und Psychotherapie jedoch noch eine weitere Herausforderung. Viele vernünftige, wirksame Psychotherapien weisen Parallelen zu einem Kernelement des Placeboeffekts auf, denn ihr erklärtes Ziel ist oftmals das Erarbeiten neuer Glaubenssätze, Erwartungen und Interpretationen.

Psychotherapien könnten also nicht die einzigen Behandlungsansätze für psychische Probleme sein, die dieselben Prozesse nutzen wie der Placeboeffekt. Viele dieser Behandlungen zielen darauf ab, Erwartungen zu verändern, indem sie entweder die Wahrnehmung und die Interpretation ändern (typisch für die medikamentöse Behandlung) und auf diesem Wege auch die Erwartungen. Oder aber indem sie die Welt so lange neu interpretieren, bis sich dadurch die Erwartungen verändert haben, was ein zentraler Grundsatz etlicher psychotherapeutischer Ansätze ist.

Über dieselben Hirnsysteme, die das psychische und körperliche Wohlergehen erhalten, verändern Placebos, was wir von der Welt wahrnehmen und wie wir ein Ereignis interpretieren. Sie können Lust, Schmerz, Körper und Physiologie, Lernen und Motivation verändern, weil jedes dieser Systeme durch unsere Erfahrungen umgestaltet wird. Placebos verändern die physische Gesundheit (über den »Placeboeffekt«) ebenso und offenbar über vergleichbare Signalwege, wie die psychische Verfassung (Stress, Depressionen, Freude) dies vermag.

Dennoch ist der Hinweis »Du muss einfach positiv denken«, ein ziemlich schäbiger Rat. Wenn jemand wirklich massiv unter Druck steht, ist das ganz und gar nicht hilfreich und kann weder eine Psychotherapie noch andere Behandlungsmethoden ersetzen. Zudem ist es je nach psychischer Verfassung nahezu unmöglich. Glaubenssätze im Sinne von fixen persönlichen Erwartungen, wie gut oder schlecht die Welt ist, sind tief verwurzelt und nur durch viele neue Erfahrungen zu überwinden. Und sie sind wie unsere Stimmung selbstverstärkend.

Wenn jemand depressiv ist, fällt ihm oder ihr »einfach positiv denken« unter anderem deshalb so schwer, weil die Erfahrungen während der Depression schon existente negative Grundüberzeugungen, wie schlimm die Zukunft werden wird, noch stärker verfestigen. Wenn Sie gelernt haben, etwas Schlechtes zu erwarten, und die tatsächlich eintretenden Ereignisse noch schlimmer waren, passen Sie Ihre Erwartungen schnell zum Schlechteren an. Und umgekehrt lernen Sie leider deutlich langsamer aus Dingen, die nicht so schlimm waren wie erwartet.[180]

Wer umgekehrt über lange Zeit hinweg mehr positive Erwartungen zu dem, was kommen mag, aufgebaut hat, wird durch positive Überraschungen in dieser Haltung noch bestärkt und braucht länger, um bei negativen Überraschungen seine Erwartungshaltung herunterzuschrauben.[181] Kurz gesagt: Unsere Glaubenssätze sind selbstverstärkend, und die Lernerfahrungen von den eigenen Erwartungen geprägt. Deshalb dauert eine Psychotherapie (wie die meisten Behandlungen psychischer Erkrankungen) meist sehr lange und muss sehr viele Prozesse infrage stellen sowie Glaubenssätze verändern.

Doch wie unsere Grundüberzeugungen auf vielen verschiedenen Erfahrungen beruhen, lassen sie sich auch durch viele verschiedene Dinge hervorkitzeln und in eine neue Form gießen.

Von außen betrachtet, werden psychische Erkrankungen ganz unterschiedlich behandelt, doch im Grunde geht es immer um die Wirkung auf das Gehirn. Wenn ein Therapieansatz wirkt, bauen wir andere Erwartungen auf, und das kann unsere geistige, psychische und körperliche Gesundheit radikal verändern.

Für die meisten Menschen sind Placebos nicht die Antwort. Es gibt aber auch andere Interventionen, die unsere Weltsicht verändern, indem sie unmittelbar die Erwartungen aufs Korn nehmen (oft über längere Zeit hinweg) oder die Informationen hinterfragen, auf denen unsere Erwartungen fußen. Mitunter reicht ein einziges außergewöhnliches Erlebnis aus – zum Beispiel die Einnahme von Psychedelika –, um Glaubenssätze zumindest zeitweise zu verändern. Die meisten psychologischen oder sonstigen Behandlungsangebote gehen jedoch mit einem langsamen Umbau einher, bei dem neue Erfahrungen aufgebaut werden, die irgendwann zu positiveren Erwartungen führen. In den nächsten Kapiteln geht es darum, inwiefern gegenwärtige und künftige Therapien für psychische Erkrankungen in der Lage sind, Gehirnnetzwerke zu verändern, die mit Erwartungen zu tun haben, und wie solche biologischen Veränderungen die psychische Gesundheit dauerhaft verbessern können.

6. Wie wirken Antidepressiva?

Haben Sie je ein Antidepressivum eingenommen? Wenn ja, gehören Sie zu Millionen anderen, denen solche Medikamente verordnet wurden, damit es ihnen psychisch besser geht. Mit 18 Jahren habe ich einmal ein solches Mittel genommen, nur um es auszuprobieren: Eine Freundin gab mir eine ihrer Pillen, einen selektiven Serotonin-Wiederaufnahmehemmer (SSRI). Damals kam mir das rebellisch vor, aber dann erwies es sich als langweilig. Denn meine Stimmung ließ sich davon überhaupt nicht beeindrucken.

Wer selbst schon SSRI genommen hat, weiß das aus eigener Erfahrung. Die meisten Antidepressiva machen uns nicht schlagartig glücklicher. Normalerweise dauert es Wochen, bis die tägliche Dosis sich irgendwie bemerkbar macht. Merkwürdigerweise setzt die wichtigste chemische Wirkung jedoch schon nach einer einzigen Dosis ein, indem sie die Menge des im Gehirn verfügbaren Serotonins erhöht (zumindest bei den SSRI, den am häufigsten verordneten Antidepressiva). Wenn nun aber eine Erhöhung des Serotoninspiegels die Stimmung verbessert, warum nehmen wir die Wirkung von Antidepressiva so verzögert wahr?

Trotz monatelanger Einnahme stellt man mitunter frustriert fest, dass die Stimmungslage sich kein bisschen stabilisiert. Vielleicht kämpfen Sie sogar mit unangenehmen Nebenwirkungen, ohne dass es Ihnen psychisch besser geht. Wenn Antidepressiva nun aber auf jedes Gehirn gleich wirken, warum helfen sie dann nicht allen?

Ein chemisches Defizit bei Depressionen?

Auf die Frage »Warum wirken Antidepressiva?« spucken Suchmaschinen diverse Erklärungen aus. Manchmal heißt es: »Wissen wir nicht so genau« (das ist ziemlich korrekt). Andere erklären, Antidepressiva würden es »den Gehirnzellen erleichtern, Botschaften zu empfangen und zu senden« (was auch immer damit genau gemeint sein könnte). Die beliebteste Laienerklärung im Internet ist, dass Antidepressiva ein chemisches Defizit im Gehirn von depressiven Menschen »in Ordnung bringen«. Das wird dann von Erklärungen untermauert, die ungefähr so lauten: »Bei einer Depression hat das Gehirn nicht genug Serotonin. Antidepressiva normalisieren den Serotoninspiegel und – zack! – heilen damit auch die Depression.« Diese Erklärung ist zwar sehr bekannt, durchaus praktisch und auch intuitiv, aber ebenfalls falsch.

Früher entsprach sie tatsächlich dem Stand des Wissens. Die populärste biologische Theorie im 20. Jahrhundert besagte, dass bei Menschen mit Depressionen im Gehirn ein Mangel an bestimmten Botenstoffen vorliegt, darunter Serotonin. Diese Vorstellung stützte sich auf Krankheiten mit offensichtlichen neurochemischen Defiziten wie dem Dopaminmangel bei Parkinson-Patienten. Da Arzneimittel, die den Spiegel bestimmter Botenstoffe (wie Serotonin) anheben, zugleich die Stimmung und andere Symptome einer Depression verbessern können, ging die Wissenschaft davon aus, dass offenbar zuvor ein chemischer Mangel bestanden hätte, der nun behoben wurde.

Die Serotoninhypothese für Depressionen ergab sich eher zufällig.* In der Wissenschaft werden solche zufälligen Erkenntnisse höflich als »Glücksfund« umschrieben. In Wahrheit steckte eher ein Versehen dahinter. 1952 suchten Ärzte nach einem Heilmittel für eine andere tödliche Krankheit, die Tuberkulose. Dabei verabreichten sie den Patienten in ihrer Not einen neuen Wirkstoff, Iproniazid, und bemerkten bald unerwartete Nebenwirkungen.[182] Die mit Iproniazid behandelten Tuberkulose-Patienten entwickelten neue Vitalität. Manche reagierten geradezu euphorisch. Sie wurden geselliger, aßen mehr und konnten besser schlafen.[183] Aber nicht alle Wirkungen waren positiv, denn manche zeigten sich auch reizbar, agitiert oder entwickelten ungewöhnliche Verhaltensweisen. Iproniazid hatte offenbar irgendwie Einfluss auf die Stimmung von Tuberkulose-Patienten. Für die Ärzte kam das überraschend, und sie fragten sich: Wenn Iproniazid die Stimmung beeinflussen kann, könnte es dann vielleicht auch anderen Patienten helfen, die von genau diesen Nebenwirkungen (mehr Appetit, besserer Schlaf, Kontaktfreude) profitieren würden? Verschiedene Medizinerteams testeten Iproniazid daraufhin gezielt an depressiven Patienten und stellten fest, dass nach einer mehrwöchigen Einnahme bis zu 70Prozent eine signifikante Stimmungsverbesserung aufwiesen.[184]

Damit gilt Iproniazid in den Augen mancher als das erste Antidepressivum. Ich selbst kann dieser Bezeichnung wenig abgewinnen, weil schon etwas früher Amphetamine gegen Depressionen

---

* *www.spektrum.de/news/depression-mythos-serotonin-mangel/1798331 [Zugriff 24.08.2023] Anm. d. Übersetzerin*

verordnet wurden, die kurzfristig tatsächlich Depressionen lindern können. Weitere pharmakologische Mittel wie Weihrauch sind noch viel älter, weshalb das »erste Antidepressivum« in Wahrheit schwer zu ermitteln sein dürfte. Allerdings gehörte Iproniazid der ersten Arzneimittelgeneration an, die den verbreitetsten Antidepressiva von heute ähnelten. Und weil Iproniazid auf bestimmte chemische Stoffe im Gehirn abzielte, erwuchs hieraus die beliebte Vorstellung, dass eine Depression auf ein chemisches Ungleichgewicht zurückginge.

Wenn es um das chemische Ungleichgewicht bei Depressionen geht, sollte man eher die Monoaminmangelhypothese (kurz: Monoaminhypothese) erwähnen. Diese Überlegung beruht auf den konkreten chemischen Wirkungen von Iproniazid, das zur Wirkstoffklasse der Monoaminoxidase-Hemmer (MAO-Hemmer) zählt. Diese Medikamente hemmen ein bestimmtes Enzym, das Monoamine zerlegt. Durch die Hemmung dieses Enzyms steigt die Konzentration von Monoaminen an, darunter Serotonin, Noradrenalin, Dopamin und andere chemische Substanzen im Gehirn, sodass diese Substanzen für die Neuronen besser verfügbar sind.

Die Logik der Monoaminhypothese war wie folgt: Wenn Iproniazid die Stimmung aufhellt, indem es die Konzentration von Monoaminen erhöht, dann beruht eine Depression vielleicht ursächlich auf einem natürlichen Monoamindefizit im Gehirn. Einige Studien unterstützen diese These: Wenn man über Medikamente den Monoaminspiegel im Gehirn stark absenkt, können Patienten schwer depressiv werden. Zahlreichen Berichten zufolge reagierten Patienten, die mit einem bestimmten Herzgefäßmedikament behandelt wurden, das die Monoaminkonzentration absenkte, derart depressiv, dass sie im Einzelfall eine Elektroschocktherapie benötigten.[185]

Das scheint die Monoamintheorie für Depressionen zu stützen. Wenn Arzneimittel, die die Monoaminkonzentration reduzieren, Depressionen auslösen können, und wenn Substanzen, die die Monoaminkonzentration erhöhen, gegen Depressionen helfen, dürfte eine Depression ein Zustand sein, bei dem im Gehirn wenig Monoamine vorliegen (also Serotonin, Dopamin und Noradrenalin). Aber auch eine noch so verführerische Evidenz führt die Wissenschaft mitunter in die Irre. Denn obwohl die ersten beiden Teile dieser Aussage korrekt sind (eine Erhöhung der Monoaminkonzentration kann die Stimmung verbessern, und eine Absenkung der Monoaminkonzentration kann die Stimmung verschlechtern), bedeutet dies nicht zwangsläufig, dass bei Depressionen ein Mangelzustand besteht. Dem Wörtchen »kann« kommt in dieser Aussage nämlich eine enorme Bedeutung zu, wie wir gleich sehen werden!

Die Anzahl der entschiedenen Fürsprecher der Monoaminhypothese ist mittlerweile stark zurückgegangen. Inzwischen konzentriert man sich dabei üblicherweise auf Serotonin und die neue (inzwischen üblichste) Klasse der Antidepressiva, die gezielt die Serotoninkonzentration anheben, darunter Fluoxetin, Citalopram, Sertralin, Paroxetin und Escitalopram.* Die Serotoninhypothese war bald allgegenwärtig. Für Pharmaunternehmen, die ihre auf Serotonin abzielenden Antidepressiva unter das Volk bringen wollten, war das erfreulich. Sehr praktisch war auch, dass diese Hypothese Patienten und Angehörigen eine nachvollziehbare biologische Erklärung für Depressionen lieferte, was das Stigma der Psychopharmaka-Einnahme gemindert haben dürfte.

---

* *Allerdings beeinflussen auch andere übliche Antidepressiva, zum Beispiel Duloxetin und Venlafaxin, sowohl das Noradrenalin- als auch das Serotoninsystem.*

Mittlerweile wissen wir jedoch, dass die Grundannahme – dass Depressionen auf ein Monoamin- bzw. Serotonindefizit zurückgehen – falsch ist. Die meisten Wissenschaftlerinnen und Wissenschaftler sind sich in dieser Hinsicht seit mindestens zehn Jahren einig. Zwar gibt es Belege, dass das Serotoninsystem im Gehirn von Menschen mit Depressionen Veränderungen aufweist, aber diese Veränderungen tauchen nicht in jeder Studie auf und korrelieren somit womöglich nicht mit dem Zustand der Depression an sich.[186] Wenn ich Ihnen also ein Getränk reichen würde, das den Serotoninspiegel senkt (so etwas nutzen wir für unsere Medikamente in Form eines nicht sonderlich appetitlichen Milchshakes, der alle Aminosäuren enthält bis auf die, die für die Serotoninsynthese benötigt wird), dann würde das Ihre Stimmung kaum verändern. Das gilt aber nur, sofern Sie nicht schon einmal eine depressive Episode hatten, denn in diesem Fall könnten Sie vorübergehend depressive Symptome entwickeln.[187] Serotonin ist somit ein Teil der Geschichte, aber höchstwahrscheinlich nicht die ganze Story. Wissenschaftlich herrscht weitgehend Konsens, dass der Serotoninspiegel mit bestimmten Aspekten einer Depression zusammenhängen könnte, vielleicht besonders bei bestimmten Menschen, aber dass die Depression an sich mehr sein muss als lediglich ein chemisches Ungleichgewicht in diesem System.

Dass Depression keine Serotonin- oder Monoaminmangelkrankheit ist, bedeutet keineswegs, dass Antidepressiva, die auf das Serotoninsystem abzielen, eine Depression nicht lindern könnten. Zu diesem Thema laufen heftige Debatten, denn die Erkenntnis, dass die Serotoninmangeltheorie nicht alles erklärt, führte schnell zu Behauptungen, Serotonin hätte nichts mit Depressionen zu tun, und die ganze Theorie sei nur ein Marketingmythos, um Antidepressiva zu verkaufen. Doch auch das stimmt nicht ganz. Bei manchen Menschen kann ein niedriger Serotoninspiegel Depressionen auslösen, reicht aber als alleinige Ursache nicht unbedingt aus.[188] Arzneimittel, die auf Serotonin und andere Monoamine abzielen, können Depressionen definitiv lindern, wobei die Wirkung je nach Medikament und Person unterschiedlich ausfällt.[189] Wenn sie wirken, helfen sie sehr gut. Allerdings besteht ihre Rolle nicht unbedingt im Ausgleich eines chemischen Defizits. Vielmehr könnte der Wirkmechanismus weitaus interessanter sein.

Warum dauert es so lange, bis Antidepressiva wirken?

Was ich als naiver Teenie zu Antidepressiva beobachtete, ist tatsächlich eines der unerklärlichen Geheimnisse der Serotoninhypothese: Obwohl ein typisches Antidepressivum den Serotoninspiegel erhöht, setzt die stimmungsaufhellende Wirkung erst Wochen später ein.[190] Ein höherer Serotoninspiegel reicht also nicht aus, um eine Depression prompt zu lindern, sondern er muss längere Zeit anhalten. Aber warum?

Mit dieser Frage setzte sich die Oxford-Professorin Catherine Harmer mit ihrem Team auseinander und fand Belege für eine einleuchtende Erklärung für die Wirkweise von Antidepressiva, aus der sie eine Wirktheorie ableitete. Diese Theorie könnte uns auch verraten, bei wem Antidepressiva wirken. Bekannt geworden ist sie als »kognitive« Theorie, denn sie berücksichtigt nicht nur, wie Antidepressiva verändern, wie wir denken, wahrnehmen, uns erinnern und so weiter, sondern auch die Hirnregionen, in denen diese Funktionen ablaufen. Das ist der Unterschied zu anderen Schlüsseltheorien, die lediglich die biologischen Wirkungen auf Hirnzellen oder Schaltkreise einbeziehen.

Bisher ging es uns hier im Buch um die Frage, wie wichtig unsere Interpretation der Außenwelt und Innenwelt für die psychische Gesundheit ist. Viele dieser Interpretationen hängen von emotionalen Urteilen ab. Zum Beispiel entscheidet das Gehirn tagtäglich, wie es unklare soziale Interaktionen auslegen soll, und das wiederum wirkt sich auf Stimmungslage und Emotionen aus. Wenn der Kollege auf dem Flur einmal nicht grüßt, wenn jemand an ihm vorbeigeht, hasst er einen dann vielleicht insgeheim? Oder war er nur gerade abgelenkt, sodass er die Person gar nicht registriert hat? Wie jemand eine solche Situation interpretiert, verrät etwas darüber, wie er oder sie die Welt insgesamt sieht. Die einen neigen bei so einer Begegnung vielleicht spontan zur ersten Erklärung (»Insgeheim hasst er mich«), die anderen tendieren eher zur neutralen Erklärung und gehen davon aus, dass der Kollege bloß in Gedanken war. Wenn ähnliche Informationen vorliegen, wir aber fortwährend eher die eine Erklärung der anderen vorziehen, spricht man von einem »emotionalen Bias«. Solche Überzeugungen sind automatisch, gewohnheitsmäßig und schwer zu überwinden. Und weil es im Leben jede Menge unklarer Situationen gibt, kann ein emotionaler Bias jeden Aspekt des Lebens färben und dazu führen, dass man die Welt insgesamt als ungastlichen Ort wahrnimmt.

Um den emotionalen Bias im Rahmen eines Experiments zu bestimmen, kann man der Testperson eine Serie Porträtbilder vorlegen, die teils neutral, teils ärgerlich wirken – manche offensichtlich verärgert, andere offensichtlich nicht und wieder andere irgendwo dazwischen. Bei der Frage, welche Emotion ein Gesicht ausdrückt, sind sich die meisten Menschen bei den Extremen einig (so wie jeder versteht, wenn der Kollege an Ihnen vorbeiginge, Ihnen in die Augen sähe und sagen würde: »Du Trottel!« – das würde kaum jemand als Zeichen für eine gute Beziehung ansehen.) Aber in mehrdeutigen Situationen sehen wir die Dinge unterschiedlich. Ab welchem Punkt stuft man ein Gesicht, das ein klein wenig verstimmt aussieht, als »ärgerlich« ein? Diese Frage würden Sie vielleicht anders beantworten als ich. Ein Gesicht, das zu 20 bis 30 Prozent auf Ärger hindeutet, halten manche Menschen immer noch für neutral, wohingegen andere es als ärgerlich erkennen. Es dürfte Sie kaum überraschen, dass viele Menschen mit Depressionen bei solchen urteilenden Wahrnehmungen einen ungewöhnlich negativen Bias an den Tag legen. Bei einer Depression liegt die Schwelle für die Wahrnehmung negativer Emotionen oft niedriger, das heißt, man stuft etwas Mehrdeutiges eher als negativ ein, nicht als neutral. Dieser negative emotionale Bias erstreckt sich auf viele Bereiche, nicht nur auf die Wahrnehmung von Gesichtern. Menschen mit Depressionen erinnern sich besser an negative Dinge und merken sich negative Bemerkungen eher als Menschen ohne Depression.[191] Eine solche Tendenz zu emotional negativen Erinnerungen, Wahrnehmungen und Interpretationen kann sich mit der Zeit addieren und negative Glaubenssätze und Erwartungen über sich selbst und die Welt erzeugen. Das wiederum trägt zu den vielen typischen Symptomen einer Depression wie gedrückter Stimmung, fehlender Motivation und Appetitverlust bei. Dieser Theorie zufolge beginnt eine Depression mit einer Veränderung des emotionalen Kipppunkts.

Und Antidepressiva wirken, indem sie genau diesen Kipppunkt verändern. Das dauert keineswegs Wochen, sondern es geschieht weitaus eher, mitunter prompt. Schon eine einzige Dosis Antidepressiva erleichtert es uns, in ganz leicht glücklichen Gesichtern den Ausdruck des Glücks zu erkennen und uns an mehr positive Dinge zu erinnern.[192] Diese Verschiebung des emotionalen Kipppunkts zeigt sich auch im Gehirn. Die Amygdala ist eine Hirnregion, die zuverlässig an der Verarbeitung und Interpretation von

Emotionen beteiligt ist, aber auch für Lernen, Gedächtnis und Entscheidungen eine Rolle spielt, und diese Region reagiert bei Menschen mit Depression mit messbarer Hyperaktivität auf emotional negative Informationen, solange diese keine Antidepressiva einnehmen.[193] Der Unterschied bei der Amygdalaaktivierung wird gern herangezogen, um das Vorhandensein eines negativen Bias zu erklären – wegen dieses Unterschieds erinnern sich Menschen verstärkt an negative Informationen und reagieren auch stärker darauf. Und diese Beobachtung beschränkt sich nicht allein auf die Amygdala, denn diese ist Teil eines Netzwerks aus emotionsverarbeitenden Hirnregionen, das bei einer Depression häufig bevorzugt auf negative Informationen anspringt.[194] Eine Einzeldosis eines Antidepressivums verändert auch, wie das Gehirn emotionale Informationen darstellt, denn sie lässt die Amygdala stärker auf positive Emotionen und weniger stark auf negative Emotionen reagieren.[195] Antidepressiva führen also sofort zu Veränderungen der unterschwelligen Emotionsverarbeitung, womit sie den emotionalen Kipppunkt des Gehirns in eine positivere Richtung verschieben.

Gemeinsam mit dem Neurowissenschaftler Philip Cowen formulierte Harmer dies folgendermaßen: Antidepressiva wirken nicht unmittelbar stimmungsaufhellend, sondern sie verändern »den Blickwinkel auf die Stimmungslage«.[196] Wenn Sie also depressiv sind und Ihre Antidepressiva wirken, neigen Sie weniger zu der Annahme, dass der Kollege, der Sie ignoriert hat, Sie heimlich hasst, und tendieren ein wenig mehr zu der Vermutung, dass er nur abgelenkt war. Eine übereilt formulierte und verschickte E-Mail zeugt für Sie dann eher von Hast und nicht davon, dass man Ihre Vorschläge nicht wertschätzt. Antidepressiva tragen dazu bei, nicht prompt die negativere Sichtweise zu wählen. Der emotionale Bias verschiebt sich leicht in Richtung neutral.

Selbst wenn bei einer Depression kein Serotoninmangel vorliegt, könnten die psychologischen Effekte eines Antidepressivums dazu beitragen, die Stimmung so zu gestalten, dass Alltagsereignisse etwas positiver oder zumindest nicht ganz so negativ interpretiert werden. Diese Wirkungen gelten nicht nur für serotoninspezifische Antidepressiva, sondern auch für die noradrenalinspezifischen.[197] Auch hier geht es nicht um die Behebung eines Mangelzustands, sondern um das natürliche Emotionsverarbeitungssystem im Gehirn, das von Serotonin, Noradrenalin, Dopamin und anderen Substanzen beeinflusst wird.

Die unmittelbaren, aber subtilen Veränderungen bei der (positiveren oder negativeren) Verarbeitung von Situationen verändert irgendwann auch die Stimmung. Situation für Situation summieren sich leichte Veränderungen bei der Informationsverarbeitung zu einem echten Wandel der Wahrnehmung, indem viele Instanzen in uns die Welt etwas positiver interpretieren, bis das Gehirn diese Interpretationen in sein Weltbild übernimmt. Wenn die Antidepressiva schließlich Wirkung zeigen, erleben wir diese Verschiebung unter Umständen am Ende als grundlegende Veränderung der Stimmungslage und der psychischen Gesundheit.

Die Psyche profitiert somit davon, dass viele Ereignisse, die wir subjektiv erleben und deuten, zusammenkommen und uns – basierend auf diesen bisherigen Erfahrungen – neue Vorhersagen gestatten. So entstehen positive und negative Erwartungen an die Zukunft, die dafür sorgen, dass das, was wir vorhersagen, auch passiert (ob allgemein oder in konkreten Situationen), aber auch vorgeben, wie wir ein Geschehen interpretieren. Diese Interpretationen fließen wiederum in neue Erwartungen ein, aus denen kumulativ ein »Modell« der Welt erwächst, die Sie umgibt. Interessanterweise scheint sich die allmählich ansteigende Wirkung von Antidepressiva (erst winzige Veränderungen der Emotionsverarbeitung, dann größere Veränderungen der Erwartungen an die Welt und der Interpretationen) grundlegend von anderen Behandlungsansätzen bei Depressionen zu unterscheiden. Manche davon könnten sogar genau umgekehrt verlaufen. Das verrät uns etwas über die Wirkweise von Antidepressiva, ist aber auch ein Baustein für die Frage, wie eine Depression entsteht. Wenn wir dazu neigen, der Außenwelt unbewusst eher emotional negative Informationen zu entnehmen, kann sich dies mit der Zeit summieren und uns dazu prädisponieren, irgendwann eine Depression oder eine vergleichbare psychische Krankheit zu entwickeln. Dafür gibt es wissenschaftliche Belege: Bei enger Verwandtschaft mit einer Person, die Depressionen hat (und somit einem gewissen genetischen Risiko, selbst daran zu erkranken), neigen Menschen mitunter zu einem ähnlichen negativen Bias, obwohl sie selbst keine depressive Symptomatik aufweisen.[198] Besonders negative Lebensereignisse (Scheidung, Todesfall, Trauma) können auf ähnliche Weise langfristig subtile Veränderungen der Perspektive einleiten, und so kann sich in manchen Fällen eine schwere Depression entwickeln.

Nun ist aber nicht alles auf der Welt positiv, und das soll es auch gar nicht sein. Insofern ist ein negativer Bias nicht grundsätzlich behandlungsbedürftig. Er ist nicht krankhaft und keine Störung. Dieses Kapitel soll Sie keineswegs davon überzeugen, dass ein negativer Bias (der vielleicht bei Ihnen vorliegt) bedeutet, dass Sie auf jeden Fall irgendwann eine Depression bekommen und Antidepressiva benötigen. Bei manchen Menschen mag beides zutreffen, aber es gibt sehr viele mit einer ziemlich negativen Grundhaltung, die sehr gut klarkommen. Oft sind sie bei ihren Freunden wegen ihres treffsicheren Sarkasmus beliebt. Sie brauchen keine Antidepressiva, denn bei ihnen gibt es nichts zu reparieren. Ein negativer Bias ist nur ein anderer Weg, emotionale Informationen über die Außenwelt zu verarbeiten, gewissermaßen ein Persönlichkeitsmerkmal. Er macht etwas anfälliger für eine Depression, ist aber keineswegs ein Garant dafür. Wenn jedoch eine Depression vorliegt und das Leben sich wegen Traurigkeit, Dauererschöpfung, Schlafstörungen (zu viel oder zu wenig) massiv verschlechtert, dann kann das Wissen, dass ein negativer Bias vorliegt und möglicherweise mit einem Antidepressivum behandelbar ist, um die Emotionsverarbeitung im Gehirn zu verändern, der erste Schritt auf dem Weg der Besserung sein.

Bisher bin ich in diesem Kapitel vor allem auf Menschen mit Depressionen eingegangen, doch ein Bias für negative emotionale Informationen beschränkt sich nicht allein auf Depressionen. Zu beobachten ist er auch bei Menschen mit chronischen Schmerzen,[199] Angststörungen,[200] bipolaren Störungen[201] und Schizophrenie[202] (um nur einiges zu nennen). Er könnte also auch einen allgemeinen Risikofaktor für psychische Probleme darstellen, der nicht nur für Depressionen gilt. In ähnlicher Weise vermittelt der Begriff »Antidepressivum« zwar die Vorstellung, dass die verwendeten Substanzen sich nur für Menschen mit den spezifischen Diagnosekriterien für eine Depression eignen. Das ist jedoch falsch. Antidepressiva sind bei allen möglichen Erkrankungen von Fressattacken aufgrund einer Essstörung[203] bis hin zum Reizdarmsyndrom[204] sehr wirksam. Unabhängig davon, weshalb jemand ein Antidepressivum einnimmt, bewirkt es sofort eine etwas neutralere oder positivere emotionale Verarbeitung, sodass wir eher auf die positiven Details, die guten Erinnerungen und eine erfreuliche Interpretation von Ereignissen achten – vermutlich auch in Bezug auf das Körpererleben.

Könnten Antidepressiva mir helfen?

Antidepressiva helfen nicht immer. Tatsächlich helfen sie nur der Hälfte derer, die sie (egal wegen welcher Diagnose) einnehmen. Vielleicht wissen Sie das bereits aus eigener Erfahrung,

Dass Antidepressiva mal besser, mal schlechter anschlagen, ist seit den frühesten klinischen Studien mit Iproniazid bekannt.[205] Schon damals war offensichtlich, dass diese neue Therapie für manche Patienten bahnbrechend war, für andere weitgehend nutzlos. Inzwischen probieren die meisten Betroffenen bei einer Depression mehr als ein Arzneimittel oder andere Behandlungsformen aus, bis sie etwas finden, was ihnen hilft. Bisher habe ich Antidepressiva als Oberbegriff verwendet, aber es gibt natürlich wichtige Unterschiede, und beim einen wirkt vielleicht das eine Mittel, beim nächsten ein anderes. Wenn es jemandem nach einer mehrwöchigen Einnahme nicht besser geht, heißt das nicht, dass nie etwas anschlägt – ein anderes Mittel könnte durchaus einen Versuch wert sein. Falls Sertralin (ein selektiver Serotonin-Wiederaufnahmehemmer) nicht hilft, besteht eine 25-prozentige Chance, dass eines der anderen Antidepressiva funktioniert.[206] Nicht jeder Wirkstoff schlägt bei allen gleichermaßen an. Manchmal probiert man jedoch mehrere Medikamente durch, von denen keines hilft. Dann gehört man vielleicht zu den Patienten, deren Depression sich mit den üblichen Antidepressiva nicht beeinflussen lässt. (Zum Glück gibt es noch andere wirksame Therapien, auf die wir in den folgenden Kapiteln zu sprechen kommen.)

Dieses »Therapieversagen« der Antidepressiva liegt daran, dass einer Depression wahrscheinlich keine singuläre biologische Ursache zugrunde liegt. Nachvollziehbar erscheint das schon deshalb, weil Depressionen so unterschiedlich erlebt werden. Wie wir in Kapitel 3 gesehen haben, werden bei Studien immer Durchschnittswerte aus der Gruppe der beteiligten Testpersonen erhoben. Und wenn es heißt: »Patienten mit Depressionen haben einen negativen Bias«, oder: »Antidepressiva verschieben diesen negativen Bias«, gibt es wahrscheinlich Menschen mit negativem Bias, bei denen Antidepressiva diesen Bias verändern und die Stimmung heben, und andere, bei denen dies nicht der Fall ist, weil sie diesen Bias womöglich auch zu Beginn nicht aufwiesen. Eine Depression kann der gemeinsame Endpunkt diverser neurobiologischer Veränderungen sein. Ein Antidepressivum kann diesen Endpunkt jedoch nur über das System verändern, auf das es pharmakologisch abzielt. Wenn bei der behandelten Person also Veränderungen in Gehirnsystemen vorliegen, die von dem jeweiligen Wirkstoff nicht beeinflusst werden – weil beispielsweise nicht das System für den emotionalen Bias betroffen ist, sondern das System für Motivation und Antrieb –, dann wird das Antidepressivum nicht über den Placeboeffekt hinaus anschlagen.

Viel effizienter als das Ausprobieren von Antidepressiva wäre eine Methode, mit der sich vorab bestimmen ließe, wem welches Mittel helfen könnte (oder noch besser, welche Therapie die richtige wäre, einschließlich nicht-medikamentösen Ansätzen). Es könnte ein Fehler sein, erst einmal pauschal bestimmte Optionen anzubieten, nur weil wir hoffen, damit zumindest mal die Hälfte zu erwischen, denen das hilft. Es könnte auch ein Fehler sein, bestimmte Optionen nach einer unzureichenden klinischen Studie auszuschließen, die sich für eine bestimmte Minderheit als lebensrettend erweisen könnten. Es ist unglaublich frustrierend, dass wir den individuellen Weg zur psychischen Gesundheit derzeit noch nicht ermitteln können. Deshalb ringen Forschungsteams derzeit intensiv um Verbesserungen mittels personalisierter Medizin, also individuell zugeschnittenen Therapien. Wir wollen herausfinden, wie man allen Patienten und Patientinnen die optimale Behandlung zukommen lassen kann, indem vorab getestet wird, worauf sie am ehesten ansprechen. Auf manchen Gebieten funktioniert die personalisierte Medizin schon hervorragend. So wurde die Krebstherapie dadurch revolutioniert – anstatt alle Brustkrebsfälle mit demselben Medikament zu behandeln, kann man heute die Tumorzellen auf bestimmte Marker untersuchen und dann eine Behandlung mit einem Wirkstoff einleiten, der genau diese Krebszellen angreift.

Bei psychischen Erkrankungen wäre ein einfacher personalisierter Ansatz wünschenswert, um herauszufinden, wer eher ein Antidepressivum bräuchte und wer eine Psychotherapie (hierzu gleich mehr). Ein etwas ehrgeizigeres Ziel wäre die Klärung, welches Antidepressivum oder welche Psychotherapie individuell am besten funktionieren dürfte. Das könnte den Betroffenen wochenlange Erprobungsphasen und (bei Medikamenten) unangenehme Nebenwirkungen ersparen. Die optimale individuelle Behandlung ließe sich eventuell durch eine Neuanalyse der vorhandenen klinischen Studiendaten ermitteln, um herauszufinden, wer auf welche Therapie reagiert hat. Vielleicht gibt es bestimmte Untergruppen, die besonders gut auf das eine Medikament ansprechen oder besonders schlecht auf ein anderes. Wenn wir dies vor Beginn der Behandlung wüssten, könnten wir schneller, effektiver und mit weniger schweren Nebenwirkungen behandeln.

Für eine derartige Studie müsste man Patientendaten aus anderen Studien auswerten, die relativ leicht zu beschaffen sind (demografische Daten wie Geschlecht und Alter sowie Fragebogenerhebungen, zum Beispiel zum Schweregrad verschiedener Depressionssymptome), bis sich prognostizieren lässt, wer von bestimmten Antidepressiva profitieren dürfte und wer nicht. Dafür sind in der Regel sehr viele Daten erforderlich (von Hunderten oder Tausenden Patienten), die dann von einem KI-Algorithmus verarbeitet werden, der herausfinden soll, welche Faktoren mit einer Besserung assoziiert sind, und am Ende eine Möglichkeit ausspuckt, dies anhand von bestimmten Ausgangsdaten zu ermitteln. Auf den ersten Blick erschien dieser Ansatz sehr nützlich, aber er hat zwei große Haken. Der erste Haken ist technischer Natur. Selbstlernende Algorithmen finden heraus, wie sich innerhalb bestimmter Datensätze Muster vorhersagen lassen. Das können sie normalerweise ziemlich gut. Sobald sie für einen bestimmten Datensatz passende Muster ermitteln (zum Beispiel aus einer Studie mit 200 Probanden, von denen die Patienten mit Appetit-, Schlaf- und Fatigue-Symptomen besser auf ein bestimmtes Antidepressivum angesprochen haben, und diejenigen mit Angst- und Aufmerksamkeitsproblematik besser auf ein anderes), müssen wir nachfolgend prüfen, ob sie auch Muster aus neuen Daten vorhersagen können, zum Beispiel anhand einer ganz neuen Gruppe aus 100 Patienten. So etwas ist für diese Algorithmen viel schwieriger. Oftmals gelten die speziellen Muster, die der Algorithmus ausgetüftelt hat, nur für den ersten Datensatz und scheitern dann am zweiten Schritt. Dennoch ließe sich dieses technische Problem theoretisch lösen, denn die Algorithmen für maschinelles Lernen werden immer besser, und verschiedene KI-Modelle könnten mit den richtigen Daten durchaus eine Lösung finden, um konsistent vorherzusagen, ob es jemandem nach der Einnahme eines bestimmten Mittels besser gehen sollte.

Aber selbst wenn wir das Problem des Algorithmustrainings überwinden könnten, stoßen wir rein wissenschaftlich auch beim besten Ansatz dieser Art auf ein weiteres Problem. Egal, wie gut ein Algorithmus funktioniert: Er wird nie gänzlich erklären können, warum diese Faktoren für die Reaktion auf ein Antidepressivum eine Rolle spielen. Das liegt daran, dass dieser Mechanismus blind für den jeweiligen Mechanismus ist – er erklärt nicht, warum es manchen Menschen mit Antidepressiva besser geht, nur dass es so ist. Dieser Nachteil erschwert uns die Entscheidung, ob wir etwas klinisch einsetzen sollten oder nicht und wie es sich eventuell verbessern ließe.

Es gibt viele Bemühungen dieser Art, die psychische Verfassung über personalisierte Medizin zu verbessern. Aber bisher sind wir auf diesem Gebiet noch nicht in der Lage, präzise festzustellen, wem man mit welcher Behandlung optimal hilft. Das dürfte unter anderem daran liegen, dass wir noch nicht verstehen, warum nur manche Menschen von einer konkreten Behandlung profitieren – was ist an ihrem Gehirn anders? Welche Prozesse unterstützen ihr spezielles Erleben bei einer Depression? Und inwiefern entsprechen diese Prozesse im Gehirn einer konkreten Veränderung durch diese spezielle Therapie?

Mehr Verständnis für die Wirkweise von Antidepressiva liefert auch Anhaltspunkte, wem sie helfen könnten, und das wiederum könnte uns erklären, warum nur manche Menschen auf Antidepressiva ansprechen. Wenn Antidepressiva wirken, indem sie den kognitiven Bias in Richtung positiver Emotionen verschieben, dann stünde doch zu erwarten, dass diejenigen, deren Bias sich zu Beginn am stärksten bewegt, auch diejenigen sein sollten, die sich letztlich von der Depression erholen, richtig? Manche Studien bestätigen diese Überlegung. Wenn der negative Bias schon nach einer Woche zurückgeht, helfen Antidepressiva mit einer höheren Wahrscheinlichkeit gegen die Depression (gemäß der Daten nach acht Wochen Therapie).[207] Verändert sich der Bias kurzfristig nicht, so besteht eine geringere Aussicht auf spätere Besserung. Das ist ein ausgezeichnetes Beispiel dafür, wie das Verständnis der psychologischen Mechanismen von Antidepressiva Strategien erschließt, um diejenigen zu identifizieren, die am meisten von einem Mittel profitieren – und den anderen Alternativen anzubieten.

Vielleicht können die speziellen neurobiologischen Veränderungen beim emotionalen Bias nur bei denjenigen die Stimmung aufhellen, deren Depression durch Schaltkreise entsteht, die einen negativen Bias aufrechterhalten. Bei anderen mit derselben Diagnose, aber ohne diesen Bias, liegen neurobiologisch vielleicht andere Veränderungen vor, die besser auf andere Ansätze ansprechen (zum Beispiel Psychotherapie). Eines Tages kommen wir vielleicht zu einer neurowissenschaftlich fundierten Entscheidung, indem wir Patienten eine Einmaldosis eines Antidepressivums verabreichen und die unmittelbaren psychologischen Veränderungen messen.

Solche neurobiologischen Erkenntnisse ließen sich möglicherweise auch für die Arzneimittelforschung nutzen. Anhand von Messungen, ob ein Wirkstoff den emotionalen Bias überhaupt beeinflusst, könnte man frühzeitig herausfinden, ob dieser Wirkstoff ein neues Antidepressivum sein könnte oder nicht. Dieser Ansatz erscheint besonders vielversprechend, weil er uns helfen könnte herauszufinden, wann ein neues Medikament riskante Auswirkungen auf die Psyche hat. Als ein neues Mittel gegen Fettleibigkeit auf den Markt kam, gab es Meldungen, dass Leute, die dieses Mittel einnahmen, depressiv wurden oder gar Suizidgedanken hegten. Wie sich herausstellte, ließ schon eine einzige Dosis dieses Medikaments den positiven Bias der Behandelten zurückgehen – das Mittel hatte den gegenteiligen Effekt eines Antidepressivums (war also sozusagen ein »Pro-Depressivum«).[208] Die Wirkung eines Mittels auf den emotionalen Bias zu verstehen, wäre der Schlüssel zum Verständnis, warum und bei wem etwas wirkt und welche Risiken damit verbunden sein könnten.

Es ist kein Zufall, dass es manchen Menschen mit Antidepressiva besser geht und anderen nicht. Dass solche Mittel nicht immer helfen, liegt unmittelbar an den spezifischen Gehirnprozessen, die jeweils angesprochen werden. Für manche Menschen ist eine medikamentöse Beeinflussung dieser Prozesse entscheidend für den Behandlungserfolg, anderen hilft eine Veränderung dieser speziellen Prozesse (zum Beispiel der Amygdalareaktion auf negative Informationen) nicht gegen ihre Depression, weil ihre Krankheit auf anderen Signalwegen beruht.

Wie sich Antidepressiva und Placebos ergänzen

Ergänzend zu den biologischen Wirkungen eines Medikaments gibt es noch einen weiteren wichtigen Faktor, der mitentscheidet, ob ein Antidepressivum bei einem selbst »wirkt« oder nicht, nämlich die persönliche Empfänglichkeit für den Placeboeffekt. Ob es um das Serotoninsystem geht (wie bei vielen Antidepressiva) oder um das Opioidsystem (wie bei vielen Schmerzmitteln) – jede Behandlung wirkt zweigleisig, erstens über das Gehirnsystem, das vom Wirkstoff verändert wird, und zweitens über die Gehirnsysteme, die von den Erwartungen an das Medikament verändert werden. Bei Experimenten und Medikamentenstudien muss das geprüfte Medikament besser abschneiden als das Placebo, sonst gilt es nicht als nachweislich wirksam. In der Realität wollen wir lediglich ein Medikament, das uns hilft. Wegen des Placeboeffekts ist das exakte Ausmaß der Wirkung unmöglich abzuschätzen, aber der Patientin oder dem Patienten ist das wohl herzlich gleichgültig. Hauptsache, es wird besser! Wissenschaftlich betrachtet ist es weniger einfach. Zum einen helfen Placebos zwar bei einer Vielzahl psychischer Erkrankungen, zum anderen haben die Wirkmechanismen verschreibungspflichtiger Medikamente oder einer Psychotherapie (die den emotionalen Bias manipulieren und Glaubenssätze und Interpretationen verändern) natürlich viel damit gemeinsam, wie Placebos wirken.

Das Erfreuliche an dem beträchtlichen Placeboeffekt, der zur Antidepressiva-Therapie beiträgt, ist, dass die Mittel damit besser wirken. Das Bedauerliche ist, dass wir höchstpersönlich vielleicht nie wirklich erfahren, wie sie wirken. Bedauerlich ist auch, dass Placebos die Stimmung derart zuverlässig aufhellen, dass viele neue Antidepressiva in Medikamentenstudien nicht wirksamer sind als Placebos, obwohl die Wirkstoffe die Depression deutlich zurückgehen lassen. Der starke Placeboeffekt bei Antidepressiva trägt zu der verbreiteten Minderheitsmeinung bei, dass diese Mittel nur über den Placeboeffekt wirken. Es ist sehr unwahrscheinlich, dass das stimmt. Viele große Studien konnten belegen, dass der Wirkstoff (bei der kurz- und langfristigen Behandlung einer Depression) dem Placebo überlegen war. Hinzu kommen zahlreiche placebokontrollierte Experimente, die zeigen, dass Antidepressiva den negativen kognitiven Bias lindern, und das ist ein Behandlungsmechanismus. Diese Belege werden aber nicht von allen akzeptiert, zumal manche Studien von der Pharmaindustrie finanziert werden, die von einem Wirksamkeitsnachweis natürlich profitiert. Ich halte die Evidenz jedoch für überzeugend. Selbst unabhängige Studien oder Analysen vieler Studien ergeben einen klaren Vorteil für Antidepressiva im Vergleich zu Placebos.[209] Die überwiegende Mehrzahl aller Wissenschaftler und Wissenschaftlerinnen haben (genau wie ich) kein finanzielles Interesse daran, ob Antidepressiva wirken oder nicht, sind aber dennoch der Ansicht, dass die Evidenz für eine Wirkung spricht (bei vielen, nicht bei allen).

Dass Placebos sehr gut helfen und Antidepressiva nicht allen helfen, hat zu einer breiten Front gegen Antidepressiva geführt. Wer die Evidenz im Sinne von »Antidepressiva wirken nicht«

interpretiert, führt als Beweis für ihre Unwirksamkeit gern die Tatsache an, dass Antidepressiva nicht unbedingt ein chemisches Ungleichgewicht korrigieren oder dass ein niedriger Serotoninspiegel nicht immer Depressionen hervorruft. Trotz der starken Evidenz, dass Antidepressiva grundsätzlich wirksam sind, ist Kritik an der Annahme des chemischen Ungleichgewichts absolut berechtigt (und entspricht der wissenschaftlichen Mehrheitsmeinung). Dieser Ansatz ist bestenfalls eine übertrieben vereinfache Erklärung für die Wirkung von Antidepressiva, auch wenn Ärzte, Wissenschaft und Medien bis heute gern darauf zurückgreifen, um Patienten etwas über Depressionen zu erklären. Mehr ist allerdings auch nicht dran. Dass dieser Erklärungsansatz so beliebt ist, hat individuell immerhin das Stigma der Depression reduziert (»Ich kann nichts dafür, es ist ein Problem der Botenstoffe in meinem Gehirn«). Wir haben jedoch bereits gesehen, dass die eigentliche Funktionsweise von Antidepressiva nahezu sicher komplizierter ist als ein chemischer Mangel an Serotonin oder anderen Substanzen.

Die subjektive Erfahrung, die wir gegenwärtig als »Depression« bezeichnen, kann auf vielen verschiedenen biologischen Systemen beruhen, darunter Veränderungen der Systeme für Genuss, Lernen, Motivation und Emotion im Gehirn, Veränderungen im Körper (zum Beispiel Entzündungen). Hinzu kommen verschiedene andere Systeme, auf die ich bisher nicht näher eingegangen bin. Hierzu gehören Veränderung in den Frontallappen des Gehirns, die an Kurzzeitgedächtnis, Aufmerksamkeit und Regulierung beteiligt sind. Depressionen sind also eine heterogene Erkrankung, und die treibenden Prozesse sind nicht immer dieselben. Damit ist nachvollziehbar, dass Antidepressiva nicht allen helfen, denn die krankhaften Prozesse, die sie beeinflussen, liegen nicht bei jeder Depression vor. Nachvollziehbar ist auch, dass Antidepressiva nicht auf Anhieb wirken: Ihre unmittelbaren physiologischen Wirkungen ziehen kognitive Veränderungen nach sich, die sich langsam addieren müssen, bis die Grundstimmung sich verändert. Und es erscheint nachvollziehbar, dass Antidepressiva zwar insgesamt wirksamer sind als ein Placebo, aber nicht immer enorm viel besser, weil auch Placebos ähnliche, sehr wirkungsvolle Mechanismen in Gang setzen, die zu psychischer Krankheit und Heilung beitragen.

Insgesamt sind Antidepressiva für manche Menschen ein extrem hilfreicher Baustein ihrer Behandlung, aber nicht für jeden und jede die richtige Therapie. Und selbst wenn wir exakt vorhersagen könnten, wem es mit Antidepressiva besser gehen würde, wäre dies für die »aussortierte« Gruppe keine große Hilfe. Häufig versagen diese Wirkstoffklassen schlichtweg oder gehen mit mehr unangenehmen als positiven Wirkungen einher, und die geringen Unterschiede zwischen den etablierten Arzneimitteln helfen da wenig.

Von außen betrachtet, können Antidepressiva etwas abschreckend wirken: Substanzen, die verändern, wie wir denken! Das klingt nach Fremdsteuerung. Aber erstens verändern auch viele andere »Drogen«, die wir regelmäßig konsumieren, wie wir denken (Koffein zum Beispiel), und zweitens gilt diese Aussage auch für alle nicht-medikamentösen Behandlungsweisen einer psychischen Erkrankung. Die Wissenschaft sucht zunehmend nach anderen, radikaleren Ansätzen, die mentale Gesundheit pharmakologisch zu verbessern. Dazu werden Substanzen erforscht, die auf dieselben allgemeinen Systeme im Gehirn abzielen, die Psyche und Wohlbefinden stärken, es werden aber andere Signalwege gewählt. Besonders vielversprechend erscheint hierbei der genauere Blick auf Partydrogen oder Substanzen, die in anderen Ländern in der traditionellen Medizin gebräuchlich sind. Die Einnahme einer Partydroge wirkt vielleicht wie etwas ganz anderes als ein verordnetes Antidepressivum oder ein Placebo – aber letztlich haben alle drei auch etwas gemeinsam.

7. Andere Drogen

Mit 21 zog ich nach London. Gleich im ersten Jahr wurde ich in Peckham zu einer Valentinstagsparty eingeladen. Genau solche Partys hatte ich mir ausgemalt, als ich nach London kam. Mir war nur etwas peinlich, dass ich ganz normal angezogen war, alle anderen aber offenbar gewusst hatten, dass es eine Kostümparty war. Neben mir stand vorne beim DJ jemand, der sich als Raupe verkleidet hatte und an einer altmodischen Pfeife zog. Irgendwo war auch ein Kaninchen, und es gab etliche Frauen in karierten Kleidern, weshalb ich auf ein Alice-im-Wunderland-Motto tippte. Etwa eine Stunde nach meiner Ankunft brach die Musik urplötzlich ab, weil jemand von einer filigranen Wendeltreppe auf die Tanzfläche sprang (oder fiel, ganz so klar war das nicht). Alle wichen erschrocken zurück. Auf den ersten Blick sah es so aus, als hätte sich die Person das Schlüsselbein gebrochen, darum riefen wir einen Krankenwagen. Das Bemerkenswerte an der ganzen Sache war jedoch, dass sie dabei nicht schrie oder weinte. Sie war ein bisschen mitgenommen, schien aber nicht so starke Schmerzen zu haben, wie die sichtbare Verletzung hätte vermuten lassen. Ein Teil dieser ausbleibenden Reaktion lag bestimmt am Adrenalin oder an schmerzinduzierten Opioiden, doch ein anderer Teil lag definitiv an Drogen.

Die bei Weitem häufigsten Substanzen, die Menschen weltweit einsetzen, um ihre Stimmung zu beeinflussen, sind nicht Antidepressiva oder andere Medikamente, sondern Freizeitdrogen. Zu dieser Kategorie zählt eine breite Palette an Substanzen, die wir konsumieren, weil wir ihre bewusstseinsverändernden Wirkungen mögen, und nicht etwa, um tatsächlich damit Hunger oder Durst zu stillen. Koffein, Nikotin, Alkohol, aber auch Kokain und Heroin gehören dazu. Dass solche Genuss- und Suchtmittel bei den meisten Menschen vorübergehend das Wohlbefinden steigern können, wissen wir in der Regel auch ohne Studien, denn fast jeder von uns hat schon mindestens eine davon irgendwann einmal ausprobiert.

Welche Substanz bei dem Zwischenfall auf der Alice-im-Wunderland-Party im Spiel war, weiß ich nicht mit Sicherheit. Schmerzunterdrückung schwingt bei vielen Drogen mit, insbesondere bei Alkohol. Nach ein paar Gläsern schlagen Betrunkene Fenster ein, stoßen sich die Köpfe an, fallen Treppen herunter, brechen sich die Knochen und wirken dabei ziemlich unbeeindruckt. Am nächsten Tag tut es weh, aber in dem Moment nicht.

Und obwohl Alkohol uns körperlich und sozial großen Schaden zufügen kann, hat er in geringen bis mittleren Mengen auch einen sehr positiven Einfluss auf das Befinden.[210] Besonders bemerkenswert ist sein prompter Einfluss auf Stress. Die meisten Menschen reagieren nach einem Drink weniger gestresst, und diese psychologische Stressreduktion spiegelt sich in der körperlichen wider. Bei einem Erlebnis, das mit Stress verbunden ist (ob Schmerzen, psychischer Stress, ein Knall oder anderes), schlägt das Herz spürbar schneller. Dieser Effekt wird von Alkohol ausgebremst.[211] Daraus wurde die Hypothese abgeleitet, dass Alkohol die emotionale Anspannung im Alltag reduzieren könnte – ein bis zwei Gläschen, und man fühlt sich wohler. Für viele Menschen hörte sich das perfekt an. Aber warum verordnet uns dann niemand einen anständigen Drink fürs Wohlergehen?

In erster Linie, weil es nicht erforderlich ist. Trotz der nachweislichen gesundheitsschädlichen Wirkung (und sonstigen Problemen unter Alkoholeinfluss) ist Alkoholkonsum in den meisten Ländern sehr locker reguliert. Niemand muss uns Alkohol verschreiben, weil die meisten ihn ohnehin zu sich nehmen, und das oft in höheren Mengen, als ihnen hypothetisch zuträglich wäre. Und selbst in geringen Mengen ist die stressreduzierende Wirkung von Alkohol keineswegs garantiert und hat auf manche einen negativen Einfluss. Die individuelle Stressreaktion geht unter Alkohol nicht bei allen zurück. Mitunter kann selbst die kurzfristige Wirkung von Alkohol mit Stress verbunden und der Entspannung ganz und gar nicht förderlich sein.

Bei großangelegten Befragungen zu Trinkgewohnheiten und psychischer Gesundheit schälte sich ein eigentümliches Muster heraus. Sowohl Abstinenz als auch starkes Trinken gehen mit stärkeren psychischen Problemen einher als leichter bis mäßiger Alkoholkonsum.[212] Der Zusammenhang zwischen Alkohol und der psychischen Gesundheit entspricht dabei einer umgekehrten U-Kurve, der zufolge es Nichttrinkern und Vieltrinkern psychisch schlechter geht als Leuten, die kleine bis mittlere Mengen Alkohol konsumieren. Das bedeutet im Umkehrschluss allerdings nicht, dass Abstinenz der Psyche schadet. Es könnten weitere Faktoren im Spiel sein, ob körperliche Gesundheitsprobleme oder soziale Gegebenheiten, die jemanden vom Trinken abhalten, aber auch der Psyche zusetzen, also besteht nicht zwangsläufig eine kausale Beziehung (was auch für starkes Trinken gilt). Die Auswertung ist jedoch ein gutes Beispiel dafür, dass Alkohol zugleich hilfreich und auch riskant sein kann und dass sowohl die Menge als auch individuelle Faktoren bestimmen, wo die Schwelle zum Risiko liegt. Was für Alkohol gilt, gilt auch für die meisten anderen Drogen.

Alkohol hat viel mit anderen Freizeit- oder Partydrogen gemeinsam. Vorübergehend kann er das subjektive Befinden verbessern, ist aber keineswegs unschädlich. Ob der Konsum individuell wohltuend ist oder schadet und ob die Gesellschaft etwas legalisiert, ist immer eine Frage der Abwägung. Diese Abwägung gilt für alle in der Gesellschaft verfügbaren Drogen, die legalen wie die illegalen.

Die Regulierung psychoaktiver Substanzen

Ehe wir über den potenziellen Nutzen von Freizeitdrogen bei der Behandlung psychischer Krankheiten sprechen, müssen wir die Risiken beleuchten – für die Gesellschaft wie für die eigene Gesundheit. Menschen verwenden psychoaktive Substanzen schon ewig, und ebenso lange werden Nutzen und Risiko gegeneinander abgewogen. Antidepressiva können mit erheblichen Nebenwirkungen wie Verlust des Sexualtriebs oder Appetitveränderungen einhergehen, aber bei den üblichen Verordnungen überwiegt der Nutzen zumeist diese unerwünschten Wirkungen. Ob die Evidenz einer Behandlungsoption ausreicht und ob Nebenwirkungen oder die Risiken für Gesundheit oder Gesellschaft zu hoch erscheinen, entscheiden Regulierungsbehörden. Sie wägen ab, welche Substanzen medizinisch sinnvoll erscheinen, welche für die Allgemeinheit verfügbar bleiben dürfen und welche lieber verboten werden sollten. Vernünftigerweise wird vor einer solchen Entscheidung geprüft, welche Evidenz für Nutzen und Risiken der jeweiligen Substanz vorliegt. Neu entdeckte Risiken oder Vorteile erfordern einen beständigen Dialog, bei dem immer wieder die aktuelle Evidenz ausgewertet wird.

Das scheint auf der Hand zu liegen, ist jedoch nicht zwangsläufig der Fall. Andere Faktoren wie die öffentliche Wahrnehmung, Medienberichte und politische Meinungen haben häufig mehr Einfluss auf die offizielle Drogenregulierung als wissenschaftliche Erkenntnisse zu den Vorzügen und Risiken einer einzelnen Substanz. Beispiele für diese Diskrepanz zwischen Gesetzeslage und Wissenschaft sehen Sie praktisch überall auf der Welt. An einem besonders prägnanten Beispiel im Vereinigten Königreich war der Neurowissenschaftler und Arzt David Nutt beteiligt, Professor am Imperial College London. Nutt erreichte tragische Berühmtheit, die die meisten Wissenschaftler mit Begeisterung oder Schadenfreude (oder beidem) erfüllt, denn die von ihm vorgelegten Studien waren zwar wissenschaftlich absolut korrekt, führten aber dazu, dass er von der Regierung gefeuert wurde.

2009 war David Nutt Vorsitzender eines Expertengremiums zu Drogenmissbrauch, das die Regierung des Vereinigten Königreichs beriet. Er vertrat die Ansicht, dass die rechtliche Einordnung von Drogen rein sachlich darauf beruhen solle, wie schädlich sie nachweislich für das Individuum und für andere sind. Wenn Heroin also die gefährlichste Droge wäre, müsste es die am stärksten regulierte Droge sein, deren Besitz oder In-den-Verkehr-Bringen am schärfsten geahndet wird. Und wenn Alkohol die ungefährlichste Droge ist, würde dies im Vergleich zu anderen Freizeitdrogen den legalen Zugang rechtfertigen. Diese Klassifizierungsmethode erscheint derart rational, dass viele im UK sicher davon ausgehen, dass sie de facto längst passiert, und deshalb glauben, dass Alkohol weitgehend harmlos ist, weil man ihn am leichtesten bekommt.

Nutt und sein Team waren der Ermittlung dieser Risiken in zahlreichen Veröffentlichungen nachgegangen.[213] In einer Studie hatten sie einen unvoreingenommenen Weg gewählt, um die »Gefährlichkeit« einer Droge zu bestimmen und auf der Basis verschiedener schädlicher Auswirkungen – Mortalitätsrate, Gesundheitsschäden (wie Zirrhose oder Viren), das Ausmaß der mentalen Schädigung, Verletzungsrisiko, mögliche Verbrechen, familiäre Probleme, gesamtgesellschaftliche Kosten – einen Score ermittelt, der sich aus insgesamt 16 schädlichen Begleiterscheinungen zusammensetzte, von denen neun dem Konsumierenden selbst schadeten und sieben schädliche Folgen für andere bezifferten.[214] Diese Gefahren wurden mathematisch kombiniert, bis jede Droge einen relativen Score im Vergleich zu jeder anderen Droge erhalten hatte, wobei 50 als halb so schädlich galt wie 100. Weil nicht alle Drogen gleichermaßen gefährlich sind, spiegelte sich auch dies in ihrem Score: Substanzbedingte Mortalität (also wie sehr ein Leben durch diese spezielle Droge verkürzt wird) wurde mathematisch als die schädlichste Folge überhaupt gewichtet.

Die Droge, die auf dieser Skala am gefährlichsten ist (sowohl für die konsumierende Person als auch für andere), ist Alkohol. Alkohol erreicht auf der Skala der relativen Gefährlichkeit einen Wert von über 70. Das liegt daran, dass die drei konkurrierenden Substanzen (Heroin, Crack und Methamphetamin) zwar für die Konsumierenden selbst sehr gefährlich sind, Alkohol aber mit den höchsten Gefahren für andere einhergeht (und zugleich auch ein ziemlich hohes Gesundheitsrisiko für denjenigen birgt, der ihn zu sich nimmt). Tabak landete auf Platz sechs, war also weniger schädlich als Alkohol, Heroin und Kokain.

Im Vergleich hierzu waren andere Partydrogen wie Magic Mushrooms (psychedelische Pilze) praktisch unschädlich. Was die Gefahr für andere anging, lagen LSD und Magic Mushrooms praktisch bei null (die Pilze sogar exakt auf null), und das Risiko, sich damit selbst zu schaden, betrug für beide unter 10. Cannabis ist zwar schädlicher als Pilze, aber immer noch deutlich weniger schädlich als Alkohol und nicht ganz so schädlich wie Tabak.

Diese Skala wurde bereits für eine Studie von 2007 entwickelt und eingesetzt, in der Alkohol gegen andere Substanzen abgewogen wurde.[215] Zwei Jahre später schrieb Nutt einen Leitartikel für das *Journal of Psychopharmacology*, in dem er erklärte, das Risiko beim Reiten – ein schweres unerwünschtes Ereignis auf etwa 350 »Kontakte« – höher sei als der Gebrauch der Droge Ecstasy, das mit einem schweren unerwünschten Ereignis auf etwa 10 000 Kontakte assoziiert ist. (Der Artikel trug die Überschrift »Equasy – An overlooked addiction with implications for the current debate on drug harms« – Reiten war laut dieser Einstufung riskanter als Ecstasy-Genuss). Später in diesem Jahr erklärte Nutt, dass Alkohol gefährlicher sei als viele illegale Drogen – was im Expertenrat der Regierung seine Amtsenthebung nach sich zog.[216] Doch obwohl seine Aussage (und der Equasy-Artikel) zweifellos provokativ gewesen war, tat sie exakt das, was sie sollte: Sie beriet die Politik aufgrund wissenschaftlicher Evidenz über das relative Risiko von Genuss- und Suchtmitteln.

Vielleicht betrachten Sie Nutts Provokation ähnlich skeptisch wie der damalige Innenminister. Aber ich kenne viele Menschen, die regelmäßig zum Reiten gingen, Ecstasy nahmen oder beides (nur nicht gleichzeitig), und meine privaten, voreingenommenen Beobachtungen würden Davids datengestützte Schlussfolgerungen sofort untermauern. Mir ist noch niemand begegnet, der oder die nicht ernsthafte Schäden von Ecstasy davongetragen hat (oder eine solche Person persönlich kennt), und das ist wenig überraschend. Umgekehrt ist es nicht übertrieben, wenn ich sage, dass alle passionierten Reiter und Reiterinnen in meinem Umfeld dabei entweder selbst schon einen ernsten Unfall erlitten haben oder jemanden persönlich kennen, dem so etwas zugestoßen ist. Auch die chronischen Schmerzen, von denen ich eingangs berichtet habe, habe ich mir im Rahmen meiner normalen »Equasy« zugezogen. 2005 erlitt ich einen komplizierten Bruch im Fuß und musste danach immer wieder operiert und behandelt werden.

Dennoch halten solche Daten zum relativen Risiko legaler und illegaler Drogen keinen Einzug in die Gesetzgebung. Der Besitz von Cannabis kann im UK mit bis zu fünf Jahren Gefängnis bestraft werden, der von LSD, Magic Mushrooms oder MDMA (Ecstasy) mit bis zu sieben Jahren. Alkohol bleibt straffrei. Gesetzlich sind im UK inzwischen auch »psychoaktive Substanzen« gemäß folgender Definition verboten:

> *Psychoaktive Substanzen: Alles, was Halluzinationen, Benommenheit, Veränderungen der Aufmerksamkeit, der Wahrnehmung von Zeit und Raum, der Stimmungslage oder der Empathie mit anderen erzeugt.*

Denken Sie über diese Definition einmal genauer nach. Beinhaltet das beispielsweise auch Schokolade? Stimmt. Schokoladenverzehr kann Veränderungen der Aufmerksamkeit nach sich ziehen. Tabak? Natürlich. Wie auch andere Kapitel in diesem Buch verdeutlichen, zählt praktisch alles, was wir unserem Körper zuführen (Nahrung, Wasser, Koffein und so weiter), zu den »psychoaktiven Substanzen«. Um diese Klippe zu umschiffen, brauchen wir im UK spezielle gesetzliche Ausnahmen für »legale Substanzen« einschließlich Lebensmitteln und Alkohol, damit diese nicht automatisch von diesem Gesetz erfasst werden.

Ursprünglich wurde das Gesetz erlassen, weil illegale Partydrogen in den Nullerjahren durch sogenannte »Legal Highs«* ersetzt wurden. Das war nicht unbedingt das Schlechteste. Mephedron

* *www.drugcom.de/drogenlexikon/buchstabe-l/legal-highs/ Anm. d. Übersetzerin*

ersetzte bald Kokain oder Amphetamine und dürfte damit etwa 300 Todesfälle durch diese Vorgängersubstanzen verhindert haben. So erreichten nach dem Verbot von Mephedron die kokainbedingten Todesfälle einen neuen Höchststand.[217] Dass die sicherere Droge als illegal eingestuft wurde, könnte also im Endeffekt mehr Schaden angerichtet haben.

Wie in vielen Ländern verteilen sich die Strafen für die Verwendung der Drogen, die unsere Regierung für illegal erklärt hat, ganz unterschiedlich auf verschiedene Mitglieder der Gesellschaft. Schwarze Menschen werden im UK mehr als sechsmal so oft angehalten und nach Drogen durchsucht, obwohl sie nur halb so viel illegale Drogen konsumieren wie Weiße Menschen.[218] Weiße, bei denen Drogen gefunden werden, kommen mehr als doppelt so häufig mit einer Kaution davon. Bis heute sind selbst die sichersten Drogen, die David Nutts Studie damals analysierte, nämlich die Psychedelika, illegal. Gesellschaftlich und finanziell geht die Durchsetzung dieses Verbots mit einem hohen Preis einher.

Nicht überall gelten die gleichen Regeln. In den USA und anderen Ländern wird Cannabis zunehmend entkriminalisiert oder gar legalisiert. Neben den finanziellen und sozialen Vorteilen ist das für diejenigen, bei denen Cannabis das Allgemeinbefinden verbessert und die psychische Gesundheit stabilisiert, eine gute Nachricht. Zudem kann Cannabis eine Alternative für Alkohol sein, was zur Schadensminderung beiträgt. Die Legalisierung von Cannabis kann auch negative Folgen mit sich bringen, die jedoch gemäß Nutts Evidenz weniger schädlich sein dürften als Alkohol. Cannabis wirkt, weil seine Bestandteile sich an Endocannabinoidrezeptoren im Gehirn anheften, die mit der natürlichen Lustreaktion und bestimmten Hotspots für Freude zu tun haben und an die sonst unsere eigenen Botenstoffe andocken. Ähnlich wie bei Alkohol können die kurz- und langfristigen Auswirkungen von Cannabis auf die Psyche manchen Menschen schaden.[219] Insbesondere gibt es unter Cannabisnutzern einen höheren Anteil psychotischer Erlebnisse als bei Menschen, die kein Cannabis verwenden.[220] Die Ursache für diese Assoziation ist komplex. Es sieht so aus, als wäre das Risiko dosisabhängig – je häufiger jemand Cannabis konsumiert, desto höher ist das Risiko einer Psychose. Eine Metaanalyse, also eine Studie, die die Evidenz mehrerer anderer Studien auswertet, entdeckte keinen Zusammenhang zwischen dem Gesamtcannabiskonsum und dem Psychoserisiko – mit Ausnahme derer, die den Kriterien für Cannabisabhängigkeit oder -missbrauch entsprachen.[221] Das entspricht Befunden aus anderen Studien, denen zufolge das Psychoserisiko nicht ansteigt, wenn man irgendwann einmal Cannabis konsumiert hat.[222] Erwähnenswert erscheint mir auch der Hinweis, dass Personen mit einer Prädisposition zu einer Psychose möglicherweise eher Cannabis verwenden. Dieser Zusammenhang entspricht der Erklärung der »umgekehrten Kausalität«, die sich auf Genanalysen stützt, denen zufolge ein genetisch erhöhtes Risiko für Schizophrenie mit einem genetisch erhöhten Risiko für krankhaften Cannabismissbrauch korreliert. Zwar gibt es in beide Richtungen kausale Verbindungen, aber die stärkste ist die, dass ein Schizophrenierisiko Cannabiskonsum begünstigt und nicht andersherum.[223] Aber auch wenn die umgekehrte Kausalität die Assoziation teilweise erklärt, müssen wir immer noch herausfinden, warum das so ist und bei wem es so ist, um die Droge zu evaluieren und möglicherweise einen sicheren Übergang von der illegalen zur legalen Substanz zu ermöglichen.

Da Cannabis im Großteil der Welt illegal ist (oder bis vor Kurzem war), sind die wichtigsten Inhaltsstoffe bisher weder gut reguliert noch sehr gut verstanden. Bei jeder Weinflasche reicht ein Blick, und Sie wissen, wie viel Alkohol aus welchen Traubensorten

Sie ungefähr konsumieren. Wer einen Joint raucht, hat zumeist keine Ahnung, in welcher Dosis die verschiedenen Cannabisbestandteile darin vorliegen. Diese Unwissenheit ist gesundheitsgefährdend, denn wir sehen zunehmend Evidenz dafür, dass die Inhaltsstoffe bei Cannabis sehr wohl eine Rolle spielen. Verschiedene Substanzen und deren Verhältnis zueinander können sich ganz unterschiedlich auf die Psyche auswirken. Manche unterstützen die Genesung von psychischen Erkrankungen, andere belasten die psychische Gesundheit, weil sie schneller abhängig machen oder psychotische Erlebnisse auslösen.

Die schwankenden Inhaltsstoffe bei Cannabis fielen zunächst im Rahmen von jahrelangen wissenschaftlichen Überprüfungen des Wirkungsgrads von Straßencannabis auf. Cannabis enthält über 140 einzigartige Cannabinoide, deren jeweilige Menge sich je nach Sorte unterscheidet. Am bekanntesten ist Delta-9-Tetrahydrocannabinol, (THC), der Inhaltsstoff, der high macht. Ein weiterer Inhaltsstoff, Cannabidiol (CBD), ist inzwischen fast ebenso bekannt. CBD-Präparate sind online, im Handel oder (in manchen Städten) praktisch überall erhältlich. Zu Cannabidiol existieren eine Menge unbelegter Behauptungen, und mitunter wird es als eine Art Allheilmittel für körperliche und psychische Probleme vermarktet. An dieser Stelle möchte ich einen speziellen Aspekt von Cannabidiol ansprechen: Psychisch kann es gegenteilige Wirkungen zu THC haben. THC ruft zwar einen psychoseähnlichen Zustand hervor (Sinnestäuschungen, Paranoia und so weiter), aber Cannabidiol hat antipsychotische Eigenschaften.[224] Ein höherer Cannabidiolanteil verringert die THC-induzierten psychotischen Erlebnisse.[225] Das gilt auch langfristig: Die Untersuchung von Haarproben von 140 Personen mit unterschiedlich starkem Drogenkonsum in der Vergangenheit ergab, dass bei denen, deren Haare mehr THC enthielten (ein Hinweis auf THC-lastigen

Cannabisgebrauch), im drogenfreien Zustand mehr psychotische Symptome (Halluzinationen, Sinnestäuschungen) auftraten als bei Personen, in deren Haar hohe Spuren von THC und Cannabidiol vorlagen, aber auch bei denen, in deren Haar weder THC noch Cannabidiol nachweisbar war.[226] Das spräche dafür, dass THC-Konsum sich mit psychotischen Erfahrungen in Verbindung bringen ließe und dass Cannabidiol (CBD) bestimmte Eigenschaften haben könnte, die vor solchen Erfahrungen schützen.[227]

Im Laufe der Jahre haben sich die Bestandteile von Straßencannabis verändert. Das Cannabis, das heute geraucht wird, unterscheidet sich deutlich von dem, das frühere Generationen rauchten. Vor einigen Jahrzehnten gab es im Straßenhandel in erster Linie CBD-lastige Sorten; heutzutage sind die meisten Sorten sehr THC-lastig. Das könnte für Cannabiskonsumenten ungute Folgen haben, sowohl im Hinblick auf Erlebnisse psychotischer Natur als auch im Hinblick auf die Abhängigkeit. In einer Studie am University College London (UCL) fanden Tom Freeman und Val Curran heraus, dass Cannabisabhängige, die Cannabidiol erhielten, ihre Abhängigkeit besser in Schach halten konnten.[228] Cannabidiol entfaltet somit nicht nur eine Schutzwirkung gegen THC-induzierte psychotische Erfahrungen, sondern könnte auch dazu beitragen, die Abhängigkeit von THC zu reduzieren.

Das ist allerdings kein Beleg dafür, dass die vielen positiven Behauptungen über Cannabidiol berechtigt wären. In den meisten handelsüblichen Präparaten ist Cannabidiol erheblich geringer dosiert als in den Experimenten von Freeman und Curran. Solche extrem niedrigen Konzentrationen haben nicht unbedingt eine gesundheitsfördernde Wirkung. Dennoch zeigt die genannte Studie, wie komplex jede scheinbare Verbindung zwischen einer Droge und der psychischen Gesundheit ist, weil Unterkomponenten derselben Droge eine gegenteilige Wirkung entfalten können.

Cannabis und Alkohol haben viel gemeinsam. Manche Menschen assoziieren sie mit kurzfristigem Genuss, und gewisse Aspekte könnten langfristig der psychischen Gesundheit zuträglich sein. Aber beides birgt auch deutliche Risiken. Beim Alkohol haben wir infolge des jahrzehntelangen legalen Konsums ein ziemlich klares Verständnis dafür, welche Mengen, Trinkgewohnheiten und Inhaltsstoffe harmlos oder aber riskant sind. Die Cannabisforschung hat in dieser Hinsicht großen Nachholbedarf. Die gegensätzlichen Wirkungen von THC und CBD in Bezug auf psychotische Erfahrungen und Cannabissucht deuten jeweils auf eine komplexe, bisher missverstandene Beziehung zwischen Cannabis und der psychischen Gesundheit hin. Mitunter kann dieselbe Substanz (Cannabis) sowohl einen Auslöser als auch ein Heilmittel für psychische Erkrankungen enthalten. Und das wiederum bedeutet, dass ein differenzierter Blick auf die jeweiligen Wirkungen in der Drogengesetzgebung unerlässlich ist.

Psychedelika aus neurowissenschaftlicher Sicht

In David Nutts Skala für die Gefährlichkeit von Drogen liegen Psychedelika ganz unten und sind demnach weder für die Konsumierenden noch für andere mit besonderen Gefahren assoziiert. Psychedelika sind beliebte Freizeitdrogen, die nicht so leicht abhängig machen wie Kokain oder Opioide. Auch das Risiko einer Überdosis ist gering. Die Einnahme von Psychedelika erfolgt nicht zwanghaft, denn eine mehrmalige Einnahme innerhalb kurzer Zeit lässt die Wirkung drastisch zurückgehen. Nach ein paar Versuchen spürt man gar nichts mehr, sodass es nichts gibt, wovon man abhängig werden könnte. Der Begriff »Psychedelika« wurde 1956 von dem britischen Psychiater Humphry Osmond geprägt und bezieht sich auf die griechischen Wortbestandteile *ψυχη* (*Psyche;* Verstand) und *δηλειν* (*delos;* sich manifestieren). In religiösen und kulturellen Zeremonien auf der ganzen Welt werden Psychedelika schon ewig verwendet. Höhlenmalereien in der Sahara in Südostalgerien, auf denen lokale halluzinogene Pilze zu erkennen sind, stammen aus einer Periode von vor 8000 Jahren.[229]

Eine psychedelische Droge habe ich selbst ausprobiert, und zwar Psilocybin, den Wirkstoff aus Magic Mushrooms, die damals noch legal waren und es vielerorts bis heute sind. Psilocybin ist eine Substanz, die an den Serotoninrezeptoren andockt, also an dasselbe chemische System wie die meisten Antidepressiva. Allerdings aktiviert Psilocybin andere Serotoninrezeptoren als SSRI (selektive Serotonin-Wiederaufnahmehemmer), und auch die Wirkung unterscheidet sich deutlich. Mit der subtilen Verschiebung des emotionalen Bias, den Antidepressiva bewirken, hat sie absolut nichts gemeinsam. Jeder persönliche Bericht von Psychedelikakonsum enthält bestimmte klischeehafte Elemente: Man fühlt sich mit der Natur verbunden, wird eins mit der Welt und versteht vielleicht auch sich selbst umfassender. Deshalb will ich niemanden mit meiner eigenen, wenig originellen Erfahrung langweilen – sie war absolut durchschnittlich, und ein paar Stunden empfand ich all dies.

In geringerer Dosierung kommt es nicht zu Halluzinationen, und man erlebt keine besondere Bewusstseinserweiterung. Auch die Selbstkontrolle bleibt in der Regel besser erhalten als bei durchschnittlichen Erstsemestern nach einer durchzechten Nacht. Trotz allem, was manche Fans versichern, wenn sie uns mit ihren drogeninduzierten Erleuchtungen beehren, ist der interessanteste Aspekt an Psychedelika meiner Ansicht nach nicht das, was während des Gebrauchs passiert, sondern vielmehr das, was hinterher abläuft. Mein Selbsttest ist ein gutes Beispiel dafür. Nach meiner einmaligen Erfahrung mit Psilocybin erlebte ich monatelang diverse kleine Mikroelemente des damaligen Gefühls. Ich war nicht wieder »high«, es war nur die subtile Verstärkung eines ganz speziellen Gefühls, und zwar des ehrfürchtigen Staunens angesichts des Himmels (das ich ansatzweise schon vorher kannte). Unter Psilocybin wuchs dieses Staunen beim Anblick des Himmels zu einer Ganzkörperemotion an, und diese Empfindung war erst nach sechs Monaten wieder vollständig verschwunden. Ich verspürte sie fast jeden Tag, wenn ich von der Arbeit nach Hause radelte und den weiten Himmel über Nordlondon vor mir sah – einen kleinen Ausschnitt aus jener mächtigen, chemisch verstärkten Verbindung zum Himmel, die ich bei meinem Trip empfunden hatte. Es war nur eine winzige Veränderung, die allerdings jeden Tag von Neuem entstand und auf jeden Fall ausreichte, um mir mein Pendeln unter dem bewölkten Himmel weniger grau und deprimierend erscheinen zu lassen. Einerseits war es herrlich, andererseits verblüffte es mich. Wie konnte ein einziger Versuch mit Psilocybin meine Wahrnehmung des Himmels so anhaltend verändern? Was war die Ursache dafür und warum verschwand dieses Phänomen am Ende doch?

Die Auswirkungen von Psychedelika auf die psychische Verfassung wurden in den letzten Jahren gründlicher erforscht. Dabei gab es zwei Hauptzielrichtungen. Zum einen gelten Psychedelika als denkbare Behandlungsoption für psychische Erkrankungen wie Depressionen. Solche Studien werden gern von Journalisten und in populärwissenschaftlichen Büchern aufgegriffen, häufig noch vor dem Abschluss und voller Vorfreude auf die Ergebnisse. Die klinischen Risiken werden in dieser Berichterstattung mitunter vernachlässigt. Es gibt aber noch einen zweiten, indirekten Aspekt, dem die wissenschaftliche Psychedelikaforschung nachgeht. Psychedelika haben gewisse Gemeinsamkeiten mit anderen Psychopharmaka, unterscheiden sich jedoch auch in vielen Punkten von diesen. Deshalb bieten sie einen anderen denkbaren Weg, um der psychischen Verfassung auf die Sprünge zu helfen.

Bis vor Kurzem wurden auf neurowissenschaftlichen Konferenzen nur selten Forschungsarbeiten zu Psychedelika präsentiert. Im Vergleich zu Medikamenten, die von Pharmakonzernen entwickelt wurden, beäugte man den möglichen therapeutischen Nutzen mit Skepsis. Doch trotz der logistischen Herausforderungen auf diesem Gebiet entwickelte sich in den letzten zehn Jahren in dieser Hinsicht in der Neurowissenschaft eine zweite Revolution.

Ja, eine zweite, denn die erste Revolution erlebte die diesbezügliche Forschung schon viel früher. In den 1950er und 1960er Jahren des letzten Jahrhunderts wurde intensiv an Psychedelika geforscht. Aus dieser Zeit stammen viele Erkenntnisse zu ihrer Pharmakologie, zu ihren kognitiven Wirkungen und zu Schaden und möglichem Nutzen. Diese Revolution dauerte etwa zehn Jahre, kam jedoch in den 1970er Jahren zum Erliegen, als die öffentliche Meinung diesen Substanzen gegenüber immer negativer wurde. Die Begeisterung der Pharmaunternehmen ließ nach (und damit auch die Forschungsgelder), klinische Medikamentenstudien wurden (nach der Contergan-Katastrophe) stärker reguliert und damit schwieriger durchführbar, und Psychedelika wurden illegal.[230] Diese gesellschaftliche Einstellung führte dazu, dass die wissenschaftliche Arbeit sich auf andere Substanzen konzentrierte. (Außerdem wurde es viel komplizierter, überhaupt zu Forschungszwecken an die erforderlichen Drogen heranzukommen – noch heute erfordert es zähe Bemühungen, bis man von den Behörden die Genehmigung bekommt, an Psychedelika zu forschen.)

Zu Beginn des 21. Jahrhunderts weckten einige Studien neues Interesse an Psychedelika, und es kam die Frage auf, ob man diese Wirkstoffklasse womöglich zu früh verworfen hatte (wobei diese Meinung kein Konsens ist – manche Forschende halten es für richtig, dass die Erforschung von Psychedelika eingestellt wurde, weil die frühen Versuche weniger positiv ausfielen als erhofft).[231] Jedenfalls konnte diese Neuauflage der Forschung aufzeigen, dass Psychedelika sicherer sein dürften, als man einst glaubte. Gleichzeitig stellte sich heraus, dass Psychedelika ein konkretes Potenzial zur Verbesserung der psychischen Gesundheit innewohnen könne, die weltweit inzwischen ein Riesenproblem ist. Inzwischen hat sich ein ganzer Wissenschaftszweig auf Psychedelika spezialisiert, der unterschiedliche Methoden der Neurowissenschaft einbezieht (KI-Modelle, Gehirnscans, klinische Studien), mit deren Hilfe wir besser verstehen wollen, was diese Substanzen tun und ob sie Menschen mit bestimmten psychischen Störungen helfen könnten. Es sind spannende Zeiten für Hippiedrogen!

Eine der ersten neuen Psychedelikastudien wurde an der Johns Hopkins University durchgeführt. Dort erhielt eine große Gruppe Probanden, die noch nie zuvor Halluzinogene verwendet hatten, in einer entspannenden Umgebung Psilocybin – sie durften dabei einen Tag Musik hören und sich der »inneren Einkehr« widmen. Mehr als ein Jahr später zählte dieses Erlebnis für über die Hälfte der Freiwilligen zu ihren fünf persönlich bedeutsamsten und den fünf spirituell bedeutsamsten Erlebnissen, gleichauf mit Ereignissen wie der Geburt des ersten Kindes.[232] Schon dies ist bemerkenswert. Im Laufe der Jahre habe ich an Hunderten Menschen diverse Wirkstoffe getestet (wenn auch nie Psychedelika), aber auch Hirnstimulationen und psychotherapeutische Verfahren. Leider hat nie jemand zu mir gesagt, dass mein Experiment das persönlich bedeutsamste Erlebnis ihres Lebens gewesen sei. Nicht einmal eines unter den Top Ten.

Noch erstaunlicher fanden die damaligen Freiwilligen, dass dieser Eindruck nicht verschwand. Auch 14 Monate später war die spirituelle Bedeutung des Erlebnisses nicht signifikant zurückgegangen, und die Mehrheit gab an, dass ihr Befinden oder die Lebenszufriedenheit (Eudamonia) sich moderat bis sehr deutlich verbessert hätte. Obwohl es um ein einmaliges Erlebnis an einem einzigen Tag ging, blieb es ihnen noch über ein Jahr lang wichtig und wirkte sich dauerhaft auf ihr subjektives psychisches Befinden aus.

Aber vielleicht hätte ein dringend erforderlicher Tag entspannter innerer Einkehr ja ausgereicht? Immerhin buchen Menschen auch drogenfreie Retreats und profitieren lange davon. Und vielleicht wären solche positiven Langzeitwirkungen ja auch nach jeglicher Droge mit starker, eher angenehmer Wirkung zu erwarten? Deshalb wurde eine Vergleichsstudie durchgeführt, die jenen Entspannungstag unter Psilocybin mit einem ebenso konzipierten Entspannungstag mit Methylphenidat (MPH) verglich (dem stimulierenden Wirkstoff von Ritalin), und erneut ermittelt, wie wichtig dieses Erlebnis war. Es wurde ein schöner Tag, und die Freiwilligen stuften ihn ebenfalls als bedeutsam ein, aber niemand bezeichnete ihn als eine der persönlich oder spirituell bedeutendsten Erfahrungen des ganzen Lebens.[233] Ritalin erzeugt nicht dieselben Dauerwirkungen wie Psilocybin.

Viele Freizeitdrogen können das Befinden vorübergehend verbessern – deshalb sind sie so beliebt. Diese unmittelbare Wirkung unterscheidet sie von den meisten üblichen Antidepressiva, deren Wirkung erst nach längerer Zeit spürbar wird. Im Gegensatz zu dieser kurzfristigen Hochstimmung durch andere Drogen deuten die »bedeutsamen Erfahrungen« unter Psilocybin möglicherweise auf einen zusätzlichen Effekt auf die psychische Verfassung hin, der über allgemeine Entspannung und ähnliche flüchtige angenehme Gefühle hinausgeht. Aber selbst wenn das stimmt, bedeutet diese interessante Eigenschaft immer noch nicht, dass Psilocybin für die Behandlung psychischer Erkrankungen taugt. Eine solche Aussage müsste in Studien überprüft werden, in denen darauf geachtet wird, ob und wie sich die jeweiligen Symptome verändern. Derartige Untersuchungen liefen und laufen inzwischen weltweit.

Bei einem Treffen unserer Klinikgruppe in London präsentierte der Neurowissenschaftler Robin Carhart-Harris 2014 ein solches Studienkonzept. Er plante eine klinische Studie an Patienten und Patientinnen mit Depressionen und wünschte sich Feedback von behandelnden und forschenden Ärzten. Wir saßen in einem großen, überfüllten Besprechungszimmer im University College London. Es war früh am Morgen, vielleicht acht Uhr. Alle schlürften müde ihren Kaffee und warteten ungeduldig darauf, dass der große Korb mit Minicroissants endlich bei ihnen vorbeikäme. Dann begann Robins Präsentation. Im ganzen Raum wurden wir plötzlich wach – das war keine 08/15-Studie!

Robin und sein Team – unter ihnen David Nutt, der das Zentrum leitet, an dem die Studie geplant war – schlugen vor, einer kleinen Anzahl depressiver Personen Psilocybin zu verabreichen. Es ging um Menschen mit relativ schweren Depressionen, denen andere, üblichere Behandlungsmethoden nicht geholfen hatten. So etwas war noch nie systematisch untersucht worden. Im ganzen Raum begann es zu summen, teils vor Aufregung, in geringerem Maße aber sicher auch vor Skepsis. Zwölf Testpersonen sollten im Abstand von sieben Tagen zwei verschiedene Dosen Psilocybin erhalten. Anschließend wollte das Studienteam drei Monate lang ihre Stimmungslage ermitteln. Das alles sollte in einer für die wissenschaftliche Forschung sehr ungewöhnlichen Umgebung stattfinden: Das Zimmer sollte vorab mit schummriger Beleuchtung und hochwertigen Lautsprechern und Kopfhörern ausgestattet werden. Einige Jahre später (ungeduldige Menschen sollten nicht in die Wissenschaft gehen) durfte ich auch die Präsentation der Ergebnisse miterleben: Bei allen zwölf Beteiligten waren die Depressionssymptome nach einer Woche zurückgegangen, und bei den meisten hielt diese Wirkung drei Monate an. Selbst nach Ablauf dieser drei Monate waren fünf weiterhin in vollständiger Remission – bei ihnen war keine Depression mehr nachweisbar.[234] Das war damals nur eine Vorabveröffentlichung, aber später ergab eine größere, besser kontrollierte Untersuchung, dass Psilocybin ebenso wirksam ist wie der gebräuchliche Serotonin-Wiederaufnahmehemmer Escitalopram.[235]

Auf welche Weise Psilocybin die psychische Gesundheit verbessert, ist in meinen Augen noch nicht geklärt. Bei den PET-Aufnahmen zur Messung der Hirnaktivität mit und ohne Psilocybin, schien Psilocybin die Aktivität im gesamten Gehirn zu erhöhen – überall.[236] Diese Beobachtung galt lange als Erklärung für das Wie der Wirkung. (Was eine insgesamt erhöhte Aktivität für das Gehirn bedeutet, ist mir dabei unklar.) Noch verwirrender ist, dass laut fMRT-Aufnahmen das Psilocybin die Hirnaktivität drosselte, und zwar besonders in Regionen, die normalerweise bei Ruhe sehr aktiv sind.[237] Auf den ersten Blick erscheint es widersprüchlich, dass die Hirnaktivität je nach Messmethode unter dem Einfluss der Droge ziemlich unterschiedlich ausfiel. Doch wie wir bereits wissen, werden solche Zunahmen und Abnahmen nicht direkt an Gehirnzellen gemessen, sondern über verschiedene Ersatzmessungen für das direkte Feuern von Neuronen. PET und fMRT messen unterschiedliche Dinge, und das könnte theoretisch zu widersprüchlichen Ergebnissen führen. Einer dieser Unterschiede ist die Zeitskala: PET-Scans messen den längerfristigen Glukosestoffwechsel, fMRT-Darstellungen hingegen kurzfristigere Veränderungen, die unmittelbar nach dem Einsetzen der subjektiven Psilocybinwirkung stattfinden. Es könnten also dennoch beide Ergebnisse zutreffend sein: Kurzfristig hemmt Psilocybin die Hirnareale, die bei Ruhe normalerweise sehr aktiv sind; längerfristig erhöht dies die Hirnaktivität insgesamt.[238]

Das verrät uns jedoch immer noch nicht, was eine grundsätzliche Veränderung der Hirnaktivität überall bedeutet. Damit bleibt die Frage: Verändert Psilocybin im Gehirn die Verarbeitung von Emotionen, Belohnungen oder Erinnerungen? Wenn ja, wie? Und für wie lange? Solchen Fragen gehen neuere Arbeiten nach,[239] aber nach wie vor ist vieles offen. Wir wissen noch nicht wirklich, warum Psilocybin wirkt, wenn es wirkt. Und wir wissen auch nicht, inwiefern der Wirkmechanismus bestehenden Therapien ähnelt oder sich von ihnen unterscheidet.

Wenn man also den Studien glauben möchte, denen zufolge Psilocybin eine deutliche Wirkung auf die psychische Gesundheit hat, und wenn man der Ansicht ist, dass hier ein System vorliegen könnte, das man gezielt beeinflussen sollte, um beispielsweise depressiven Menschen das Leben zu erleichtern, dann sollten wir dringend klären, wie es wirkt. Denn das wäre auch ein Hinweis darauf, wann und bei wem es wirkt. Das könnte eine echte Hilfe für die vielen Menschen sein, bei denen Antidepressiva nicht anschlagen und die auf solche alternative Behandlungsmethoden hoffen. Einigen könnten diese Methoden nämlich helfen. Die Wirkungen von Psilocybin auf die Psyche könnten dabei erheblich von den Wirkmechanismen von Antidepressiva abweichen: Einer Studie zufolge verbesserte Psilocybin die Reaktion der Amygdala auf emotionale Reize. Das ist genau das Gegenteil dessen, was bei üblichen Antidepressiva zu erwarten ist.[240]

Die Schattenseiten der Magic Mushrooms

Manche Leute betrachten Psilocybin (oder Psychedelika insgesamt oder LSD oder gar Ecstasy) vielleicht schon als die Zukunft psychiatrischer Arzneimittel. Es heißt, sie kämen ohne die Nebenwirkungen daher, die bei etablierten Psychopharmaka zu befürchten sind. Leider stimmt das nicht. Selbst in der kleinen Depressionsstudie von Robin Carhart-Harris aus dem Jahr 2014 war Psilocybin keine komplett positive Erfahrung. Alle Patienten verspürten während der Sitzungen vorübergehende Nebenwirkungen wie Angst, Kopfschmerzen und Übelkeit. Später sprach ich mit klinischen Psychologen, die Menschen mit Stressproblematik und anderen psychischen Symptomen behandelten, die ihrer Ansicht nach infolge einer Psilocybineinnahme im Rahmen von Studien aufgetreten waren. Das negiert nicht die Bedeutung dieser Studie – und ist auch kein Hinweis darauf, dass Psychedelika im Vergleich zu anderen legalen Freizeitdrogen eben doch schädlicher sind –, sondern es besagt lediglich, dass Psilocybin nicht harmlos ist. Die unerwünschten Wirkungen sind über klinische Forschungen sorgfältig abzuwägen. Ich glaube nicht, dass Psychedelika absolut nebenwirkungsfrei sein müssen, um möglicherweise eine echte Transformation zu bewirken. Fast jedes Arzneimittel hat auch unerwünschte Wirkungen. Mich beschäftigt eher, dass dieses Gebiet dringend einen neuerlichen Fokus auf Studien benötigt, die sich sorgfältig und systematisch mit den Nachteilen von Psychedelika befassen und auch schädliche Langzeitfolgen aufgreifen, von denen manche Patienten berichten. Im Hinblick auf die Öffentlichkeit müssen wir unsere Erwartungen entsprechend der Evidenz etwas zügeln. Psychedelika sind kein Zaubermittel! Basierend auf einem besseren Verständnis für eventuelle nachteilige Wirkungen können wir die Behandlungsansätze dann künftig in Forschung und Klinik anpassen und manchen Personengruppen vielleicht auch gezielt von einer psychedelischen Behandlung abraten.

Es gibt auch noch einen weiteren Vorbehalt in Bezug auf die psychedelische Revolution. Viele dieser Studien laufen unverblindet, das heißt, die Patientinnen und Patienten wissen, wann sie

Psilocybin erhalten. Das Problem besteht dabei in der mächtigen Rolle der Placebos für die psychische Gesundheit. Im Kontext von psychedelischen Drogen könnte man ein Placebo für absurd halten. Schließlich wäre es ja spürbar, ob man das echte Mittel bekommt oder nicht. Bei Studien trifft das häufig zu, und die beste Kontrollgruppe müsste dann vielleicht eine andere euphorisch stimmende Droge wie Amphetamine erhalten. Aber typische Placebos sind deshalb keineswegs nutzlos, denn auch wirkstofffreie Placebos können bei manchen Menschen psychedelische Phänomene in Gang setzen. Eine Arbeit zu diesem Thema trägt den wunderbaren Titel »Tripping on nothing«.[241] Bei dieser Studie konsumierten 33 Testpersonen ein Mittel, dessen Wirkung angeblich wie die von Psilocybin sein sollte, und der Kontext entsprach einer typischen psychedelischen Sitzung (Musik, Gemälde, farbiges Licht). Gemessen wurden dann typische Erfahrungen wie Glücksgefühle, extrakorporales Erleben, Verschmelzungsgefühle und so weiter. Außerdem ließ man die Teilnehmenden typische Aktivitäten für derartige Studien ausführen, zum Beispiel Zeichnen. Um den Placeboeffekt noch mehr zu steigern, wurden (wie bei dem alten Adrenalinexperiment) Pseudoteilnehmer eingeschleust, die den Zweck der Studie kannten und vorgaben, unter dem Einfluss eines Psychedelikums zu stehen.

Wer hielte sich unter solchen Umständen für absolut immun gegen den Eindruck, ein Psychedelikum erhalten zu haben? Täuschen Sie sich nicht! 39 Prozent der Testpersonen gaben später an, dass das Placebo keinerlei Wirkung gezeigt hätte. Die Mehrheit (61 Prozent) gab eine gewisse Wirkung der »Droge« an. Bei manchen Teilnehmenden kam es zudem zu ähnlich starken Effekten, wie bei einer anständigen Portion Magic Mushrooms erwartbar gewesen wären. Ein Erfahrungsbericht lautete:

Ich habe gar nichts gefühlt, bis das Malen kam. Und alles schien nicht mehr ganz so wichtig. Vielleicht hatte ich auch ein bisschen Kopfschmerzen … vielleicht wenig Energie … es war wohl so ein Gefühl zu versinken. Als wäre die Schwerkraft etwas stärker oder so … vor allem im Kopf. Besonders im Hinterkopf.

Und eine andere Person sagte:

Ich hatte überhaupt kein besonderes Gefühl, bis ich [das Bild] ansah. Es bewegte sich. Die Farben haben sich nicht einfach verändert, es war in Bewegung. Es verformte sich von selbst.

Wieder andere gaben Gefühle wie Entspannung an, aber auch, dass die Droge sie in »Wellen« erreicht hätte, verstärkte Sinnesempfindungen wie klarere Geräusche und Farben, Übelkeit während der Sitzung, leichte Kopfschmerzen oder eine veränderte zeitliche Wahrnehmung. Selbst nachdem man den Teilnehmenden im Anschluss erklärt hatte, dass sie kein Psychedelikum erhalten hatten, war eine Freiwillige so »sicher«, das echte Mittel genommen zu haben, dass sie fragte, wo sie das Placebo noch einmal bekommen könnte.

Der Placeboarm ist also sehr wichtig. In Studien ohne Placebogruppe, die oft mit allen anderen Elementen (Licht, Musik, Bilder) einhergeht, lässt sich unmöglich feststellen, in welchem Ausmaß die Wirkung von Psilocybin auf die Psyche unmittelbar auf den Placeboeffekt zurückgeht. Sobald umfangreichere Studien erscheinen und wir im Idealfall besser verstehen, wer von dieser Droge profitieren könnte (und wem es eher schadet), könnte Psilocybin mit etwas Optimismus für eine neue Wirkstoffklasse stehen, die manchen Menschen bei psychischen Problemen hilft. Dann müsste man nur noch herausfinden, wer diese Personen sind.

Darüber, ob Psilocybin sich für die meisten Menschen mit Depressionen eignet oder bei anderen psychischen Erkrankungen sinnvoll ist, wird nach wie vor debattiert. Bisher haben wir zu wenige große, gut kontrollierte Untersuchungen, auch wenn kleinere Studien vielversprechend erscheinen. Doch selbst wenn die klinische Wirksamkeit feststünde, würde Psilocybin immer noch anders auf das Gehirn wirken als Antidepressiva (obwohl es chemisch grundsätzlich auf dasselbe System abzielt, wenn auch auf ganz anderem Weg). Das wiederum bedeutet, dass es noch andere Methoden gibt, unsere Glaubenssätze über die Welt und unsere Erwartungen, was als Nächstes kommt, zu verändern.

Psilocybin (und möglicherweise auch andere Psychedelika wie LSD) können auf unsere Erwartungen an die Welt viel stärker einwirken als die unterschwelligen Wahrnehmungsverschiebungen mittels SSRI. Einige Studien legen nahe, dass Psychedelika eine sensorische Überlastung erzeugen könnten, indem sie unvorhersehbar eingehende Sinnesinformationen verstärken[242] und gleichzeitig die Schranken hemmen, die Menschen ihren Grundüberzeugungen setzen (das entspricht einem Modell, das Carhart-Harris und Karl Friston vorgelegt haben).[243] Das würde bedeuten, dass Psychedelika uns nicht mehr felsenfest an Glaubenssätze glauben lassen, die inzwischen weniger gut zu unserer Umgebung passen – bei einer Depression könnte zum Beispiel die unerschütterliche Überzeugung ins Wanken kommen, dass die Welt ein enttäuschender Ort ist. Dieser Mechanismus unterscheidet sich von den leichten Wahrnehmungsverschiebungen unter Antidepressiva, ist in der Behandlung der Psyche jedoch keineswegs einzigartig. In meinen Augen bestehen hier Gemeinsamkeiten mit der Psychotherapie, die teilweise auch darauf abzielt, unflexible Überzeugungen in Bezug auf die Welt aufzubrechen (sofern diese Glaubenssätze für die Person nicht mehr hilfreich sind). Neuere Forschungen legen nahe, dass Psilocybin die »kognitive Flexibilität« erhöhen könnte, also die Fähigkeit, das eigene Verhalten an eine sich verändernde Umwelt anzupassen, und dass dieser Effekt nach Einnahme der Droge etwa vier Wochen anhält.[244] Das erklärt vielleicht, warum jüngste Studien zu Psychedelika die Drogen im Kontext von Psychotherapie testen. Die Substanzen könnten das Infragestellen starrer, einschränkender Glaubenssätze erleichtern und Patienten mehr für neue Informationen sensibilisieren, damit diese auf neue Situationen flexibler reagieren können.

Wissenschaftlich besteht oft eine gewisse Lagerbildung – die einen befassen sich mit Psychotherapie, die anderen mit Medikamenten, und jede Fraktion hält ihre jeweilige Vorgehensweise für den entscheidenden Faktor für die Heilung. Manche glauben sogar, sie könnten voneinander wenig lernen. Aber diese Zweiteilung ist falsch. Medikation und Psychotherapie sind zwar unterschiedliche Behandlungsansätze, haben aber vieles gemeinsam und können ineinandergreifen. Psychologische und pharmakologische Therapien beeinflussen ein psychisch krankes Gehirn in überlappender und zugleich spezifischer Weise. Die dramatischen Effekte von Psychedelika mögen uns eigentümlich und neu erscheinen, könnten jedoch auf ähnliche Weise helfen wie gewisse Psychotherapien, die ebenfalls auf eine Veränderung von Glaubenssätzen und Erwartungen an die Welt abzielen.

8. Wie Psychotherapie das Gehirn verändert

»Konzentriere dich auf deinen Atem«, sagte die Lehrerin. Wir saßen absolut still und versuchten, eine halbe Stunde lang keinen Muskel zu rühren. Ich nahm an einem dreitägigen Yoga-Workshop in Manchester teil.

Hin und wieder warf die Lehrerin hilfreiche Kommentare ein. »Lass die Gedanken vorüberziehen«, wies sie uns an. Prompt blubberten die Gedanken wie dicke Luftblasen kurz vor dem Platzen in mir hoch. In der Ferne hörte ich eine Sirene, Autos fuhren vorbei, neben mir atmete angespannt eine Anwältin. Ich spürte, dass sie die Sekunden zählte, bis sie fluchtartig unter die Dusche verschwinden durfte.

Haben Sie schon einmal versucht, sich nicht zu rühren? Wenn man sich intensiv darum bemüht, ist das nahezu unmöglich. Alles, was man fühlt, ist der Schmerz in den Füßen und Knöcheln, die man nicht entknoten darf, der steife Nacken (»Was gäbe ich darum, den Kopf zu bewegen!«) und die Unbequemlichkeit des Bemühens um absolutes Stillhalten. Nach einer Viertelstunde geht das Empfinden für verschiedene Körperteile allmählich verloren, was sehr erleichternd ist. Irgendwann verliert sich auch das Gefühl dafür, wo eigentlich gerade die Arme sind (dieser Verlust der Propriozeption, also der körperlichen Verortung im Raum, lässt sich auch durch Alkohol erreichen). Nach einer halben Stunde schwankt man zwischen segensreichem Nichtfühlen und dem marternden Eindruck, unmöglich noch eine Sekunde länger stillhalten zu können. Zumindest ergeht es mir so.

Wer regelmäßig meditiert, erkennt jetzt vermutlich, dass ich im Meditieren ziemlich mittelmäßig bin, obwohl ich mich sehr bemühe (was ein schlechtes Zeichen ist). Bei dem Workshop 2021 schlug ich mich noch schlechter als sonst, weil mich das Atmen gedanklich sehr beschäftigte. Normalerweise gilt es als entspannend, sich ganz auf das Atmen zu konzentrieren, aber dort wurde die Entspannung von der Sorge überlagert, ich oder jemand anders in diesem überfüllten Studio könnte Covid-19 haben.

Viele Menschen möchten wie ich über Meditieren ihre Psyche stabilisieren, allerdings fällt uns Meditieren viel leichter, wenn wir schon zu Beginn entspannt sind. Als ich diese Stabilität nun am dringendsten brauchte, war das Meditieren angesichts von Gedanken an eine tödliche Pandemie unglaublich schwer.

Seit über zehn Jahren übe ich fast jeden Tag Yoga. Ich habe gelernt, auf einem Bein zu balancieren, merkwürdige Positionen einzunehmen und vor lauter Konzentration auf eine schwierige Haltung andere Aspekte meines Lebens auszublenden. Aber was Meditation angeht, ist bei mir Hopfen und Malz verloren. Anständig meditieren kann ich bisher nur, wenn ich körperlich erschöpft bin. Ansonsten strenge ich mich zu sehr an, und das macht es unmöglich.

Auf der ganzen Welt bemühen sich Menschen um einen klareren Kopf. Ansätze und Ziele unterscheiden sich und reichen von der Befreiung vom Leiden (das buddhistische Nirwana) bis hin zur effizienteren, konzentrierteren Arbeitsweise (das kapitalistische Nirwana). Methoden wie die kognitive Verhaltenstherapie können uns das Leben retten – zum Beispiel gehen Suizidversuche bei Soldaten mit vorherigen Suizidgedanken oder -versuchen damit um 60 Prozent zurück.[245] Andere Psychotherapieansätze wie die Achtsamkeitsbasierte Kognitive Therapie, die auch Vorstellungen aus dem Yoga und der buddhistischen Meditation einbezieht, können besonders nützlich sein, um künftigen Depressionsschüben vorzubeugen.

Die meisten Menschen kommen mit Psychotherapie heutzutage nicht etwa in einer Praxis (oder in der Meditation) in Kontakt, sondern über populärere Wege zur Verbesserung des psychischen Befindens wie Bücher, Kurse oder Apps. Solche Zugänge können qualitativ sehr unterschiedlich sein – es gibt über 20 000 digitale Apps für die psychische Gesundheit, deren Wirksamkeit größtenteils nicht durch verlässliche Studien validiert wurde. Aber sie alle beruhen auf dem sehr menschlichen Bemühen, mit der richtigen Einstellung glücklicher zu sein.

Echte Psychotherapien, aber auch Meditation und Yoga, sind in der Regel gründlicher erforscht. »Psychotherapie« ist ein Oberbegriff für verschiedene Gesprächstherapien, die teils im Einzelgespräch, teils in Gruppen, teils mit Paaren stattfinden, aber stets das Ziel haben, jemanden lebenstüchtiger zu machen, indem er oder sie Gedanken- und Verhaltensmuster reflektiert und hinterfragt, die der Psyche schaden könnten. In Kapitel 5 habe ich dargelegt, dass jegliche Behandlung, ob medikamentös oder über

Gespräche, durch den Placeboeffekt gestärkt wird: die Erwartung, dass sie helfen wird. Aber in der Psychotherapie ist die Ermittlung des Placeboeffekts nahezu unmöglich. Im Gegensatz zu wirkstofffreien Placebopräparaten (wie bei Medikamentenstudien) gibt es psychotherapeutisch kein relevantes Placebo. Deshalb greifen wir in der Praxis gern auf »evidenzbasierte« Therapieformen zurück, die sich als wirksamer erwiesen haben, als auf einer Warteliste zu stehen, oder als Termine zur Psychoedukation (als Placebo besser geeignet). Unter den Varianten der evidenzbasierten Psychotherapie sticht die kognitive Verhaltenstherapie besonders hervor. Insbesondere bei Depressionen, aber auch bei Angst ist sie die psychologische Intervention, die am besten untersucht ist, vielerorts am häufigsten eingesetzt wird und laut manchen Studien auch am effektivsten ist.[246] (Was andere Studien, die auf eine relative Vergleichbarkeit unterschiedlicher Psychotherapieformen schließen lassen, allerdings bezweifeln.)[247]

Die kognitive Verhaltenstherapie beruht auf zwei wichtigen Theorien über die Funktionsweise des Geistes, die anfangs als gegensätzlich galten, nämlich den »Behaviorismus« und den »Kognitivismus«. Anhänger des Behaviorismus vertreten die Auffassung, dass unser Verhalten durch frühere Erfahrungen konditioniert ist. Wenn man etwas tut, das zu einem erfreulichen Ergebnis führt (einer Belohnung), tut man es wieder. Wenn etwas zu einem unangenehmen Ergebnis führt, wird man dieses Verhalten in Zukunft möglichst vermeiden. Konditionierung hat zweifellos großen Einfluss auf unser Verhalten. Viele Kinder haben irgendwann einen heißen Topf berührt und dann für alle Zeiten die Finger davongelassen. Wir alle haben uns irgendwann einmal heftig übergeben und wollten das, was uns so schlecht bekommen ist, danach nie wieder essen. Bei psychischen Problemen würde ein Behaviorist also sagen, dass ein Patient größere Menschenmengen meidet, weil er in ähnlichen Umgebungen schon schlechte Erfahrungen gemacht hat. Auf die neurowissenschaftliche Betrachtung der psychischen Gesundheit hatte der Behaviorismus großen Einfluss, und Sie erkennen in diesem Buch sicher viele Elemente solcher Erklärungen wieder. Studien an Tieren und Menschen umfassen sehr oft die Messung von Verhaltensweisen (und wie das Gehirn dabei reagiert) im Kontext verschiedener Situationen, das heißt, die daraus abgeleiteten Erkenntnisse beziehen sich natürlich auf Verhaltensprozesse. Das kann seine Vorteile haben, wie wir in Kapitel 4 gesehen haben: Verhalten ist ein objektives Kriterium und kann verwertbare Informationen zum gegenwärtigen und vorherigen psychischen Zustand einer Person liefern. Wobei es für den psychischen Zustand nicht immer ausreicht.

Hardcore-Behaviorismus hält nichts von der Bedeutung des psychischen Zustands, denn der lässt sich nicht beobachten. Behavioristische Ansätze können daher zwar die Handlungen einstufen, die aus bestimmten psychischen Zuständen erwachsen, befassen sich aber nicht mit den Gedanken, die diese Handlungen in Gang setzen. Das ist insofern problematisch, als ein- und dieselbe Verhaltensweise auf ganz unterschiedlichen kognitiven Prozessen beruhen kann. Rückschlüsse auf den kognitiven Zustand unmittelbar vor dem beobachteten Verhalten sind daher nicht möglich. Der Kognitivismus hingegen erkennt an, dass dieselben Verhaltensweisen auf eine Vielzahl kognitiver Prozesse zurückgehen können, und versucht, die Prozesse (Wahrnehmung, Gedächtnis, Emotion und so weiter) zu beschreiben und zu erklären, die uns psychische Erfahrungen bescheren und das Verhalten beeinflussen. Nehmen wir an, Sie wüssten von einer Person lediglich, dass sie größere Veranstaltungen meidet. Als Behaviorist würden Sie davon ausgehen, dass diese Person in der Vergangenheit bei einem derartigen Ereignis unangenehme, stressige Erfahrungen gemacht hat und nun darauf konditioniert ist, nicht auf solche Veranstaltungen zu gehen. Allerdings könnte bei diesem einen Menschen die Angst dahinterstecken, dass in der Zukunft etwas Schlimmes passieren könnte, auch wenn so etwas noch nie vorgekommen ist (oder Angst, sich bei anderen anzustecken, oder die Sorge, dass dann niemand im Haus ist, oder völlig andere Kognitionen, die zu genau demselben Verhalten führen). Eine kognitivistisch geprägte Psychotherapeutin könnte durch ihr Verständnis, welche kognitiven Prozesse Vermeidungsverhalten auslösen, potenziellen Ursachen nachspüren und so vielleicht herausfinden, wie dieser Mensch Vermeidungsverhalten, das ihm das Leben schwer macht, reduzieren kann.

Trotz ihrer sehr unterschiedlichen Vorstellungen vom menschlichen Geist sind Behaviorismus und Kognitivismus erkennbar miteinander verwoben. Konditioniertes Lernen aus unseren Erfahrungen mit der Welt beeinflusst unsere Psyche, indem es auf kognitive Prozesse einwirkt, und kognitive Prozesse wie Aufmerksamkeit oder der emotionale Zustand haben Einfluss darauf, was wir aus der Welt lernen, und ändern darüber das Verhalten.

In der kognitiven Verhaltenstherapie wird der Therapeut dazu beitragen, wenig hilfreiche Verhaltensmuster (zum Beispiel ungern Veranstaltungen aufsuchen) und wenig hilfreiche Kognitionen (zum Beispiel die Vorstellung, von allen beurteilt zu werden) zu erkennen. Weil beide Prozesse einbezogen werden, kann eine kognitive Verhaltenstherapie einerseits dazu ermuntern, mit kleinen bis mittelgroßen Veranstaltungen anzufangen – Expositionstherapie wäre hier ein verhaltenspsychologischer Ansatz. Und andererseits im Gespräch an der Vorstellung arbeiten, dass alle über Sie urteilen. So könnten Sie erkennen, dass die meisten Menschen kein Urteil über Sie fällen, wobei es sich um einen kognitiven Denkansatz handelt. Varianten der kognitiven Verhaltenstherapie gibt es für ganz unterschiedliche psychische Probleme, darunter Ess- und Zwangsstörungen, Depressionen, Ängste und so weiter. Im Zusammenspiel können diese Ansätze Gedanken- und Verhaltensmuster verändern und bei vielen Menschen irgendwann die Stimmung stabilisieren, Stress reduzieren und ihnen insgesamt das Leben leichter machen.

Wie funktioniert eine Therapie?

Diese Frage stellte ich meiner Freundin Caitlin Hitchcock, die als Psychologin daran forscht, Psychotherapien zu verbessern. Sie geht davon aus, dass die kognitive Verhaltenstherapie versucht, mit uns ein neues Weltbild zu erarbeiten – neue Vorhersagen für unser Leben (und dann auch neue Erlebnisse). Wer aufgrund einer Depression das Interesse am Leben verliert und vereinsamt, wird beispielsweise ermuntert, sich allmählich wieder an Aktivitäten zu beteiligen, die mit anderen Menschen oder persönlich wichtigen Werten zu tun haben. Vielleicht findet sich auch ein passendes Hobby. Beim Herumprobieren könnte die Person einen Vorhersagefehler registrieren, weil etwas besser ausgeht als erwartet (wie bei den Affen aus Kapitel 3). Vorhersagefehler fördern das Lernen, und so lernt man im Rahmen der Therapie, dass die Zukunft nicht zwangsläufig so trübe und grau aussehen muss wie bisher erwartet. Dieses Umlernen kann dazu führen, dass die Vorhersagen über die Welt insgesamt neu kalibriert werden.

Aber eine Therapie braucht ihre Zeit. Die Vorhersagefehler müssen sich summieren. Wie bei Antidepressiva kann laut Evidenz unter Umständen schon eine einzige Onlinesitzung in kognitiver Verhaltenstherapie dazu führen, dass jemand eine unklare Situation positiver interpretiert.[248] Und wie bei Antidepressiva setzt die Wirkung verzögert ein. Allerdings beschreitet man dazu einen anderen Weg.

Gemäß der kognitiven Theorie zur Wirkung von Antidepressiva verändern diese Substanzen die automatische Interpretation emotionaler Eindrücke und die Wahrnehmung, also die Art und Weise, wie wir emotionale Informationen üblicherweise unbewusst verarbeiten. Die kognitive Verhaltenstherapie hingegen ist ein mühsamer, bewusster Prozess, bei dem wir lernen, unsere »Denkfehler« bewusst zu erkennen und infrage zu stellen. Diese unterschiedlichen Ansätze haben Vor- und Nachteile. Ein Vorteil der kognitiven Verhaltenstherapie ist, dass die Wirkung nicht nachlässt, wenn der Therapeut nicht mehr aufgesucht wird. Caitlin lehrt ihre Klienten und Klientinnen, eigene Denkfehler zu erkennen – also wie sie bei übertrieben negativen Gedanken an einem einzelnen Pechtag sofort glauben, das Leben sei ein Jammertal. Danach wird gemeinsam das Umdenken eingeübt, um zu einer anderen Überzeugung zu gelangen. Auch nach Abschluss der Therapie sagen manche, die bei Caitlin in Behandlung waren, dass sie ihre Stimme noch im Kopf haben, die ihnen sagt: »Das ist ein Denkfehler«, oder: »Ich kann meine Gedanken auf einen anderen Weg schicken.« Nach einer kognitiven Verhaltenstherapie sinkt bei vielen Menschen das Risiko eines weiteren Depressionsschubs.[249]

Dass die kognitive Verhaltenstherapie späteren Depressionen vorbeugen kann, liegt an den Veränderungen im Gehirn infolge der Erfahrung, persönliche Überzeugungen bewusst zu reevaluieren. Unser Gehirn ist von Erfahrungen geprägt, den Situationen, aus denen wir lernen (über Vorhersagefehler), und dem, was wir deshalb von der Welt erwarten und glauben. Diese Aspekte hinterfragt Psychotherapie und verändert so das Gehirn. Auch die kognitive Verhaltenstherapie (und letztlich jede Form der Psychotherapie) funktioniert biologisch, denn ihre Wirkung beruht auf Veränderungen im Gehirn.

In einer Studie habe ich verglichen, welche Veränderungsmuster im Gehirn nach einer Behandlung mit Antidepressiva auftraten und was sich nach einer Psychotherapie veränderte.[250] Da Antidepressiva und Psychotherapie bei vielen psychischen Problemen zum Einsatz kommen, nicht nur bei Depressionen, wurden Probanden und Probandinnen mit verschiedenen Diagnosen einbezogen, darunter Zwangsstörung, bipolare Störung, soziale Angststörung und posttraumatische Belastungsstörung (PTBS). In allen Fällen veränderten die Antidepressiva die Hirnaktivität in der Amygdala, einer Region, die am Erleben und Wahrnehmen von Emotionen beteiligt ist. Psychotherapie hingegen veränderte in erster Linie die Aktivität im medialen präfrontalen Cortex, einer Region, die bei Aufmerksamkeit und Bewusstsein für den emotionalen Zustand aktiv wird.[251] Anatomisch sind diese Regionen voneinander getrennt, aber ihre Rollen sind erkennbar miteinander verwandt. Beide gehören zu einem Gehirnnetzwerk, das für das Erleben von Emotionen und Stimmungen zuständig ist. Deshalb könnten psychologische und medikamentöse Verfahren unterschiedliche Aspekte der Emotionsverarbeitung ansprechen, die miteinander zusammenhängen, nämlich die Wahrnehmung (wie bei Antidepressiva) und das Bewusstsein (wie bei der Therapie).

Wenn Psychotherapie und Medikamente nun über unterschiedliche Wege helfen, erscheint es naheliegend, dass sie auch unterschiedlichen Menschen helfen könnten. Manchen Personen hilft es sehr, die Emotionswahrnehmung über Medikamente direkt zu beeinflussen. Anderen können die Fähigkeiten, die sie bei einer Psychotherapie lernen, besser weiterhelfen. Es gibt Betroffene, bei denen beides anschlägt, und solche, bei denen keines von beidem viel ausrichten kann.

Im Falle der kognitiven Verhaltenstherapie reichen Vorhersagefehler manchmal nicht aus, um ein Weltbild zu aktualisieren. Während einer Depressionsphase können negative Glaubenssätze und Erwartungen so unverrückbar sein (mathematisch ausgedrückt also »präzise«), dass neue Informationen über Vorhersagefehler dieses Modell kaum ins Wanken bringen. In einem solchen Fall kann es länger dauern, bis der Therapeut herausfindet, worauf so fest verwurzelte Erwartungen beruhen, um diese anschließend zu hinterfragen und die Patienten so weit zu bringen, dass sie für neue Informationen empfänglich werden (ähnlich wie in der Theorie zur Wirkweise von Psychedelika von Carhart-Harris und Friston).

Stellen Sie sich vor, heute würde Ihnen etwas unerwartet Gutes passieren. Daraus können Sie schließen, dass Ihr Tag offenbar besser wird als gedacht, oder Sie halten sich für einen Glückspilz. Wenn Sie jedoch gerade an einer Depression leiden, glauben Sie womöglich so fest an Ihre negativen Vorhersagen, dass Sie bei einem überraschend positiven Ereignis (Vorhersagefehler!) einfach davon ausgehen, dass es nichts damit zu tun hat, wie Ihre Welt nun einmal ist. Wenn Sie nun im Rahmen einer Therapie ermuntert wurden, etwas auszuprobieren, an das Sie negative Erwartungen haben, und plötzlich merken, dass es sich als erstaunlich gut entpuppt, könnten übertrieben präzise Vorhersagen dazu führen, dass Sie diesen positiven Ausgang als Laune des Schicksals interpretieren, weil die Welt nun einmal launisch ist, und nicht etwa als Beweis dafür, dass Sie in Zukunft auch andere Dinge erwarten könnten. Vielleicht schreiben Sie den Vorhersagefehler auch anderen Ursachen zu und nicht Ihren ursprünglich zu negativen Erwartungen.

Je nach Interpretation könnte ein offensichtlicher Vorhersagefehler Ihre negative Weltsicht nicht nur nicht bestätigen, sondern sogar verstärken. In einer eleganten Theorie beschreiben die Neurowissenschaftler und Psychiater Michael Moutoussis und Ray Dolan, dass eine Therapie daran scheitern kann, dass die Patienten neue Ereignisse in ihr negatives Weltbild einfügen (»Das war ein schöner Tag, weil meine Therapeutin so toll ist, ganz im Gegensatz zu mir«), anstatt daraus eine neue Überzeugung abzuleiten (»Das Leben ist besser, als ich dachte«).[252]

Stellen Sie sich vor, Sie hätten Angst vor Menschenmengen: Sie glauben, dass etwas Schreckliches passiert, wenn Sie in einer Menge sind. Davon sind Sie so fest überzeugt, dass alles, was tatsächlich passiert, Sie in diesem Glauben nur bestärkt. Sobald Sie sich in eine Menge begeben, unterstützt Ihre Physiologie diesen Glaubenssatz mit Herzrasen, Hyperventilieren und Schwindelgefühlen, sodass es sich wirklich furchtbar anfühlt und die Assoziation zwischen »Menschenmenge« und »etwas Unangenehmes passiert« sich verstärkt. Und wenn ein bestimmtes Ereignis weniger schlecht verläuft als erwartet, könnten Sie diesen Ausgang dem Umstand zuschreiben, dass Sie mit Ihrer Therapeutin dort waren, und nicht etwa daraus schließen, dass Menschenmengen vielleicht gar nicht so schlimm sind. Sie könnten übertriebene Assoziationen verallgemeinern (»In Menschenansammlungen fühle ich mich immer grässlich, deshalb sind sie gefährlich«), aber auch untertreiben (»Diese eine Veranstaltung war nicht so schlimm, aber das ändert nichts daran, wie es mir grundsätzlich in Menschenmengen geht«).

Wenn Psychotherapie funktioniert, stellen ihre Verfahren Glaubenssätze und Erwartungen infrage und ermuntern zum Lernen. Quentin Dercon und Sara Mehrhof leiteten in meinem Labor eine Studie, der zufolge verbessertes Lernen aus negativem Feedback eines der Ziele einer Psychotherapie sein könnte.[253] Mehr als 900 Teilnehmende (mit und ohne psychische Problematik) lernten bei uns die sogenannte kognitive Distanzierung, die in der kognitiven Verhaltenstherapie, aber auch in achtsamkeitsbasierten Therapien gern eingesetzt wird.[254] Anschließend prüften wir Verhalten und Emotionen während einer computergestützten Aufgabe mit Belohnungslernen – dafür mussten die Teilnehmenden lernen, welches Symbol ein erfreuliches Ergebnis ankündigte. Bei der kognitiven Distanzierung tritt man von der spontanen emotionalen Reaktion sozusagen einen Schritt zurück. Wer während der Lernaufgabe diese Distanzierungsmethode einsetzte, schnitt überraschenderweise besser ab. Diese Besserung beruhte darauf, dass geschulte Teilnehmende besser aus negativen Ergebnissen lernten als die Personen, die keine Distanzierung vornahmen. Und das wiederum lässt vermuten, dass kognitive Distanzierung die Integration negativer Vorhersagefehler in die eigenen Erwartungen oder das Weltbild erleichtert. Kognitive Therapien könnten der Psyche also helfen, indem sie Menschen lehren, wie sie negative Ereignisse gezielt nutzen können, anstatt lediglich darauf zu reagieren.

Bei der Frage, wer durch kognitive Verhaltenstherapie profitiert und wer nicht, fiel Caitlin Hitchcock ein interessantes Merkmal auf. Manche Menschen haben einen starken inneren Monolog, eine Art Erzählstimme, die sie durch ihr Leben begleitet. Bei vielen (auch bei mir) ist diese Erzählung verbal, mitunter als innere Stimme »hörbar«. Wenn Caitlin solche Menschen in einer Therapiestunde aufforderte, ihr zu erklären, was sie vor oder während eines Ereignisses dachten, warum sie die Menschenansammlung gemieden hätten, was ihnen dann in der Menge durch den Kopf ging und so weiter, konnten sie diese Informationen abrufen. »Was hast du dir dabei gedacht?« ist eine kluge Frage, auf die so jemand antworten kann. Eine beträchtliche Minderheit führt keine solchen inneren Monologe. Das ist keine Störung, nur anders. Es bedeutet, dass sie ihre Gedanken nicht so leicht in Worte fassen können und dass sich keine klare Erzählung ergibt. Ihre Innenwelt ist vielleicht mehr von Bildern geprägt. Wenn Caitlin Klienten ohne inneren Monolog vergleichbare kognitive Fragen stellt, haben diese große Probleme damit, etwas über ihre Gedanken zu sagen. »Was ging Ihnen in dem Moment durch den Kopf?« – »Ich weiß es wirklich nicht.« Wer nicht von Natur aus einen inneren Monolog führt, hat es viel schwerer, maladaptive Gedankengänge zu identifizieren, und dieser Schritt ist entscheidend, um in einer Therapie an Gedanken und Verhaltensweisen zu arbeiten, die uns nicht guttun.

Abgesehen von klinischen Beobachtungen wie diesen können wir – wie bei allen anderen Behandlungsoptionen für psychische Erkrankungen – nicht sicher vorhersagen, welche Therapie jeweils individuell geeignet ist. Wir wissen zu Beginn auch nicht, ob eine medikamentöse oder eine psychotherapeutische Behandlung besser wäre. Aber wäre es angesichts dieser Unsicherheit nicht das Beste, zunächst einfach beide Vorgehensweisen zu kombinieren, um beide neuronalen Signalwege gleichzeitig anzusprechen? Trotz der Dauerdebatte in der Forschung, was der bessere Weg wäre, erhalten die meisten Betroffenen tatsächlich eine Kombination aus Medikamenten und Psychotherapie. Diese pragmatische Lösung könnte von Vorteil sein: Eine Metaanalyse von 2020 an einem Datenpool von über 11000 Erwachsenen mit mäßigen bis schweren Depressionen kam zu dem Ergebnis, dass eine kombinierte Therapie wirksamer war als die jeweiligen Therapien allein.[255] Vielleicht können die jeweiligen neuronalen Veränderungen infolge von Antidepressiva und Psychotherapie einander tatsächlich verstärken. Doch selbst wenn es nicht so wäre – solange wir nicht wissen, wem welche Behandlung am besten hilft, eröffnet eine zweigleisige Behandlung mehr Menschen die Chance auf Besserung (nur werden wir nie erfahren, ob bei dieser einen Person die eine oder die andere Behandlung oder die Kombination erfolgreich war).

Kognitive Verhaltenstherapie und Antidepressiva haben vieles gemeinsam. Beide sind in der Lage, Gedankengänge und Verhalten geringfügig zu verändern, und diese Veränderungen können sich langfristig summieren, bis sie größere Dinge wie die Stimmungslage beeinflussen. Bei den Antidepressiva geht es dabei um kleine Veränderungen der Wahrnehmung und damit der spontanen Interpretation dessen, was uns umgibt. Bei der kognitiven Verhaltenstherapie liegt ein bewusster, anstrengender Prozess zugrunde, der die Interpretation der eigenen Gedanken und der Umgebung verändern soll. Und beide Behandlungsansätze überlappen bei der Veränderung von Glaubenssätzen und Erwartungen an die Welt mit der Wirkweise von Placebos. Wenn die kognitive Verhaltenstherapie erfolgreich ist, verändert sich unser Weltbild. Wir erwarten nicht mehr, dass es grundsätzlich negativ ausgeht (alles oder auch nur der Aufenthalt in einer Menschenmenge), sondern gehen zu ausgewogeneren, flexibleren Vorhersagen über die Welt über, die positive und negative Ereignisse zulassen und besser zum jeweiligen Kontext passen.

Psychotherapie und körperliche Gesundheit

Auf der ganzen Welt unterscheiden wir zwischen Behandlungen für die Psyche (Antidepressiva, Psychotherapie) und Behandlungen für den Körper (Operation, Physiotherapie, Entzündungshemmer und so weiter). Dabei ist der Unterschied tatsächlich keineswegs so klar. Entzündungshemmer können manchen Menschen mit Depressionen sehr guttun. Placebooperationen können mitunter sogar körperliche Beschwerden durch Arthritis heilen. Bei Psychotherapien verschwimmen die Grenzen ebenfalls. Wie wir wissen, haben Placebos die erstaunliche Fähigkeit, über das Erwartungssystem des Gehirns die körperliche Gesundheit zu verbessern. Das gilt auch für die Psychotherapie, die zwar vor allem der Psyche helfen soll, häufig aber auch den Körper unterstützt. Das könnte an den veränderten Glaubenssätzen und Erwartungen liegen – im Falle des Körpers bezieht sich dies dann eher auf die innere als auf die äußere Welt.

Bei einer Psychotherapie denken wir normalerweise an psychische Erkrankungen wie Depression, Angst oder Zwangsstörung. In diesen Fällen hilft sie, weil sie verändern kann, wie wir uns in der Welt wahrnehmen, wie das Gehirn unsere Erfahrungen interpretiert und wie es daraus Erwartungen ableitet. Da aber auch unser Gefühl für die körperliche Verfassung im Gehirn entsteht und auf Erfahrungen, Interpretationen und Erwartungen beruht (siehe Kapitel 3), kann eine Psychotherapie auch das körperliche Selbst verändern. Das ist insofern hilfreich, als viele psychische Probleme sich körperlich bemerkbar machen. Bei einer Panikstörung stehen beispielsweise körperliche Symptome im Vordergrund (Hyperventilieren, Ohnmacht, Schwindel und Ähnliches).

Oder denken Sie an Erkrankungen aus dem Grenzbereich zwischen Körper und Psyche. Hier kann es zum Beispiel zu unerklärlichen Stürzen kommen (»Drop Attack«), die zu ernsten Verletzungen führen können, aber (wie funktionelle neurologische Störungen) nicht auf Krankheiten im engeren Sinne oder degenerative Veränderungen zurückgehen. Untersuchungen an Menschen mit unerklärlichen Stürzen kamen zu dem Ergebnis, dass dieses Problem nach einem traumatischen Sturz durch medizinische oder mechanische Ursachen auftreten kann.[256] Man geht deshalb davon aus, dass der erste Sturz (in Kombination mit anderen biologischen und sozialen Faktoren) übertriebene Wachsamkeit und Angst vor weiteren Stürzen hervorruft (was im Gehirn absolut unbewusst durch die automatische Verarbeitung körperlicher Signale ablaufen kann). Daraus speist sich die Überzeugung, dass möglichst jeder Sturz zu vermeiden ist, was wiederum über das Verhalten verstärkt wird, weil die Patienten anfangen, Umgebungen und Situationen zu meiden, in denen sie stürzen könnten. Sobald bestimmte Trigger vorliegen, werden die Begleitumstände des letzten Sturzes reaktiviert und können einen Schwächeanfall mit Sturz auslösen. Das wird schnell zum Teufelskreis: Erfahrung und Angst vor einem körperlichen Symptom können exakt die Symptomatik nach sich ziehen, die man nicht erleben möchte.

Dass hier eine Kombination aus Erfahrungen und psychologischen Faktoren zugrunde liegt, bedeutet jedoch nicht, dass die körperliche Symptomatik absichtlich provoziert oder vorgetäuscht wird. Wie funktionelle neurologische Störungen sind auch Drop-Attacks körperliche Symptome, die auf kognitive Prozesse zurückgehen, die wiederum auf biologischen Veränderungen im Gehirn beruhen. Und weil diese Prozesse sich von anderen Hirnerkrankungen oder degenerativen Veränderungen unterscheiden, sind sie möglicherweise besonders gut über eine Psychotherapie zu beeinflussen. Derartige körperliche Symptome finden sich häufig ergänzend zu bestehenden Erkrankungen von Gehirn oder Körper wie Multiple Sklerose, Schlaganfall oder Arthritis (siehe Kapitel 2). Bei einer solchen Grundkrankheit können körperliche Symptome durch Veränderungen in der Wahrnehmung und den Erwartungen auch real oder verschlimmert werden.

Man sieht also, wie sich der Teufelskreis aus wenig hilfreichen Gedanken und Verhaltensweisen, die körperliche Symptome nach sich ziehen, über eine kognitive Verhaltenstherapie beeinflussen ließe, obwohl diese Gedankenspiralen eher körperliche als psychische Symptome in Gang setzen. Mittels Psychotherapie kann Caitlin eine Patientin zum Beispiel dazu bewegen, ihre Sichtweise auf körperliche Symptome genauer anzusehen. Danach werden Schmerzen und Beschwerden nicht mehr unbedingt als Katastrophe eingestuft; sie erscheinen weniger bedrohlich. Die Erkenntnis, dass Sie gerade keinen Herzinfarkt haben und nicht sterben müssen, gehört zu den hilfreichsten Maßnahmen bei einer Panikattacke. Psychotherapie kann Glaubenssätze über die Welt verändern, und zu dieser Welt gehört nicht nur unsere Umgebung, sondern auch der eigene Körper.

Bei Menschen mit chronischen Erkrankungen kann eine vernünftige Einstellung zu ihren Symptomen (sie anerkennen und akzeptieren, ohne sich zu sehr darauf zu konzentrieren) Schweregrad und Menge der Symptome reduzieren. In solchen Fällen ist ein kognitiver Ansatz besonders sinnvoll, weil es nicht leicht ist, sich einzugestehen, dass das körperliche Erleben auf psychischen Prozessen beruht. Das widerspricht jeglicher Intuition, denn wir glauben gern, dass wir unseren Körper bewusst steuern und unser Handeln und alle Reaktionen wahrnehmen. Wenn ich Schmerzen habe oder wenn mir übel wird, ist dieses Gefühl auch bei mir unerschütterlich, obwohl ich tief in der Thematik drinstecke, sie erforsche und ständig darüber nachdenke. Dennoch ist es wichtig, auch alternative Erklärungen einzubeziehen, denn es kann für jeden Menschen wichtig sein, sich klarzumachen, dass psychische Prozesse erhebliche körperliche Symptome hervorrufen können – mitunter auch bei uns selbst. In einer umfangreichen Studie zur kognitiven Verhaltenstherapie bei Patienten mit funktionellen neurologischen Störungen war das Akzeptieren einer psychologischen Erklärung für die eigenen Symptome der einzige Faktor, der vorhersagte, ob es dem jeweiligen Patienten nach der

Therapie besser gehen würde.[257] Die Vorstellung, dass Vorgänge im eigenen Gehirn vielfach körperliche Schmerzen, Fatigue oder Beschwerden auslösen oder verstärken können, klingt kontraintuitiv, und ich möchte betonen, dass ich nicht behaupte, sie seien der einzige Grund. Es ist unerlässlich, alle Krankheitsursachen oder Degenerationsprozesse zu identifizieren! Aber auch, wenn es solche objektiven Ursachen gibt, ist die Akzeptanz, dass kognitive Faktoren zu den eigenen Symptomen beitragen könnten, ein wichtiger Beitrag zur körperlichen Gesundheit.

Das achtsame Gehirn

Und was ist mit denjenigen, die von einer kognitiven Verhaltenstherapie nicht profitieren? Diese Therapieform ist zwar eine wirksame Behandlungsform für psychische (und manche körperliche) Erkrankungen, aber keineswegs der einzige therapeutische Ansatz. Achtsamkeitsbasierte Therapien wählen einen anderen Weg. In den letzten Jahren sind diese Ansätze (in ihrer breitesten Form) sowohl für die allgemeine Bevölkerung als auch im klinischen Rahmen als Wohlfühlelement unglaublich beliebt geworden.

Achtsamkeit zielt darauf ab, sich ganz auf das gegenwärtige Erleben zu konzentrieren (was mir in meinem Yogakurs so schwerfiel). Achtsamkeitsübungen fördern eine Denkweise, die alle momentanen Empfindungen und Gedanken akzeptiert, ohne darüber zu urteilen, und damit die Verbindung zwischen Gedanken und den sie begleitenden emotionalen oder körperlichen Reaktionen verringert. Achtsamkeit kann dazu beitragen, Gedanken weniger intensiv wahrzunehmen und die daraus resultierenden Reaktionen zu verlangsamen (andere Menschen greifen dafür vielleicht zu Alkohol oder Cannabis). Neuere Theorien gehen davon aus, dass die erhöhte Aufmerksamkeit für flüchtige Wahrnehmungen und Empfindungen jedem Eindruck exaktere Bedeutung verleiht. Diese Aufmerksamkeitsverschiebung bringt unsere Glaubenssätze über die Welt ins Wanken. Das Wahrnehmen momentaner Eindrücke unterstützt beispielsweise die Erkenntnis, dass man auf die meisten Ereignisse in der Welt keinen Einfluss hat – vieles passiert einfach.[258] Dieser Erkenntnisprozess verläuft jedoch anders als bei einer kognitiven Verhaltenstherapie, in der wir lernen, die eigenen Glaubenssätze über die Welt aktiv infrage zu stellen. Aus diesem Grund könnte Achtsamkeit für manche Menschen hilfreicher sein. Caitlin Hitchcock vermutet, dass manche Menschen die Vorstellung, dass ihre Gedanken nicht wichtig sind, leichter akzeptieren können als die Vorstellung, ihre Gedanken wären falsch. Wenn so jemand klagt, er sei ein Versager, würde die Therapeutin im Kontext einer Achtsamkeitstherapie vielleicht sagen: »Na und? Mag sein, dass Sie versagt haben, aber muss das Ihr Leben definieren? Bezieht sich dieses Versagen auf alle Aspekte Ihrer Identität?«

Besonders hilfreich ist Achtsamkeit, um nach einer Depression einem Rückfall vorzubeugen. In entsprechenden Präventionsprogrammen bietet man Achtsamkeitsbasierte Kognitive Therapie gern Personen an, die von ihrer Depression genesen sind und gegenwärtig keine Depression haben. Denn selbst wenn eine kognitive Verhaltenstherapie die Erwartungshaltung zunächst erfolgreich verändern kann, kann ein neuer Kontext das alte, maladaptive Weltbild wieder in den Vordergrund schieben. Achtsamkeit lehrt uns, solche negativen Gedankenmuster durch Selbstmitgefühl und Akzeptanz aufzubrechen oder zumindest wohltuend unbeteiligt wahrzunehmen.[259] Wir können diesen neuen Kontext nämlich auch herunterspielen und auf die beunruhigenden Gedanken freundlich und einfühlsam reagieren. Auch das schwächt das ursprüngliche, maladaptive Modell und verändert so die Art und Weise, wie das Gehirn unsere emotionalen Eindrücke interpretiert und steuert.

Für eine Studie lernten Testpersonen in einem Gerät für Hirnscans Achtsamkeitsübungen durchzuführen. Dabei stellte sich heraus, dass Achtsamkeit mit einer stärkeren Aktivierung im präfrontalen Cortex einherging (eine Region, die mit Emotionsregulierung und Entscheidungen zusammenhängt), wenn die Freiwilligen ein negatives Bild auf ihrem Bildschirm erwarteten.[260] Daraus ließe sich ableiten, dass Achtsamkeit die bewussten Reaktionen auf negative Informationen beeinflusst, indem sie Akzeptanz, Mitgefühl und den »Na und?«-Impuls fördert, wenn man mit etwas Schlechtem rechnet. In derselben Studie ging bei Freiwilligen, die während ihrer Achtsamkeitsübungen wirklich ein negatives Bild sahen, die Hirnaktivität in Regionen für die Emotionsverarbeitung (wie der Amygdala) zurück. Die unmittelbare Wirkung von Achtsamkeit könnte somit darin bestehen, dass sie die Salienz des negativen Bildes verringert und seine Bedeutung für das eigene Weltbild herunterspielt.

Aber nicht jeder Mensch ist ein Meister der Achtsamkeit, selbst wenn wir viel üben (dafür bin ich das beste Beispiel). Manche Menschen sind einfach von Natur aus deutlich achtsamer. Bei solchen grundsätzlich achtsameren Menschen* ist die präfrontale Aktivierung in Erwartung des negativen Bilds geringer als bei Personen, die nicht von Natur aus achtsam sind.[261] Das könnte daran liegen, dass von Natur aus achtsame Menschen nicht so viele Hirnressourcen (hier in Form von präfrontaler Aktivität)

* *Als Messinstrument wurde der Fragebogen »Mindful Attention Awareness Scale (MAAS)« eingesetzt, in dem Aussagen bewertet werden sollen wie: »Ich finde es schwierig, auf das konzentriert zu bleiben, was im gegenwärtigen Augenblick passiert«, oder: »Ich merke, wie ich Dinge tue, ohne auf sie zu achten.«*

benötigen, um dasselbe Maß an Achtsamkeit zu erreichen (hier in Form der relativ schwierigen Aufgabe, die emotionalen Reaktionen auf negative Bilder zu dämpfen). Die meisten Menschen müssen sich aktiv und bewusst darum bemühen, ihre Aufmerksamkeit auf flüchtige Gedanken und Gefühle zu verlagern und diese Eindrücke wiederum von emotionalen Reaktionen zu entkoppeln. Dennoch könnte das Erlernen und Üben von Achtsamkeit gerade für diejenigen wichtig sein, denen es nicht so leichtfällt. Denn es könnte uns helfen, angesichts von Problemen im Gleichgewicht und psychisch gesund zu bleiben, und zugleich ein negatives Weltbild abschwächen.

Achtsamkeit klingt wunderbar (zumindest für mich) und erscheint schlimmstenfalls harmlos. Man möchte meinen, nur Medikamente und Drogen hätten Nebenwirkungen, und natürlich gehen Antidepressiva und andere Psychopharmaka mit einer langen Liste möglicher sonstiger Wirkungen einher, von denen manche gefährlich sind und viele dazu führen, dass Patienten die Medikation umstellen oder abbrechen. Aber jede Behandlung birgt Risiken, und Achtsamkeit ist da keine Ausnahme. Dass Psychotherapien unerwünschte Wirkungen haben können, ohne dass es Warnhinweise dazu gibt, wird allerdings ungern zur Kenntnis genommen.

Zum Beispiel ist es gar nicht so ungewöhnlich, während oder nach einer Achtsamkeitsübung Ärger und Stress zu empfinden. Wenn jemand traumatische Erfahrungen gemacht hat, kann eine Achtsamkeitsmeditation ernste Symptome wie Dissoziation auslösen. Dissoziation ist eine Erfahrung, bei der sich das Bewusstsein aufgrund von massivem psychischem Stress vom Körper löst – ein bisschen so, als würde man von außen auf den eigenen Körper blicken. So ein Erlebnis kann natürlich Angst und Stress bewirken. Ob sich bei Patienten Nebenwirkungen zeigen, wird in vielen Studien nicht erfasst. Wenn jedoch davon berichtet wird, erfahren etwa 15 Prozent der Teilnehmenden eine Dissoziation.[262] Seien Sie jedoch bitte vorsichtig mit statistischen Werten, denn laut anderen Studien traten die unerwünschten »Nebenwirkungen« bei den Kontrollgruppen auf der Warteliste sogar häufiger auf als in den Achtsamkeitsgruppen.[263] Andererseits werden Nebenwirkungen zu selten erfasst, um die tatsächliche Prävalenz von Dissoziation zu kennen, zumal Personen, die Nebenwirkungen erleben, eventuell ohne Nachuntersuchung aus einer Studie aussteigen, was die Schätzungen noch unzuverlässiger macht.[264]

Doch selbst wenn die Prävalenz einer Nebenwirkung wie Dissoziation relativ selten sein mag – wie kann eine schlichte psychologische Methode bei manchen Menschen eine fantastische, lebensbejahende Wirkung haben und andere verstören?

Das liegt daran, dass Psychotherapie und Medikation noch etwas gemeinsam haben, und zwar, dass das persönliche Erleben derselben Behandlung sich je nach Status der Hirnschaltkreise dramatisch unterscheiden kann. Wie wir in Kapitel 6 gesehen haben, könnten Unterschiede in diesen Schaltkreisen dafür verantwortlich sein, dass jemand eher von der einen oder der anderen Behandlung profitiert.

Mitunter lassen sich solche Unterschiede, die für die Reaktion auf eine Therapie zuständig sind, auf Verhaltensebene beobachten. Zum Beispiel neigen Personen mit bestimmten klinischen Symptomen (Trauma, Zwänge) eventuell vermehrt zu Dissoziation während einer Achtsamkeitstherapie. In anderen Fällen lässt sich nur über einen Hirnscan feststellen, warum Menschen auf die jeweilige Therapie unterschiedlich reagieren. An diesen Fragen wird noch geforscht, aber schon jetzt schält sich heraus, dass Patienten mit einer besonders ausgeprägten Aktivität in einer bestimmten Hirnregion (dem perigenualen anterioren cingulären Cortex, also dem Bereich am »Knie« dieser bogenförmigen Region) bei der Verarbeitung negativer Informationen eher auf Antidepressiva ansprechen und nicht so gut auf Psychotherapie. Umgekehrt reagieren Patienten mit einer geringeren Aktivität in dieser Region nicht so gut auf Antidepressiva, aber gut auf Psychotherapie.[265]

Die Gene und alle bisherigen Erfahrungen beeinflussen den Grundzustand dieser Gehirnschaltkreise und damit die Reaktion auf die Behandlung. Auf alles, was diese Schaltkreise verändert (ein Glas Wein, eine Portion »Pilze« oder angestrengte Konzentration auf die eigene Atmung), reagieren wir alle sehr individuell. Und dieser Grundzustand ist nicht statisch, sondern kann sich zu verschiedenen Zeitpunkten im Leben verändern, sogar unmittelbar vor einer Behandlung. In diesem Fall bieten sich moderne Kombibehandlungen an, die die individuelle Reaktion im Rahmen der Psychotherapie verbessern, indem sie das Gehirn vorab darauf einstimmen.

Behandlungsbooster

»Beschreiben Sie bitte eine Situation, in der Sie sich kürzlich sehr niedergeschlagen fühlten.« Das ist ein beliebter Einstiegssatz bei einer Psychotherapie wegen Depressionen. Bei Therapien wird meist viel in der Vergangenheit gewühlt, und man stützt sich auf Erinnerungen, um zu beschreiben und zu erklären, wie jemand sich heute fühlt. Das verlangt allerdings, dass jemand konkrete Beispiele aus dem Gedächtnis beisteuert, und psychische Probleme wie Depressionen oder PTBS verändern das Gedächtnis. Die Erinnerungen entwickeln einen Bias für negative Ereignisse und werden auch allgemeiner, weniger spezifisch. Deshalb führt eine solche Einleitung mitunter zu der Reaktion: »Ach, mein ganzes Leben ist einfach Mist.« Während einer kognitiven Verhaltenstherapie bittet die Therapeutin immer wieder um Beispiele zu konkreten Gedanken. Das fällt vielen Betroffenen schwer, und sie antworten: »Es ist immer so. Ein einzelnes Beispiel kann ich Ihnen nicht nennen.« Eine derart generalisierte Denkweise macht es selbst erfahrenen Therapeutinnen sehr schwer, zum Kern dessen vorzustoßen, was zu diesem konkreten Gefühl führt, und destruktive Denk- und Verhaltensmuster zu identifizieren, an denen man arbeiten könnte.

Forschende wie Caitlin entwickeln daher Methoden, die dem Gedächtnis auf die Sprünge helfen, damit die Therapie besser anschlagen kann. Um schon vor Beginn der kognitiven Verhaltenstherapie eine hilfreichere Denkweise einzuleiten und Menschen darauf vorzubereiten, spezifische Erinnerungen beizusteuern, können Therapeuten ein paar einfache Dinge tun. Hierzu zählt ein Training für das autobiografische Gedächtnis, das den Zugriff auf konkrete Erlebnisse erleichtert. Selbst wenn es sich um unangenehme Erlebnisse handelt, ist ein greifbares Beispiel etwas, womit man in der Therapie besser arbeiten kann als mit einer verallgemeinernden Aussage. Im Idealfall trägt die Konzentration auf das Hervorholen spezifischer Erinnerungen auch dazu bei, dass wieder ein Zugriff auf besonders positive Erinnerungen möglich wird, auf die sich Patientinnen stützen können, um in der Therapie ihre negativen Überzeugungen über die Welt zu hinterfragen. So ein Gedächtnisbooster kann auch behavioristische Elemente der Therapie unterstützen, denn übertrieben verallgemeinernde Erinnerungen erschweren die Planung künftiger Vorhaben. Gedächtnistraining dieser Art könnte Betroffenen also dazu verhelfen, Beispiele zu nennen, was ihren Plan konkret beeinträchtigen könnte, und die einzelnen Bestandteile des Plans dennoch umzusetzen. Die Therapie könnte damit die Entwicklung einer Denkweise in Gang setzen (im Sinne einer offeneren Grundhaltung), die einer Therapie besser zugänglich ist.

Psychologische Booster wie das Gedächtnistraining sind eine indirekte Methode, ein Gehirn in einen Zustand zu versetzen, in dem es besser auf die Therapie anspricht. Sie wirken eher durch externen Input (Dialog, praktische Übungen) als über eine unmittelbare chemische oder elektrische Modulation. Es gibt noch weitere Boostermethoden, die man ergänzend anwenden kann, zum Beispiel rhythmische Augenbewegungen während einer Expositionstherapie, um deren Wirkung zu verstärken (allerdings hat sich die Nutzung der EMDR-Therapie oder *Eye-Movement-Desensitization-and-Reprocessing-Therapie* in einer Studie an Patienten mit Spinnenphobie der klassischen Expositionstherapie nicht überlegen gezeigt).[266] Daneben existieren direktere Verfahren zur Veränderung des Gehirnzustands, die es erleichtern, sich auf die Therapie einzulassen. Einer dieser Ansätze sind Medikamente. Dabei muss es keineswegs um eine Dauermedikation gehen, auch wenn Menschen während einer Psychotherapie häufig Antidepressiva einnehmen. Für eine Boosterwirkung könnte man den Wirkstoff gezielt auf Inhalte oder Ziele einer Therapiestunde abstimmen, um eine bessere Wirkung zu erzielen. Wenn der Therapeut zum Beispiel entscheidet, dass die Patientin davon profitieren würde, sich neuen Erfahrungen auszusetzen – was zum Beispiel bei der Behandlung von Sozialangst üblich ist –, könnte er diese Exposition mit einem Medikament kombinieren, das die Neuronen auf erfahrungsbasiertes Lernen einstimmt. Die Beschränkung einer Medikation auf eine bestimmte therapeutische Aufgabe würde langfristige Risiken einer medikamentösen Behandlung minimieren, ohne auf die kurzfristigen Vorteile für das Gehirn zu verzichten. Eine angeleitete Kurzzeitexposition in neuen Lernsituationen in Kombination mit einem auf Dopamin reagierenden Mittel böte eine Chance, das Lern- und Vorhersagesystem so zu verstärken, dass es positivere Erwartungen an die Welt aufbaut.

Ein spezielles Potenzial als Therapieverstärker könnte in Psychedelika und ähnlichen Drogen stecken, weil diese das Weltbild so dramatisch verändern können. In praktisch allen Psilocybinstudien wird der Wirkstoff nicht einfach so verabreicht, sondern im Kontext einer unterstützenden Therapie. Dass die Ergebnisse so vielversprechend erscheinen, liegt also nicht unbedingt an der Wirkung der Droge allein, sondern an ihrer Fähigkeit, das psychotherapeutische Verfahren zu verbessern.

Möglicherweise wirken sie sogar ganz ähnlich wie der Gedächtnisbooster, indem sie auf kognitive Prozesse abzielen, die für den Therapieerfolg entscheidend sind. Manchen Patientinnen und Patienten mit PTBS fällt die übliche traumafokussierte Therapie nicht leicht, oder sie sind davon überfordert. Gerade bei einem schweren Trauma ist es extrem schwer, sich in einer Therapie mit einem so furchtbaren Ereignis zu befassen und zu arrangieren. In einer großen randomisierten und kontrollierten Studie erhielten Teilnehmende mit schwerer PTBS unmittelbar vor der Therapiestunde eine Dosis des Amphetamins MDMA. Das wurde bei drei Sitzungen wiederholt. Die Hypothese lautete, dass MDMA als Katalysator wirken und die Teilnehmenden in die Lage versetzen könnte, an der Therapie teilzunehmen, ohne sich von ihren traumatischen Erfahrungen überwältigen zu lassen.[267] Die Ergebnisse waren sogar besser als erwartet, weil die kombinierte MDMA-Therapie den Stress der Patienten fast doppelt so stark minderte wie bei der Kontrollgruppe mit Placeboverstärkung.

Das klingt vielversprechend, aber eine amphetaminunterstützte Therapie reizt nicht jeden. Zum Glück sind noch weitere Möglichkeiten zur Therapieverstärkung in der Erprobung – von sportlicher Betätigung unmittelbar vor der Therapiesitzung bis hin zur Anpassung der Behandlungszeiten an den individuellen zirkadianen Rhythmus. Selbst Koffein, Nikotin und andere legale Drogen können dazu beitragen, dass jemand von einer Psychotherapie besser profitiert. Auf der Suche nach dem individuell besten Behandlungsansatz werden wir unsere gegenwärtige Vorgehensweise überarbeiten müssen, besonders die Kluft zwischen psychologischen und biologischen Ansätzen. Ein wichtiger Beitrag zur Überbrückung dieser Kluft dürfte ein verbessertes Verständnis für die psychologische Wirkung von Medikamenten und die biologische Wirkung von Psychotherapie sein.

Eine gestörte Physiologie lässt sich mitunter am besten indirekt erreichen. Jeder weiß, dass Physiotherapie (allein oder in Kombination mit einem chirurgischen Eingriff) zu den effektivsten Behandlungen bei Verletzungen zählt. Für das Gehirn ist eine Psychotherapie eine äußerste wirkungsvolle indirekte Therapie, die man sich als gezielte Methode vorstellen kann, indirekt Gehirnprozesse zu verändern, die für die psychische Gesundheit von zentraler Bedeutung sind, nämlich Erwartungen und Lernen. Physiotherapie verändert die Gewohnheiten und Fähigkeiten des Körpers – Psychotherapie verändert das Gehirn, indem sie festgefahrene, wenig hilfreiche mentale Prozesse angeht und dem Gehirn neue Lernerfahrungen ermöglicht. So entwickeln wir jeweils neue, nützliche Strategien, um mit den Herausforderungen des Lebens umzugehen. Wie andere Behandlungsformen bei psychischen Erkrankungen kann eine erfolgreiche Psychotherapie Vorhersagen über die Welt verändern, sofern diese überholt sind und die Alltagsbewältigung erschweren. Und wie andere Methoden kann auch eine Psychotherapie im Einzelfall mit ernsten Nebenwirkungen einhergehen. Abgesehen von einer möglichen Dissoziation kann sie je nach Kontext Angst, Depression und traumabezogene Symptome verschlimmern. Mitunter kommt es auch zu negativen Lebensereignissen (zum Beispiel Jobverlust), die alle in die breite Kategorie »Nebenwirkungen« einzuordnen sind.[268] Aber hat die Neurowissenschaft nach so vielen Jahren nicht auch Methoden entwickelt, unsere Schaltkreise auch ohne Medikamente unmittelbarer zu beeinflussen als mittels Psychotherapie? Die Antwort ist ein etwas zögerliches »Ja«, denn bestimmte Verfahren zur Hirnstimulation zielen genau darauf ab. In gewisser Weise ist die Hirnstimulation die direkteste Methode, bei psychischen Erkrankungen gestörte Schaltkreise zu reparieren. Beim sogenannten Neurohacking nutzt man Hirnstimulation sogar, um das Leben mit neuen Erfahrungen zu bereichern (so zumindest lauten die Versprechungen). Im Rahmen meiner Studien experimentiere ich seit vielen Jahren auf diesem Gebiet, aber Hirnstimulation wirft nach wie vor ebenso viele Fragen zur Verankerung der psychischen Gesundheit im Gehirn auf, wie sie beantwortet.

9. Elektrisierte Gefühle

»Manchmal bin ich so sauer, dass ich das Ding einfach auf den Boden pfeffern möchte!«, sagte Peter zu mir und zeigte dabei auf das Gerät zur elektrischen Hirnstimulation auf seinem Kopf. Wir führten eine klinische Studie durch, und es war wohl schon die sechste halbstündige Hirnstimulation zur Behandlung seiner Depressionen, aber das erste Mal, dass er sich so deutlich darüber äußerte. Es war auch das erste Mal, dass er sich überhaupt über irgendetwas zu ärgern schien. Bisher war er nur freundlich gewesen, tieftraurig und verzweifelt auf der Suche nach einer neuen Behandlungsmethode, die ihm helfen könnte, seiner anhaltenden Depression zu entkommen. »Bist du sicher, dass du weitermachen willst?«, fragte ich. »Wir können jederzeit abbrechen.« – »Nein, nein, ich will unbedingt weitermachen«, sagte er. »Ich glaube, hinterher geht es mir besser. Ich wollte nur, dass du weißt, dass ich es absolut hasse. Falls das für deine Studie wichtig ist.«

Ich nickte und trug seine Kommentare pflichtschuldig bei den Nebenwirkungen ein. Es war das erste Mal, dass jemand in einem meiner Experimente äußerte, dass er die Hirnstimulation hasste. Die Technik war noch relativ neu, sah merkwürdig aus und fühlte sich auch so an. Zwar hielten manche sie für eine eventuelle Möglichkeit, Depressionen zu behandeln, aber es gab erst wenige, relativ kleine Studien. Wir wussten also nicht, ob die Stimulation etwas bewirken würde (weshalb ich die Studie durchführte). Meine Freiwilligen hatten sich schon früher gelegentlich beschwert, es sei langweilig, nervig oder nutzlos. Und es hatte Aussagen gegeben, dass die Behandelten sich hinterher deutlich besser gefühlt hätten. Aber »Hass« war neu.

Ein paar Jahre später, als diese Therapieform etwas üblicher geworden war, fiel mir Peter wieder ein, als mich jemand wegen eines Artikels für den *New Scientist* kontaktierte. Eine psychiatrische Klinik in Taiwan hatte gerade einen Fallbericht veröffentlicht und schrieb, dass es bei elektrischer Hirnstimulation gegen Depressionen als Nebenwirkung gelegentlich zu Ärger kommen könne. »Ist Ihnen schon einmal ein Patient oder eine Patientin untergekommen, der oder die bei einer Hirnstimulation wegen Depressionen Ärger als Nebenwirkung angab?«, lautete die Frage. »Einmal«, antwortete ich und dachte dabei an Peters vorübergehenden Hass.

Wie bei Peter verschwand der Ärger auch bei der Studie in Taiwan in dem Moment, als die Elektrostimulation endete, etwa 20 Minuten nach dem Beginn. Aber der Bericht aus Taiwan beschrieb detailliert, wie die Depressionen bei den Personen, die Ärger empfunden hatten, im Anschluss substanziell zurückgingen. Wie kann es sein, dass ein kleiner elektrischer Impuls durch die Schädeldecke Ärger auslöst oder Depressionen lindert? War das ein überzeugendes Placebo? Oder barg die Hirnstimulation versteckte Gefahren und vielleicht auch echte Vorteile?

Das elektrische Gehirn

Exakt in diesem Moment besteht für jede Zelle in unserem Gehirn eine bestimmte Wahrscheinlichkeit zu feuern. Als »feuern« bezeichnen wir, wie Gehirnzellen einander Botschaften senden: Ein elektrisches Signal rast ein Neuron entlang und löst die Ausschüttung von chemischen Substanzen in einer Zelle aus, die dann die nächste Zelle erreichen und dort ein elektrisches Signal auslösen oder unterdrücken. Manche unserer Gehirnzellen feuern jetzt bereits, andere sind gerade fertig, und viele weitere befinden sich in einem Bereitschaftsstatus, in dem sie auf das Signal zum Feuern warten.

Weil dieses Feuern elektrische Signale einbezieht, lässt es sich durch elektrische Impulse auch künstlich beeinflussen. Wenn Wissenschaftler einer Zelle einen elektrischen Impuls versetzen, können sie ein Neuron zum Feuern bringen oder – bei nur geringer Elektrizität – die Wahrscheinlichkeit erhöhen, dass diese Zelle feuert. Beim Menschen hat sich in vielen Experimenten gezeigt, dass diese natürlichen elektrischen Muster von Neuronen sich mit unterschiedlichen Formen der Hirnstimulation verändern lassen. Die Konzepte dahinter ähneln der Elektrostimulation am Herzen, das ebenfalls ein elektrisches Organ ist und so neu gestartet oder in seinem Rhythmus beeinflusst werden kann. Natürlich verändern alle Behandlungen psychischer Erkrankungen (Medikation, Psychotherapie, Sport) das Feuern der Hirnzellen, und die Wahrscheinlichkeit, dass eine Zelle feuert, lässt sich nicht nur über Elektrizität beeinflussen. Chemische oder mechanische Veränderungen können sich ähnlich auswirken. Aber im Gegensatz zu anderen Methoden kann die Hirnstimulation bestimmte Regionen oder Schaltkreise direkt ansprechen, indem sie das elektrochemische Verhalten der anvisierten Zellen verändert. Wenn ich als Wissenschaftlerin nun meiner Hypothese nachgehen möchte, dass bei bestimmten psychischen Problemen ein bestimmter Teil des Gehirns wichtig ist, kann ich dies mittels Hirnstimulation überprüfen, indem ich mir ansehe, ob eine Veränderung der Aktivität in diesem Bereich die Symptome lindert. Und als Patientin mit einer psychischen Erkrankung habe ich eine neue Chance, falls alle bisherigen Versuche unwirksam geblieben sind.

Eine Hirnstimulation verläuft in der Regel ziemlich unspektakulär. In der Luxusvariante ähnelt sie einem Herzschrittmacher: Dann bekommt man ein Hirnimplantat, das einer kleinen Hirnregion präzise elektrische Signale vermittelt, um abnorme Signale langfristig zu korrigieren. Die Patienten können dieses Signal mit einer Fernbedienung an- und abschalten. Andere Varianten der Hirnstimulation kommen ohne Operation aus und verlaufen über die Kopfhaut, indem sie transkraniell (also durch die Schädeldecke, so wie bei Peter) feine elektrische Ströme abgeben oder aber wie ein Defibrillator am Herzen einen heftigeren Schock senden.

Am geläufigsten ist vielen Menschen die Elektrokonvulsionstherapie, kurz EKT (»Elektroschock«). Die EKT verabreicht dem Gehirn erheblich höhere Dosen Elektrizität als andere Formen der Hirnstimulation (etwa 100 Volt). Das ist genug für einen kurzen Krampfanfall. Trotz ihres fürchterlichen Rufs ist die EKT bei schweren Depressionen wirkungsvoller als jede andere Behandlungsform. Ihre Wirksamkeit liegt deutlich höher als die von Antidepressiva[269] oder transkranieller Magnetstimulation[270] (einer weiteren wirksamen Hirnstimulation, auf die wir gleich zu sprechen kommen) oder auch einer Placebo-EKT. Bei einer Depression besteht mittels EKT eine viermal so hohe Aussicht auf Besserung wie durch Verabreichung von Antidepressiva.[271] Dennoch wird die EKT aus diversen Gründen selten eingesetzt, und ihre Verwendung ist weiterhin rückläufig.

Es gibt nur wenige medizinische Verfahren, bei denen zwischen der öffentlichen Meinung und dem tatsächlichen klinischen Nutzen ein derart großer Unterschied besteht. Berühmt-berüchtigt ist die EKT seit dem Film *Einer flog über das Kuckucksnest* (1975), der zu dem weitverbreiteten Glauben führte, EKT sei gefährlich und unmenschlich und würde übertrieben eingesetzt. Seit der Zeit, in der Buch und Drehbuch entstanden sind, gab es viele sicherheitsrelevante (und auch ethische) Anpassungen beim Prozedere, doch noch immer lautet der am häufigsten geäußerte Kritikpunkt, dass der Schaden durch die EKT den möglichen Nutzen nicht überwiegt.

Dabei werden insbesondere zwei Punkte angeführt: strukturelle Hirnschäden und Gedächtnisverlust. Punkt eins lässt sich leichter widerlegen. Seit 70 Jahren sucht die Wissenschaft nach einer Evidenz für Hirnschäden nach EKT und hat dabei sowohl Zellveränderungen als auch größere Hirnfunktionen überprüft – gefunden wurde nichts.[272] »Die wissenschaftliche Debatte zur EKT ist seit Jahrzehnten abgeschlossen«, schrieben die Psychiater Sameer Jauhar und Declan McLoughlin zu diesem Thema im *British Medical Journal*.[273] Das bedeutet nicht, dass auch die öffentliche Debatte abgeschlossen wäre. Sie geht weiter und speist sich aus den Überzeugungen von behandelnden Ärzten und Patienten, die mit der EKT schlimme Erfahrungen gemacht haben.[274] Die wissenschaftliche Debatte ist jedoch vorbei, weil diese schrecklichen Erlebnisse sich nicht auf hochwertige neurowissenschaftliche Evidenz stützen. Dazu wäre der Nachweis erforderlich, dass die EKT bei den Behandelten Hirnschäden erzeugt, und zwar im Vergleich zu einer Kontrollgruppe. Denn Zellen können auch auf natürlichem Weg absterben, und Veränderungen im Gehirn geschehen unter vielen Umständen (wie wir in diesem Buch immer wieder sehen) und sind kein Beweis für Schäden. Wenn die EKT mit kleinen Gehirnveränderungen auf mikroskopischer Ebene assoziiert wäre,

wäre zudem zu erwarten, dass es nach einer EKT vermehrt zu Schlaganfällen oder Demenz käme, die mit solchen Schäden assoziiert sind.[275] Das ist jedoch nicht der Fall. Bei Tieren verstärkt die EKT vielmehr die Entstehung neuer Hirnzellen (Neurogenese), und zwar vor allem im Hippocampus. Das entspricht Studien am Menschen, in denen eine Region des Hippocampus nach EKT substanziell wächst, was sich ebenfalls durch die Entstehung neuer Hirnzellen erklären ließe.[276] Damit könnte die EKT eher neue Zellen ins Leben rufen als vorhandene absterben lassen.

Der zweite Vorwurf kommt der Wahrheit schon näher. Es gibt robuste, überzeugende Daten, dass es nach einer EKT zu Gedächtnisproblemen kommen kann. Das ist eine ernste Nebenwirkung. Allerdings besagen die Daten auch, dass diese Gedächtnisstörungen fast immer von kurzer Dauer sind. Eine Analyse von 84 Studien zu 24 verschiedenen Variablen aus Gedächtnis und Kognition kam zu dem Ergebnis, dass es nach einer EKT für drei Tage zu kognitiven Leistungseinbußen kommt. Nach vier Tagen zeigten 23 von 24 Messwerten jedoch entweder keinen Unterschied zum vorherigen Zustand oder eine Verbesserung. Nach zwei Wochen gab es bei keiner der Variablen mehr ein Defizit, und die meisten – auch das Gedächtnis – hatten sich im Vergleich zum vorherigen Zustand verbessert.[277]

Hierbei sei allerdings zu bedenken, dass es sich zwar um Rückschlüsse aus großen Gruppen handelt (in diesem Fall 2981 Patientinnen und Patienten), was wissenschaftlich sehr ermutigend ist, doch wie bei allen Therapieformen (ob Medikation, Psychotherapie oder Psilocybin) gibt es Nebenwirkungen, die einzelne Personen betreffen, von denen viele durchaus längere Gedächtniseinbußen angeben. Es ist sehr wichtig, dass wir die Erfahrung dieser Menschen genauso einbeziehen wie alle anderen unerwünschten Wirkungen einer Behandlung, die diese für unbedenklich hielten. Möglicherweise beruht der subjektive Gedächtnisverlust auf der Depression selbst, die dem Gedächtnis bekanntlich erheblich zusetzt,[278] doch es ist ebenso plausibel, dass es um eine wichtige Nebenwirkung bei einer kleinen Gruppe Behandelter geht, die in einer umfangreichen Studie lediglich nicht sichtbar ist. Es müsste also geprüft werden, wer Gedächtnisprobleme entwickelt und warum. Das könnte uns helfen, vorab mögliche Risikofaktoren zu identifizieren und Patienten besser über die Vorteile und Risiken einer EKT aufzuklären. Leider dürfte weder eine solche Studie noch das Gewicht der Evidenz zur Wirksamkeit dieser Therapie die öffentliche Meinung ändern. Auf einem Treffen hörte ich hierzu einen Psychiater sagen: »Bei der Elektrokonvulsionstherapie haben wir die Schlacht um die öffentliche Meinung verloren, und kein Beweis wird die Leute umstimmen. Konzentrieren wir uns lieber auf andere Ansätze zur Hirnstimulation.«

Mit diesem Ziel haben die Regulierungsbehörden in den USA, im UK und in anderen Ländern seit der Jahrtausendwende diverse andere Verfahren zur Hirnstimulation für die medizinische Behandlung genehmigt. Nicht nur bei Depressionen, sondern auch bei vielen anderen psychischen und neurologischen Problemen kommen sie erfolgreich zum Einsatz. Zum Beispiel kann man nach einem Schlaganfall, einer Verletzung oder einer Krankheit über transkranielle Magnetstimulation überprüfen, ob das Nervensystem Schaden genommen hat.

Das klingt futuristisch, aber die äußere Einwirkung von Elektrizität mit dem Ziel, das Kopfinnere zu verändern, ist gar nicht so neu. Schon Ende des 19. Jahrhunderts schilderte der italienische Arzt und Physiker Giovanni Aldini, dass leichte Elektrizität sich zur Behandlung psychiatrischer Erkrankungen eigne. Daraufhin schossen überall in Europa elektrotherapeutische Kliniken aus dem Boden, meist in Heilbädern.[279] Die Wirksamkeit der Elektrotherapie geriet jedoch bald in Vergessenheit, als im Zuge der psychopharmakologischen Revolution Antidepressiva und andere Medikamente entwickelt wurden. Danach kam Elektrizität weitgehend aus der Mode, ob zur Therapie oder zur Verbesserung des Befindens, und wurde durch Psychopharmaka und frühe Formen der Elektrokonvulsionstherapie (EKT) ersetzt.

Inzwischen ist Hirnstimulation wieder gefragt, unterscheidet sich jedoch in vielerlei Hinsicht von früheren Formen. Der technische Fortschritt gestattet ein gezielteres Ansteuern bestimmter Hirnregionen (besonders derjenigen, die Studien zufolge an bestimmten Krankheiten beteiligt sind) und nutzt dafür spezielle Verfahren, die strengen Sicherheitsstandards unterliegen. Hirnstimulation ist zwar nicht annähernd so gebräuchlich wie Medikamente und Psychotherapie, wird aber doch vielerorts eingesetzt, nicht nur bei Depressionen, sondern zum Beispiel auch bei Zwangsstörungen oder chronischen Schmerzen. Einige epochale, frühe Studien zur Hirnstimulation regten zu Tausenden von Untersuchungen an, darunter die von mir geleitete Studie, für die sich Peter gemeldet hatte.

Mediziner und Wissenschaftler befassten sich schon lange vor der Entstehung der elektrotherapeutischen Kliniken des 19. Jahrhunderts mit Elektrizität. Der erste klinische Versuch wird dem römischen Hofarzt Scribonius Largus zugeschrieben, der Elektrizität um das Jahr 47 vor unserer Zeitrechnung gegen Migräne und andere Schmerzen einsetzte. Dabei nutzte Largus einen Zitteraal, den er an der Haut seiner Patienten befestigte. Alternativ sollten sie Gliedmaßen in ein Wasserbecken mit Zitteraalen tauchen.[280] Mitte des 18. Jahrhunderts gingen italienische und deutsche Wissenschaftler schon gezielter vor. Mit frühen Varianten elektrischer Batterien prüften sie, ob leichte Stromschläge auf erkrankte Körperteile gegen verschiedene Lähmungen einschließlich Kinderlähmung helfen könnten.[281] Erste Ergebnisse waren vielversprechend und halfen selbst Menschen, die schon jahrelang gelähmt waren.

Die Meldungen zu Erfolgen durch Elektrotherapie waren so ermutigend, dass sie bis in die amerikanischen Kolonien vordrangen. In Pennsylvania wurde Benjamin Franklin, der zu den einflussreichsten Personen jener Zeit gehörte, aufgrund seiner Physikkenntnisse wiederholt um »Elektrisierung« gegen verschiedene Krankheiten gebeten. Franklin beobachtete jedoch, dass eine Elektrobehandlung dieser Freiwilligen deren Lähmungen oder Schlaganfallfolgen nur vorübergehend lindern konnte, was er dann zumindest teilweise dem Placeboeffekt zuschrieb. Dass dabei nur wenige Patienten, die nach einem Schlaganfall oder anderen Ursachen gelähmt waren, langfristig von einer Elektrotherapie profitierten, wurde schließlich weitgehend akzeptiert. Dennoch blieben Franklin und viele andere in Bezug auf das Potenzial von Elektrizität, andere Krankheiten zu heilen, optimistisch und erzielten sogar einige Erfolge, unter anderem bei einer Frau mit vermutlich funktionell bedingten (nicht epileptischen) Krampfanfällen.[282]

Parallel dazu wurden auch in Britannien Patienten mit ähnlichen Erkrankungen erfolgreich elektrisch behandelt. Eine Person konnte nach sieben Jahren auf Krücken nach nur einem einzigen Elektroschock wieder gehen, und auch eine fast vollständige Lähmung wurde geheilt.[283] Diese Meldungen passen nicht zu Franklins Beobachtungen, dass die meisten Patienten langfristig nicht profitierten, bestätigen jedoch die (geringe) Anzahl an Erfolgen. Heute geht man davon aus, dass diese Diskrepanz darauf beruht, dass die Erfolge an Patienten mit funktionellen neurologischen Störungen erzielt wurden, die sich nach elektrischen Behandlungen tendenziell eher erholt haben dürften als Patienten mit einem Schlaganfall oder anders gearteten Lähmungserscheinungen.

Da Franklin bei den meisten Patienten nur kurzfristige Verbesserungen beobachtete, ging er von einem Placebo aus. Dieser Ansicht schloss sich der Londoner Neurologe Wilfred Harris an. Er schrieb: »Mit einer großen Batterie lassen sich oft bessere Wirkungen erzielen, weil sie eindrucksvoller ist als eine kleine.«[284] Aber wie wir gesehen haben, sind Placebos mächtig. Die Batterie und auch die Elektrostimulation selbst veränderte die Erwartungen der Patienten an ihre körperlichen Symptome. Daraus erwächst die logische Hypothese, dass eine Stimulation des Gehirns oder der Peripherie, um vorübergehende Bewegungen schwacher oder gelähmter Gliedmaßen zu provozieren, bisherige Erwartungen abschwächte und neues Lernen ermöglichte, wodurch die Symptome zurückgingen. Bei Patienten, deren Lähmung vor allem auf lern- und erwartungsbedingten Störungen beruhte, kam sogar eine vollständige Genesung in Gang.

Elektrostimulation heute

Mein Gehirn wurde schon viele Male stimuliert. Als Neurowissenschaftlerin gehört die Rolle als Versuchskaninchen einfach zum Berufsbild. Wenn beispielsweise eine Forschungsfreundin einen neuen Versuchsaufbau testen will, erklärt man sich einfach dazu bereit und hilft sich gegenseitig.

Eine transkranielle Elektrostimulation, wie Peter sie erhielt, löst zumeist ein Prickeln aus. Manchmal wird es auch intensiver – wie feine Nadeln, die in die Kopfhaut piksen. Bei einem solchen Versuchsaufbau werden wenige Quadratzentimeter kleine Elektroden mit Gel am Kopf befestigt oder in Schwämme gesteckt, um den Widerstand zwischen Elektrode und Kopfhaut zu verringern. Manchmal fühlt sich die Stelle am Kopf warm an oder juckt, aber es passiert nichts Dramatisches. Die Muskeln zucken nicht, und man wird auch nicht schlagartig viel schlauer (was beim ersten Termin in der Regel alle enttäuscht). Der feine elektrische Impuls, der bei einer derartigen Hirnstimulation mit etwa zwei Millivolt außerhalb des Kopfes erfolgt, wirkt sich nur leicht auf die Neuronen aus. Er erhöht das Feuerpotenzial der Zellen in der Nähe des stimulierten Bereichs und kann neuroplastische Veränderungen in Gang setzen, löst aber im Gegensatz zu anders gearteten Hirnstimulationen das Feuern nicht selbst aus.

Eine zweite beliebte Form der Hirnstimulation, die transkranielle Magnetstimulation, nutzt Magnetfelder, mit denen sich eine substanziellere Wirkung erzielen lässt. Im Gegensatz zum Prickeln der transkraniellen Stimulation empfindet man dabei ein starkes, mitunter lästiges Klopfen. Eine große, schwere Spule in Form einer Acht wird genau auf den Kopf gesetzt und erzeugt ein Magnetfeld, das die Gehirnzellen dazu veranlasst, in kleinen, spezifischen Hirnregionen zu feuern. In einem besonders lustigen neurowissenschaftlichen Experiment wird die Spule über dem motorischen Cortex positioniert, in dem bestimmte Regionen für bestimmte Körperteile zuständig sind. Wenn die Spule genau auf die Region zeigt, die für Fingerbewegungen verantwortlich ist, fängt plötzlich der Finger an zu zucken. Das geschieht absolut schmerzlos, aber überraschend. Bei guter Steuerung kann man von außen jeden Finger einzeln zum Zucken bringen, indem man benachbarte Areale nacheinander aktiviert. Dabei kann nichts passieren; es ist nur eine momentane Veränderung beim Feuern der Hirnzellen. Doch so sichtbar die Ergebnisse sein mögen, so schnell verpuffen sie auch wieder. Das Gehirn nimmt seine normale Tätigkeit wieder auf, der Finger gehorcht wieder einem selbst.

Die Wirkungen einer Hirnstimulation sind also vorübergehend und reversibel. Wenn Sie dauerhaftere Veränderungen wünschen, müssen Sie das Gehirn länger stimulieren, und das erfordert wiederholte Stromstöße. Mit der Zeit kann wiederholte leichte Stimulation im Gehirn Veränderungen der elektrischen Erregbarkeit hervorrufen, die auch nach Beendigung der Stimulation erhalten bleiben.[285] Bei vielen Sitzungen mit wiederholten Impulsen hält der Effekt noch länger an. Auf dieser Prämisse beruht die Hirnstimulation gegen Depressionen und andere psychische Erkrankungen.

Zur positiven Wirkung von Hirnstimulationsverfahren, die über längere Zeit hinweg wiederholt werden, gibt es eine Vielzahl aktueller Studien. In aller Regel nehmen transkranielle Magnetstimulation und Elektrostimulation dabei eine Hirnregion unmittelbar über den Schläfen ins Visier, die bei Depressionen zu inaktiv ist: den dorsolateralen präfrontalen Cortex. Diese Region gehört zu einem Netzwerk, das die Aufmerksamkeitsausrichtung, das Kurzzeitgedächtnis und die Entscheidungsfindung unterstützt.

Konzentrations- und Entscheidungsschwäche sind bei Depressionen sehr typisch. Konzentrationsschwierigkeiten hat jeder mal, der eine mehr, die andere weniger, doch bei einer Depression können der Verlust der Konzentrationsfähigkeit und das Gefühl, sich nicht entscheiden zu können, extrem belastend sein. Hirnstimulation soll Menschen mit Depressionen durch vorübergehend erhöhte Aktivität im dorsolateralen präfrontalen Cortex (die bei derart schwierigen Aufgaben bei einer Depression in der Regel vermindert ist) wieder dazu verhelfen, sich besser zu konzentrieren und ihre Emotionen leichter zu steuern.[286]

In klinischen Studien zur transkraniellen Magnetstimulation (die sich wie Anklopfen anfühlt) unterziehen sich stark depressive Patienten in der Regel mehrere Wochen lang fünfmal pro Woche einer Hirnstimulation. Rund 20 transkranielle Magnetstimulationen à 40 Minuten lassen Depressionen bei vielen Menschen zurückgehen, und die Chance auf eine Besserung ist doppelt so hoch wie bei einer Placebohirnstimulation.[287] Neuere Ansätze arbeiten mit kürzeren, aber konzentrierteren Behandlungseinheiten von zehn Sitzungen an fünf Tagen in Folge, was in einer aktuellen Studie über 90 Prozent der Patienten eine erhebliche Symptomlinderung verschaffte.[288] Üblicherweise werden mit solchen Verfahren sowohl in den Studien als auch klinisch Patienten behandelt, die auf andere Methoden wie Antidepressiva oder Psychotherapie nicht angesprochen haben.[289] Das lässt den Wirkungsgrad noch beeindruckender erscheinen, auch wenn die transkranielle Magnetstimulation (wie alle Therapien) nicht allen hilft. Immerhin ist ihre Wirkung so gut, dass viele Praxen und Kliniken inzwischen damit arbeiten, wovon viele Betroffene deutlich profitiert haben. Pragmatisch betrachtet besteht gegenüber Medikamenten oder Psychotherapie der Nachteil, dass das erforderliche Gerät sehr kostspielig und groß ist und gut geschulte Hände erfordert. Beides ist nicht überall problemlos verfügbar.

In der Studie mit Peter haben wir zur Erhöhung der Aktivität in der fraglichen Region – dem dorsolateralen präfrontalen Cortex – also ganz pragmatisch transkranielle Elektrostimulation eingesetzt. Das ist weniger etabliert, aber auch weniger aufwendig. Anfangs erschienen moderne Studien zur transkraniellen Elektrostimulation wirklich vielversprechend. In einer der ersten Untersuchungen zu diesem Verfahren kamen die Patienten mit Depressionen fünfmal für eine 25-minütige Sitzung unter dieser leichten elektrischen Stimulation in die Klinik, und ihre Depressionen gingen auffällig zurück.[290] Damit galt Elektrostimulation nicht nur als plausible Alleintherapie, sondern auch als ergänzende Methode, die die Chance erhöhte, dass jemand auf andere erprobte Verfahren ansprach, zum Beispiel eine Psychotherapie.

Darauf aufbauend, pendelte ich als Doktorandin zwischen verschiedenen Londoner Kliniken hin und her, um depressiven Patienten wie Peter Hirnstimulation zu verabreichen. Wir gingen davon aus, dass eine verstärkte Aktivität im präfrontalen Cortex die Heilungschancen nach einer kognitiven Verhaltenstherapie verbessern müsste. Unsere Hypothese lautete, dass die Stimulation es depressiven Patienten erleichtern könnte, in den Therapiestunden mitzuarbeiten. Denn diese erfordern viel Aufmerksamkeit und schwierige Entscheidungen, und genau das fällt Menschen mit Depressionen so schwer.

Dieses Experiment lief über Jahre und verlangte mir, meinem Doktorvater Jon Roiser, meinem Kollegen, dem Psychiater Chamith Halahakoon, und zahlreichen anderen Wissenschaftlerinnen und Medizinerinnen unglaublich viel Arbeit ab.[291] Doch langer Rede kurzer Sinn: Unsere Hypothese erwies sich als falsch. Hirnstimulation konnte die Anzahl derer, denen es nach acht Wochen kombinierter Behandlung mit Elektrostimulation und Psychotherapie besser ging, nicht erhöhen. Zumindest nicht im Vergleich zu der Kontrollgruppe, die eine Placebostimulation (und ebenfalls Psychotherapie) erhielt. Zwar ging es in der wirklich behandelten Gruppe 20 Prozent mehr Menschen besser als in der Placebogruppe, aber die Zahlen waren nicht signifikant. Wir konnten also nicht sicher sagen, ob die Behandlung besser war als das Placebo. Dafür gibt es gute Gründe. Der offenkundigste Grund ist, dass es eben im Durchschnitt nicht besser hilft als ein Placebo (Placebos helfen gut, und alle Beteiligten bekamen zudem eine gut wirksame Psychotherapie). Manchmal erweist sich auch eine gut überlegte Hypothese als falsch. Eine andere Möglichkeit ist, dass die Methode zwar ein wenig half, wir aber eine größere Gruppe gebraucht hätten, um dies zu beweisen (aus statistischen Gründen braucht man bei einem nicht so hohen Unterschied mehr Teilnehmende). Meine persönliche Meinung ist, dass das Verfahren nicht wirksam ist – zumindest nicht wie erhofft, nicht im Durchschnitt.

Dennoch sollte ich erwähnen, dass es Personen gab, denen es nach der Kombinationsbehandlung besser ging, obwohl sie nicht damit gerechnet hatten. Ich erinnere mich an einen Patienten, Eric, der zu mir sagte: »Psychotherapie hat mir bisher nie geholfen, Antidepressiva auch nicht, aber nach den wöchentlichen Hirnstimulationen kam mir die Therapie nicht so sinnlos vor; sie hilft wirklich.«

Es gab einige Patienten wie Eric, die von der Stimulation besonders zu profitieren schienen. Als wir uns die jeweiligen Hirnscans ansahen, entdeckten wir den Grund dafür. Diejenigen, denen es nach der Stimulation besser ging, wiesen schon vor Beginn der Behandlung eine relativ hohe, nur leicht gedämpfte Aktivität im dorsolateralen präfrontalen Cortex auf. Und je höher diese Aktivität war, desto höher war die Wahrscheinlichkeit einer Besserung. Bei den Personen, die eine Placebostimulation erhielten, war dies nicht der Fall – hier gab es keine Korrelation zwischen der präfrontalen Aktivität und einer Besserung.

Die Hirnstimulation wirkte also auf Gehirne, die in der von uns stimulierten Region bereits relativ aktiv waren. Da wir allen dieselbe Menge Stimulation verabreichten, frage ich mich, ob die Leute, denen es besser ging, Gehirne hatten, die keinen starken Anstoß brauchten, um besser zu reagieren, wohingegen die anderen vielleicht eine stärkere oder längere Stimulation gebraucht hätten. Das wissen wir wirklich nicht. Aber immerhin existiert ein potenzieller biologischer Grund, der erklären könnte, warum Hirnstimulation bei den einen funktionierte und bei den anderen nicht. Wenn das zuträfe, könnten wir darauf eingehen, indem wir die Menge der Hirnstimulation auf den Grundstatus des jeweiligen Gehirns anpassen – Menschen mit nahezu normaler Aktivität bekämen weniger Stimulation, Menschen mit stärker reduzierter Aktivität mehr.

Wenn Hirnstimulation es uns ermöglicht, unterschiedliche Areale im Gehirn zu aktivieren, müsste sie bei verschiedenen

Menschen auch unterschiedliche Regionen beeinflussen können. Aber die transkranielle Hirnstimulation ist aufgrund ihrer Position begrenzt, denn von außen kann sie nur Regionen erreichen, die relativ dicht unter dem Schädel liegen. Gewisse Regionen zu stärken (zum Beispiel den dorsolateralen präfrontalen Cortex), kann bei bestimmten Erkrankungen die Heilung fördern. Viele andere wichtige Hirnregionen sind uns jedoch nicht zugänglich. Bereiche wie die Amygdala (und andere tiefe Hirnstrukturen, die bei psychischen Erkrankungen beteiligt sind) ließen sich von außerhalb des Kopfes mit den üblichen Verfahren nicht bedenkenlos gezielt stimulieren. Anstatt also die Hirnaktivität transkraniell zu verändern, erfolgen manche Methoden invasiv. Für eine solche Tiefenhirnstimulation implantiert man Elektroden in bestimmte Hirnstrukturen, um die Zellen direkt mit elektrischen Impulsen zu aktivieren – eine ausgeklügelte Weiterentwicklung der in Kapitel 4 beschriebenen Verfahren.

Tiefe Hirnstimulation

Die moderne Tiefe Hirnstimulation (THS) wurde ursprünglich als operative Behandlungsoption bei fortgeschrittener Parkinson-Krankheit entwickelt. Um das Dopamin im Gehirn zu erhöhen, gibt man gern Medikamente wie Levodopa. Aber diese Medikamente helfen nicht immer und können bei hoher Dosierung unangenehme Nebenwirkungen hervorrufen. Die Entdeckung, dass Implantate zur Tiefen Hirnstimulation bei der Einleitung von Bewegungen in etwa die Rolle des Dopamins ersetzen können, liegt schon ein paar Jahrzehnte zurück. Wenn man in Regionen, die normalerweise von Dopamin gehemmt oder erregt werden, feine Elektroden setzt, können diese die gestörten Schaltkreise im Gehirn übernehmen und deutlich normalere Funktionen wiederherstellen. Das klingt wie Science-Fiction, wurde aber bei über einer Million Menschen weltweit genutzt und hat sich für Betroffene mit schwerer Parkinson-Krankheit, die damit wieder besser gehen, sprechen und sich bewegen können, als Rettungsanker erwiesen.

Zu Beginn des 21. Jahrhunderts inspirierte der Erfolg dieser Technik bei der Parkinson-Krankheit ein Team um die Neurologin Helen Mayberg zu einem ersten Versuch, die Tiefe Hirnstimulation bei Depressionen einzusetzen.[292] Die sechs Teilnehmenden der ersten Studie waren »therapieresistent« in dem Sinne, dass es ihnen nach vier verschiedenen Behandlungsversuchen mit Medikation, Psychotherapie oder auch Elektrokonvulsionstherapie nicht besser ging. Diesen Probanden implantierte das Team Elektroden im subgenualen anterioren cingulären Cortex, einem tief gelegenen Bereich, der gemäß einer vorherigen Arbeit von Mayberg eine Schlüsselregion für die Entstehung von Depressionen ist. Wenn die Probanden traurig waren, war die Aktivität in dieser Region erhöht, nach einer erfolgreichen Depressionstherapie hingegen verringert.[293] Aufbauend auf diesen früheren Erkenntnissen, wollten Mayberg und ihr Team nun die Aktivität in dieser Region gezielt elektrisch erhöhen, um kausal auf die Stimmungslage der Patienten einzuwirken.

Bei vier von sechs Teilnehmenden erzielte die Tiefe Hirnstimulation eine »auffällige und anhaltende« Remission der Depression.[294] Alle Behandelten erklärten, dass ihre Stimmung sich während der Anwendung verändert hätte – wenn die Elektrode angeschaltet wurde, hatten sie das Gefühl, dass »die Leere verschwand«, oder sie beschrieben schärfere visuelle Eindrücke von Details im Raum oder intensivere Farben. Besonders bemerkenswert daran war, dass diesen Patienten bis dahin nichts hatte helfen können. Entscheidend für die antidepressive Wirkung war zudem die Region, die Mayberg und ihr Team sich herausgepickt hatten – je mehr die Aktivität in der stimulierten Region beim jeweiligen Patienten zurückging, desto besser fühlte sich die Person. Die Tiefe Hirnstimulation linderte jedoch nicht nur die Symptome der Depression, sondern zeigte auch Auswirkungen auf die stimulierte Hirnregion selbst – während sich die Hirnaktivität dort normalisierte, ging es den Patienten immer besser.

Maybergs Studie stellte unsere Vorstellungen über die Behandlung von Depressionen und anderen psychischen Erkrankungen auf den Kopf. Urplötzlich schien die direkte, spezifische Veränderung von Hirnregionen bei schweren psychiatrischen Erkrankungen eine plausible, realistische Option zu sein. Inzwischen wird dieses chirurgische Verfahren auf der ganzen Welt ausprobiert, und über die Platzierung von Elektroden in unterschiedlichen Regionen ließen sich auch andere neuropsychiatrische Krankheiten erfolgreich behandeln, darunter Zwangsstörung[295] und Tourette-Syndrom[296] (wegen des Operationsrisikos kommt dieser Ansatz nur für Patienten mit sehr schwer ausgeprägter Symptomatik infrage, bei denen alle anderen Behandlungsversuche gescheitert sind).

Trotz dieser Revolution ist der Weg zu gezielten Gehirnbehandlungen bei psychischen Erkrankungen immer noch holprig. Wie in der ursprünglichen Studie von Mayberg erlebten manche Patienten mit Depressionen mit Implantaten für eine Tiefe Hirnstimulation eine »Wunderheilung« und hatten das Gefühl, die Stimulation hätte ihnen das Leben gerettet. Aber seit diesen frühen Arbeiten wird die Tiefe Hirnstimulation bei Depressionen kontrovers diskutiert. Die größte klinische Studie zur Tiefen Hirnstimulation bei Depressionen wurde 2013 nicht weiterfinanziert, weil erste Ergebnisse weniger vielversprechend aussahen als erhofft.[297] In der wissenschaftlichen und medizinischen Öffentlichkeit führte der Abbruch der Studie zu wilden Spekulationen. Anekdotische Berichte zu Nebenwirkungen sickerten durch. In der Neurowissenschaft und Psychiatrie hörte man die Kollegen und Kolleginnen flüstern, die Tiefe Hirnstimulation würde bei Depressionen doch nicht helfen und wäre womöglich sogar sehr riskant – das warf die Hirnstimulation auf ihre dunklen Anfänge zurück. Viele Wissenschaftler neigten zu der These, die früheren wundersamen Heilungen seien nur ein weiteres Beispiel für einen extrem starken Placeboeffekt. Genau genommen trägt der Placeboeffekt zu jeder Behandlung bei, aber je ungewöhnlicher und invasiver eine Behandlung ist (»je größer die Batterie«), desto höher dürften die persönlichen Erwartungen sein.

Dann aber geschah bei den Patienten der abgebrochenen Studie etwas Interessantes: Nach dem Studienstopp wurden zwar keine neuen Elektroden mehr implantiert, aber diejenigen, die bereits welche erhalten hatten, durften weitermachen und wurden über Monate und Jahre nachuntersucht. Und im Laufe der Zeit erholten sich immer mehr von ihnen. Nach zwei Jahren waren die Depressionen bei der Hälfte der Probanden substanziell zurückgegangen – bei einer so schwer betroffenen Gruppe ist das eine enorme Anzahl.[298]

Diese Arbeit ist ein gutes Beispiel dafür, wie schwierig es ist, eine klinische Studie durchzuführen. Wird der Endpunkt zu früh gewählt und die Studie für gescheitert erklärt, könnte eine nützliche Behandlung für immer verloren sein. Aber die Tiefe Hirnstimulation ist auch ein extremes Beispiel dafür, dass eine Behandlung der Psyche für manche das Richtige sein kann und für andere das Falsche. Die negativen Berichte entsprachen teilweise der Wahrheit: Manchen Patienten ging es mit den Elektroden schlechter, oder die Implantate infizierten sich. Einige begingen Suizid. Deshalb ist es enorm wichtig herauszufinden, was diese dramatisch anderen Behandlungsfolgen verursacht und wie sich solche unerwünschten Wirkungen künftig vermeiden lassen.

Was die Tiefe Hirnstimulation im Gehirn auslöst und ob sie gegen eine Depression (oder Symptome anderer psychischer Erkrankungen) hilft, hängt wie bei der transkraniellen Elektrostimulation eng mit dem Ausgangsstatus des Gehirns zusammen. Diese schlichte Tatsache könnte ein zentraler Faktor dafür sein, dass Interventionen (auch Antidepressiva und Psychotherapie) so unterschiedlich anschlagen. Hirnstimulation sollte dieses Problem besser bewältigen können, weil man die Menge dosieren kann, aber eine der wichtigsten Hürden für die personalisierte Hirnstimulation ist, dass es sehr schwierig ist, die individuelle Hirnaktivität in Echtzeit zu bestimmen. In meiner Studie war die Ausgangsbasis eine fMRT-Aufnahme, die vor Beginn der Behandlung angefertigt wurde. Aber die Hirnaktivität kann sich von Tag zu Tag und von einem Moment auf den anderen ändern. Wenn wir wüssten, wie sie gerade jetzt ist, könnten wir das Gehirn gemäß dem Istzustand stärker oder schwächer stimulieren.

Eine Tiefe Hirnstimulation, bei der wir sowohl implantierte Elektroden beobachten als auch die Aktivität bestimmter Hirnzellen anregen können, ist echte personalisierte Medizin, steckt aber nach wie vor in den Kinderschuhen. Eine Patientin, deren Depression auf nichts anderes ansprach, erhielt eine Elektrode, die ihren gegenwärtigen Hirnzustand »belauschte« und die verabreichte Menge Elektrizität entsprechend anpasste.[299] So ließ sich die Behandlung nicht nur auf das Gehirn der Patientin, sondern auch auf die täglichen Fluktuationen ihrer Hirnaktivität zuschneiden. Für diese Patientin war das zweifellos ein Erfolg, aber der erforderte eine Operation und viele aufgezeichnete Sitzungen. Ob dieser Aufwand in größerem Rahmen möglich wäre, wissen wir noch nicht.

Für Patienten, die keine anderen Optionen mehr haben, birgt die Tiefe Hirnstimulation ein gewisses Potenzial. Für manche ist sie (wie jede andere wirksame Behandlung der Psyche) nicht besser als ein Placebo. Bei einem invasiven Eingriff mit entsprechendem Risiko wäre es für meine Disziplin vordringlich herauszufinden, wer in welche Gruppe fällt, und die Hirnstimulation zu optimieren.

Ich hoffe, dass wir auch in Zukunft noch dieses riskante Verfahren den »richtigen« Patienten anbieten können. Die beste Evidenz ist, dass es einigen Menschen gut hilft – Menschen, die keine anderen Optionen mehr haben und hier noch einmal hoffen dürfen. Bei allen anderen gehe ich davon aus, dass nicht-invasive Hirnstimulationsverfahren, die zwar keine tieferen Regionen beeinflussen können, aber dafür weniger Risiken bergen, eines Tages genauso üblich sein werden wie Medikamente und Psychotherapie. Möglicherweise gibt es bald eine Übergangslösung, denn es werden neue nicht-invasive Verfahren entwickelt, die in der Lage sein könnten, auch ohne Operation tiefe Hirnregionen wie die Amygdala zu erreichen.

Gehirnoptimierung

Ist es eine rationale Überlegung, dass Hirnstimulation die Gehirnfunktion »optimieren« könnte? Immerhin kann sie ja das Gehirn von Menschen mit psychischen und neurologischen Erkrankungen verbessern.

Ab etwa 2010 ließen sich »Neurohacker« von Experimenten zur elektrischen Hirnstimulation zu privaten Selbstversuchen inspirieren. Sie kauften im Internet nicht-medizinische Geräte oder bastelten selbst Apparaturen mit 9-Volt-Batterien, um euphorischer, klüger oder bei ihrem Videospiel erfolgreicher zu werden. Die Verlockung liegt auf der Hand – wie bei Drogen geht es darum, natürliche Fähigkeiten zu verbessern.

Als ich etwa 2012 anfing, mich genauer mit Hirnstimulation zu befassen, las ich auch Ratschläge solcher Neurohacker, die sich über ihre Apparaturen austauschten, tägliche oder gar mehrmals tägliche Stimulation empfahlen und sich verschiedene, teilweise ungetestete Hirnregionen vornahmen. Diese Leute gingen beeindruckend akribisch vor und dokumentierten jede Anpassung ihrer Konstruktionen, Aufbauten und Methodik ganz genau. In ihren Foren beschrieben sie auch ihre Erfolge – dass sie bei bestimmten Videospielen unschlagbar geworden wären und sich in der Schule von mittelmäßigen zu Spitzenschülern gemausert hätten. Einige hatten zuvor unter Angst und Niedergeschlagenheit gelitten, aber seit sie ihre Gehirne stimulierten, machte ihnen das nicht mehr zu schaffen.

Ich weiß, was Sie denken. Diese Leute erlebten alle nur einen gigantischen Placeboeffekt! Bei vielen mag das sogar zutreffen. Ob eine leichte elektrische Hirnstimulation wirklich mehr dramatische Veränderungen in Gang setzen kann als die gewaltigen Erwartungen an ein Elektrostimulationsgerät, das man sich um die Stirn schnallt, ist ziemlich umstritten. Unter kontrollierten Bedingungen scheinen Kognition und Stimmung in gewissem Maße zu profitieren, wenn auch subtiler und breiter gestreut, als man zunächst meint. Doch selbst bei eindeutigen Laborergebnissen haben die Methoden der Neurohacker oft nur entfernte Ähnlichkeit mit den wissenschaftlichen Studien, die sie nachahmen wollen. Und weil sie sich auf spannende Anekdoten berufen, die den enormen Placeboeffekt durch Hirnstimulation ausblenden, sieht es so aus, als würden ihre Ergebnisse weit über alle Laborversuche hinausgehen.

Gleichzeitig gehen neue, ungeprüfte Apparaturen auch mit unerwarteten Nebenwirkungen einher. So kommt es verbreitet zu Verbrennungen der Kopfhaut, weil eine zu hohe Intensität gewählt oder die Apparatur falsch angebracht wird. Ein Mann berichtete, er hätte seine Fähigkeit, Farben zu erkennen, verloren (ob das mit diesem Gerät überhaupt möglich war, kann ich nicht beurteilten) – jedenfalls war er davon überzeugt, seitdem nur noch in Schwarz-Weiß sehen zu können. Von dieser Nebenwirkung wurde in zahllosen Laborversuchen nie berichtet. Sie könnte also entweder gar nicht mit der Stimulation zusammenhängen oder auf eine Art Noceboeffekt zurückgehen – oder auf eine ungewöhnliche Apparatur oder Vorgehensweise des Neurohackers.

Ob Nocebo oder nicht: Unerwünschte Nebenwirkungen scheinen weder die Begeisterung dieser Enthusiasten für Hirnstimulation zu dämpfen noch den wissenschaftlichen Forschungsdrang auszuloten, wie man durch Hirnstimulation Schaltkreise anregen kann, die unmittelbar mit der psychischen Gesundheit zusammenhängen. Natürlich bekenne auch ich mich hier schuldig. Ich finde das Thema wirklich spannend! Manche Ansätze zur Hirnstimulation könnten für die Behandlung psychischer Krankheiten einen echten Wendepunkt darstellen. Manche führen uns vielleicht in die Irre. Und auch ich weiß noch nicht, welcher Ansatz hilfreich sein könnte. Vorerst kann ich nur empfehlen: Setzen Sie bei Hirnstimulation nicht auf Marke Eigenbau und Selbstexperimente. Wenn Sie neugierig sind und an Experimenten teilnehmen wollen, dann bieten Sie sich einer Forschungseinrichtung in Ihrer Nähe als Proband oder Probandin an. Wenn Sie hingegen lieber auf eigene Faust etwas für Ihr Gehirn tun möchten, wäre es deutlich sicherer, Ansätze aus Kapitel 10 und 11 auszuprobieren. Darin stelle ich erprobte und nach wie vor beliebte Methoden vor, über eine Veränderung körperlicher Systeme (wie Verdauung, Schlaf und Bewegung) auf die Psyche einzuwirken.

10. Welchen Einfluss hat der Lebensstil?

Die meisten Menschen werden nie eine so schwere Depression durchmachen, dass sie eine Elektrokonvulsionstherapie in Betracht ziehen würden. Doch gewisse Schwankungen der psychischen Verfassung sind derart verbreitet, dass wir uns fragen: »Was kann ich tun, um glücklicher zu sein?« Die übliche Antwort auf diese Frage lautet: »Ach, mit einer Million auf dem Konto wäre ich schon glücklicher.« Tatsächlich jedoch ist der Durchschnittsmensch, der nach dem großen Lottogewinn den Job aufgibt und aufs Land zieht, nur vorübergehend glücklicher. Sobald er sich an den neuen Lebensstil gewöhnt hat, schwingt sich das Wohlbefinden wieder ungefähr auf den Ausgangsstatus ein.

Das ist nicht nur eine Anekdote, die uns klarmachen soll, dass mehr Geld auch nicht glücklich macht. Je nach Statistik und den erhobenen »Glückswerten« belegen die meisten Studien, dass wir tatsächlich glücklicher sind, wenn das Einkommen – in Relation zum jeweiligen Land – von einem niedrigen auf ein höheres Niveau steigt. Doch sobald ein durchschnittliches Einkommen erreicht ist, wird es offenbar schwierig, noch glücklicher zu werden. Manche Menschen fühlen sich ab einem gewissen Einkommenslevel immerhin »satt«. Je nach Maßstab kann das Glück ab diesem Punkt sogar abnehmen. Laut einer Studie von 2018 waren beispielsweise Westeuropäer, die umgerechnet 169 000 Euro pro Jahr verdienen, laut verschiedenen Parametern weniger glücklich als Personen, die 85 000 Euro nach Hause brachten.[300] Unser Glücksgefühl passt sich den Umständen an, selbst nach sehr bedeutsamen (guten wie schlechten) Ereignissen. Dieses Phänomen wird als hedonische Adaption bezeichnet. Die hedonische Adaption sorgt zwar dafür, dass ein hohes Einkommen nicht extrem glücklich macht, lässt uns umgekehrt aber auch bei Katastrophen und traumatischen Ereignissen nicht den Mut verlieren.

Manche Lebensumstände überlagern alle positiven Einflüsse des Lebensstils, auf die wir zu sprechen kommen. Hierzu zählen Armut, Krankheit, Krieg, Gewalt und vieles mehr. Dass anhaltende Traumatisierung der Psyche zusetzt, liegt auf der Hand. Viel erstaunlicher ist hingegen, warum die breite Mehrheit trotz schrecklicher Erlebnisse psychisch gesund bleibt.[301] Wissenschaftlich nennt sich diese Eigenschaft Resilienz (siehe auch Kapitel 3). Neben Risiken für das Entstehen einer psychischen Erkrankung (zum Beispiel ein Trauma oder mehrere) gibt es auch schützende Faktoren – Eigenschaften des Gehirns, die uns trotz enormer Belastungen psychisch gesund erhalten.

Resilienz entspricht gewissermaßen dem Immunsystem der Psyche. Und so, wie wir dem körperlichen Immunsystem auf die Sprünge helfen können, gibt es auch Faktoren, die das mentale Immunsystem stärken (dass manche dieser Faktoren uns sowohl körperlich als auch psychisch guttun, sollte niemanden überraschen). Hinzu kommen genetische Einflüsse, die zu mehr oder weniger resilienten Reaktionen prädisponieren. Dennoch haben wir eine ganze Menge Einfluss auf unsere Resilienz, unter anderem von innen heraus.

Deshalb sagen Menschen, es hätte ihnen geholfen, einen Aspekt ihres Körpers zu verändern, ob mittels Ernährung, Fitness, einer Operation oder einer neuartigen Methode wie einer Stuhltransplantation. Nicht nur wissenschaftlich wird vor allem Bewegung und Ernährung schon lange eine Schutzwirkung für Körper und Seele zugeschrieben. Hippokrates (460–370 v. Chr.) schrieb: »Essen allein erhält einen Mann nicht gesund, er muss sich auch anstrengen.« Aus wissenschaftlicher Sicht befassen wir uns heutzutage nicht nur mit der Vorbeugung vor psychischen (und körperlichen) Krankheiten, sondern auch mit der Erhaltung und Verbesserung der psychischen Verfassung insgesamt.[302] Aber wie kann das, was wir essen oder tun, die psychische Gesundheit unterstützen?

Um zu verstehen, wie ein veränderter Lebensstil (in manchen Fällen) die Psyche stabilisieren kann, können wir auf das Beispiel vom Beginn des Buches zurückgreifen, wie chronische Schmerzen der Psyche zusetzen können. Chronische Schmerzen schaden uns psychisch nicht nur, weil Schmerzen nun einmal unangenehm sind und dieses Unbehagen uns unglücklich macht. Darüber hinaus bestehen weitere Zusammenhänge, denn chronische Schmerzen verändern Hirnregionen und Netzwerke, die für die Erhaltung der psychischen Gesundheit wichtig sind. Dadurch könnten die Betroffenen vulnerabler auf Umstände reagieren, die eine negative psychische Entwicklung in Gang setzen können.

Resilienz ist das exakte Gegenteil. Was dem Körper kurzfristig guttut (Schlaf, Essen, Schutz vor Wind und Wetter und so weiter), unterstützt uns mental nicht nur, weil wir nicht mehr müde, hungrig oder durchfroren sind, sondern es stärkt auch die »mentale Immunität« – möglicherweise durch eine veränderte Hirnaktivität in Regionen, die gemeinsam für die körperliche und emotionale Homöostase zuständig sind. Deshalb lohnt sich der Aufwand, regelmäßig Sport zu treiben, die Ernährung umzustellen oder ausreichend zu schlafen, auch für die Psyche. Denn was den Körper stärkt, fördert unter Umständen auch die mentale Immunität. Auch ohne psychische Erkrankung tut es sicher den meisten Menschen gut, auf ihr mentales Immunsystem zu achten. Wer weiß schon, was für Belastungen auf uns zukommen?

Da solche Lebensstilanpassungen sehr beliebt sind – dass sie »gesund« und »gut« sind, scheint auf der Hand zu liegen –, befasst sich vor dem Ausprobieren einer neuen Sportart kaum jemand mit den wissenschaftlichen Grundlagen. Dennoch ist inzwischen nachweisbar, dass Lebensstilanpassungen auch in einigen Schaltkreisen Veränderungen auslösen, die durch etablierte Behandlungsmethoden wie Medikamente und Psychotherapie beeinflusst werden können. Und weil Lebensstilinterventionen so selbsterklärend scheinen, gehen viele davon aus, dass sie immer und natürlich ohne Nebenwirkungen helfen. Das ist jedoch nicht unbedingt der Fall. Wie bei anderen Methoden zur Stärkung der psychischen Gesundheit gilt auch beim Lebensstil: Was vielen hilft, kann dennoch für manche gefährlich sein. Ihr wahres Potenzial muss sich vielleicht noch herausstellen, denn wir erforschen immer noch, wann welche Lebensstilanpassungen die Psyche optimal unterstützen.

Veränderung für Körper, Geist und Seele

»Mit Sport geht es mir einfach besser. Ich habe mehr Energie und bin glücklicher.«

Diesen nervigen Standardspruch von Fitnessjüngerinnen kennen Sie bestimmt, und manchmal klingt es wie Selbstbetrug – als müssten sie damit vor sich selbst rechtfertigen, dass sie etwas Langweiliges oder Unangenehmes tun, das gesellschaftlichen Wert hat. Dennoch würden viele Menschen insgeheim zustimmen, auch wenn sie sich nicht immer aufraffen können oder es ähnlich selbstzufrieden hinausposaunen wollen.

»Die Nutzung des Verstandes wird durch falsche Angewohnheiten bei Essen, Trinken und Leibesübungen behindert.« Diese Aussage wird dem griechischen Arzt und Philosophen Galen (129–200 n. Chr.) zugeschrieben.[303] Galen befasste sich gründlich mit dem Einfluss von Ernährung und Bewegung auf die körperliche und mentale Gesundheit. Er ging davon aus, dass die Gesundheit von externen Faktoren wie Luft, Essen, Trinken, Schlaf, Bewegung, Verdauung, Ausscheidung und Emotionen gesteuert wird[304] (eine Aufzählung, die noch heute vernünftig erscheint).

Außerdem glaubte Galen, dass es für all diese förderlichen Faktoren die optimale Dosis gäbe – selbst gesunde Dinge erforderten Mäßigung. Und er war der Ansicht, dass diese Dosis je nach Mensch unterschiedlich sei. Zum Beispiel sollten Häufigkeit und Intensität eines Trainings zur individuellen körperlichen Fitness passen, genau wie man ein Medikament gemäß Gewicht oder Toleranz dosiert. Die richtige Dosierung bestimmte Galen anhand der Atemlosigkeit bei unterschiedlichen Aktivitäten und bemerkte, dass das, was für den einen Sport sei, dies für den anderen vielleicht nicht sei. »[…] Bewegungen, die die Atmung nicht verändern, sind nicht als Leibesübung zu bezeichnen. Aber wenn eine Bewegung jemanden zwingt, schneller oder langsamer zu atmen, dann wird diese Bewegung für ihn zur Anstrengung.«[305] Diese Vorstellung von Sport blieb jahrhundertelang erhalten. Heute legen wir für »sportliche Betätigung« ähnliche Maßstäbe an. Je nach Fitnessniveau kann sich etwas individuell wie Sport anfühlen oder auch nicht.

Modernen Studien zufolge kann Sport (allein oder in Kombination mit anderen Therapien wie Medikamenten) bei bestimmten Erkrankungen – besonders Depressionen – extrem vorteilhaft sein. In 25 randomisierten, kontrollierten Studien hatte Sport (und hier wiederum »mäßige und intensive« aerobe Bewegung) eine starke antidepressive Wirkung.[306] Allerdings sind diese Studien sehr unterschiedlich. Viele von ihnen waren relativ klein und lassen sich daher nicht verallgemeinern. Zudem wurden unterschiedliche Patientengruppen einbezogen (nicht depressiv, leicht depressiv, klinische Depression) und ganz unterschiedliche Sportprogramme verordnet. Zwar konnte eine große Studie keinerlei Wirkung von ergänzender körperlicher Aktivität bei Depressionen feststellen,[307] aber das könnte daran liegen, dass die Teilnehmenden dieser Studie depressiver waren als diejenigen in den meisten vorherigen Studien (sodass Sport eventuell eher bei leichteren Depressionen hilft). Andere (positive) Studien waren kleiner und schlossen womöglich viele Personen ein, die sich bewegen wollten, was die Ergebnisse verzerren würde. Vielleicht war auch die Art der Bewegung, zu der die negativ ausgefallene Studie ermunterte, weniger intensiv als in anderen, kleineren Studien. Insgesamt zeigt sich damit, dass die Aussage »Bewegung tut der Psyche gut«, sowohl nicht so eindeutig ist, wie es scheint, weil darin weder »Bewegung« noch »Psyche« näher definiert sind.

Dennoch haben Sportfreunde nicht unrecht. Eine große Studie mit rund 1,2 Millionen Teilnehmenden fand heraus, dass diejenigen, die sich körperlich betätigten, psychisch stabiler waren. Bei regelmäßigem Sport traten innerhalb des Testmonats laut Selbsteinschätzung 43 Prozent weniger Tage mit einer psychisch schlechten Verfassung auf als in vergleichbaren Gruppen, die keinen Sport trieben.[308] Dieser positive Zusammenhang zwischen Sport und psychischer Gesundheit ließ sich unabhängig von Alter,

Geschlecht, ethnischer Zuordnung und Haushaltseinkommen beobachten. Das Ergebnis war zudem unabhängig von der Sportart, auch wenn Teamsportarten, Radfahren und Aerobic oder Training im Studio sich besonders positiv auswirkten.

Diese Untersuchung von 2018 unterstützt ältere Studien, die regelmäßig aufzeigten, dass es Menschen, die mehr Sport treiben, besser ging. Aber natürlich handelt es sich um Korrelationen, und ohne frühere randomisierte, kontrollierte Studien könnte man auch zu dem ebenfalls logischen Schluss kommen, dass Menschen, denen es psychisch besser geht, bereitwilliger Sport machen. Diese Kausalität ist sogar durchaus wahr, erklärt aber nicht die komplette Korrelation. Das wissen wir, weil die Autoren bei der Datenauswahl für die Gruppen mit und ohne Sport auf ein statistisch ausgewogenes Verhältnis bei den Untergruppen Alter, ethnische Zuordnung, Gender, Familienstand, Ausbildungsniveau, Body-Mass-Index, körperliche Gesundheit und Depressionen in der Anamnese geachtet hatten. Die Interpretation, dass die starke Assoziation zwischen regelmäßigem Sport und einer stabilen Stimmung bis zu einem gewissen Grad kausal ist, erscheint damit berechtigt.

43 Prozent weniger Tage, an denen man unglücklich ist, sind schon eine ganze Menge. Sie hassen Sport? Dann trösten Sie sich, denn auch dieser auffällige Unterschied beträgt lediglich rund eineinhalb glückliche Tage mehr im Monat als bei Unsportlichen. So gesehen ist der Unterschied relativ gering, doch andererseits sind eineinhalb Tage mehr Glück deutlich spürbarer als andere Maßnahmen, die unser Wohlbefinden verbessern könnten. Um noch einmal auf das Einkommen zurückzukommen – ein massiver Einkommenssprung von rund 12 800 auf 44 500 Euro ergibt nicht einmal einen vollen glücklichen Tag. Regelmäßiger Sport macht also deutlich glücklicher, als in einem westlichen Land (in

diesem Fall den USA) von einem geringen auf ein mittleres Einkommen aufzurücken.

Je nach Gruppe kann dieser Effekt noch größer ausfallen. War zuvor schon einmal eine Depression diagnostiziert worden, so hatten diejenigen, die Sport trieben, fast vier psychisch gute Tage mehr als Personen ohne körperliche Betätigung. Bei manchen Betätigungen (wie Yoga und Tai-Chi) war die Verbesserung sogar noch ausgeprägter als bei anderen (wie Gehen). Wer Yoga und Tai-Chi übte, hatte im Vormonat 23 Prozent weniger psychisch schlechte Tage als diejenigen, die gar keinen Sport trieben.[309]

Ehe Sie nun dieses Buch aus der Hand legen, um aktiv zu werden, sollten Sie kurz prüfen, wie viel Bewegung Sie bereits haben. Denn diese Studie zeigt zwar, dass Bewegung insgesamt positiv ist, aber das galt nur bis zu einem gewissen Punkt, nämlich drei- bis sechsmal pro Woche 45 Minuten mäßiger oder intensiver Anstrengung (alternativ 70 Minuten leichtes Training). Wer mehr machte – zum Beispiel über zwei Stunden –, hatte weniger glückliche Tage als diejenigen, die sich etwas weniger abverlangten. Das Glücksniveau bei denen, die zu häufig trainierten, war ungefähr mit der Gruppe vergleichbar, die weniger als dreimal pro Woche trainierten. Beim Sport ist das moderne Konzept von »Viel hilft viel« dem Wohlbefinden also nicht unbedingt zuträglich.

Bis zu einem gewissen Punkt unterstützt mehr Bewegung die mentale Gesundheit, aber danach kann das Verhältnis kippen. Falls hinter dieser Assoziation eine kausale Beziehung steckt, dürfte sie Galens Warnung entsprechen, dass Bewegung gesund ist und Ruhe schädlich, wenn der Körper Bewegung braucht; wenn er aber eine Pause braucht, ist Ruhe gesund und Bewegung schädlich. Deshalb empfahl der Arzt der Antike: »Sobald der Körper zu leiden beginnt, sollte die Anstrengung aufhören.«

Die Assoziation zwischen sehr häufigem Sport und erhöhter mentaler Belastung könnte zumindest teilweise auch auf versteckten psychischen Faktoren beruhen. In jeder Studie gibt es grundsätzlich nicht erhobene Faktoren, die statistisch nicht auswertbar sind. In diesem Fall wären das die sonstigen psychischen Symptome (abgesehen von Depression, die einbezogen wurde). Wenn also beispielsweise jemand wegen einer Essstörung sehr viel trainiert, aber keine Depression aufweist, könnte sich dieses psychische Problem in den Daten verstecken und die Assoziation fördern. Dasselbe gilt für andere Aspekte, die zwanghaftes Trainieren forcieren, zum Beispiel Zwangsstörungen. Die Gruppe, die am intensivsten trainiert, könnte also eine höhere Anzahl Personen beinhalten, die psychisch bereits belastet sind und sich deshalb als weniger glücklich einstufen.

Als die Studie damals erschien, zählte ich selbst noch zu der übertrieben aktiven Gruppe. Ich bin ein gutes Beispiel für eine Person, die mehr trainiert, wenn sie gestresst ist. Zu Beginn der Pandemie bedeutete das für mich zweimal täglich zu trainieren, und zwar jeden Tag (zumal Sport einer der wenigen Gründe war, für die wir in England aus dem Haus durften). Im Laufe der Jahre sind mir viele Menschen aus dieser Kategorie begegnet. Sie treiben Sport, um ihre Angst und Unsicherheit zu besiegen, und trainieren in harten Zeiten mehr. Bis zu einem gewissen Grad könnte diese Taktik nützlich sein.

Immerhin gibt es inzwischen ausreichend Belege dafür, dass Sport in Maßen vielen Menschen psychisch hilft. Aber da beginnt das wahre Rätsel: Warum ist das so? Warum hat Bewegung überhaupt Einfluss auf die psychische Gesundheit? Liegt es an den körperlichen Veränderungen durch das Training oder an mentalen Prozessen, die damit einhergehen, zum Beispiel mit dem Gefühl, körperlich etwas geleistet zu haben?

Sport (und körperliche Aktivität allgemein) hat auf viele Gehirnfunktionen weitreichenden Einfluss. Während und nach dem Training werden diverse Neurotransmitter und Hormone freigesetzt. Ein Teil davon kam bereits in Kapitel 1 zur Sprache: endogene Opioide, die mit lustvollen Erfahrungen zusammenhängen und zumindest teilweise für kurzfristige Hedonie und erhöhte Schmerztoleranz zuständig sind. Die Langzeitwirkung von Sport auf die Stimmung geht aber womöglich auf dauerhaftere Veränderungen im Gehirn zurück. Als denkbare Erklärung hierfür werden Veränderungen an der Anzahl der Neuronen angeführt. Sport vergrößert die linke Seite des Hippocampus,[310] die sehr wichtig für das Gedächtnis ist, aber auch den präfrontalen und anterioren cingulären Cortex und damit Areale, die an Entscheidungsfindung und Selbststeuerung beteiligt sind.[311] Bei einer Depression hingegen schrumpfen alle diese Regionen.[312] Größenveränderungen bei Hirnregionen sind nur Anhaltspunkte, doch Tierstudien legen nahe, dass der Größenzuwachs durch Sport auf Anreize für Wachstum und Überleben von Hirnzellen zurückgeht. Eine Theorie besagt, dass Sport einer Reduktion der Hirngröße entgegenwirken oder vorbeugen kann. Das könnte die psychische Gesundheit längerfristig beeinflussen.

Da wir die Entstehung neuer Hirnzellen beim Menschen nicht unmittelbar messen können, ist das jedoch nur eine Hypothese. Wie bei anderen biologischen Prozessen können wir die Neurogenese nur über indirekte Werte wie vermehrtes Volumen oder Durchblutung »messen«, und die sind keineswegs eindeutig. Dennoch entspricht die Evidenz, dass Sport im menschlichen Gehirn die Durchblutung im Hippocampus fördert, dem Nachweis, dass dieselbe Beobachtung bei Mäusen mit einer erhöhten Neurogenese durch Sport assoziiert ist.[313] Zudem ist es unwahrscheinlich, dass Sport die psychische Gesundheit nur über eine direkte Route im Gehirn stabilisiert. Zum Beispiel drosselt Sport das Entzündungsgeschehen im Körper, was über die in Kapitel 2 geschilderten Prozesse der psychischen Verfassung guttun könnte.[314] Das ist jetzt nur ein sehr knapper Überblick, aber insgesamt lassen solche Arbeiten vermuten, dass Sport sowohl peripher, also im Körper, als auch zentral, sprich im Gehirn, wirkt. Das könnte bedeuten, dass er die Psyche über diverse biologische Wege beeinflusst, von denen wir viele bisher kaum kennen.

Es gibt auch andere, nicht-biologische Erklärungsansätze für die Wirkung von Sport auf das Gehirn. Zum Beispiel stärkt Sport wahrscheinlich die psychologischen Faktoren Selbstachtung und »Selbstwirksamkeit« (die Überzeugung, dass man etwas Bestimmtes schaffen kann).[315] Beides ist mit einem geringeren Depressionsrisiko assoziiert, denn es handelt sich um Resilienzfaktoren, die uns psychisch schützen. Mehr Selbstachtung und Selbstwirksamkeit könnten also das psychische Immunsystem stärken. Wie Psyche und Biologie hier interagieren oder welche Rolle Neurogenese oder Entzündungsaktivität dabei spielen, ist unbekannt.

Wir wissen, dass Sport diverse Facetten an Gehirn, Körper und Denkweise verändert, die mit mentaler Resilienz zu tun haben. Die Gründe dafür sind noch nicht vollständig geklärt. Leider gibt es noch nicht genug große, umfassende Studien an Menschen, um herauszufinden, warum diese Veränderungen glücklicher machen oder wie sie verschiedene mentale Prozesse (unter anderem Antrieb und Lernen) verändern, die mit einer besseren psychischen Verfassung assoziiert sind. Wissenschaftlich fehlen uns hier noch die Daten.

Für Menschen, die gern Sport treiben, spielt das Wie vielleicht gar keine Rolle. Es ist einfach so. So gesehen zählt Bewegung zu den beliebtesten und unbeliebtesten Methoden, sich psychisch etwas Gutes zu tun. Beliebt ist sie zumindest oberflächlich, weil

Sport relativ einfach erscheint, nicht allzu abschreckende Nebenwirkungen mit sich bringt (sofern man es nicht übertreibt) und billiger und leichter verfügbar ist als entsprechende Medikamente, Psychotherapie oder Hirnstimulation. Unbeliebt ist sie, weil Bewegung anstrengend ist und Zeit und Motivation erfordert, die nicht alle aufbringen können. Ausgerechnet die Symptome, die bei Depressionen häufig auftreten und auch das Risiko für andere psychische Probleme (wie Anhedonie, Fatigue, pessimistische Zukunftsgedanken, Antriebsschwäche) erhöhen, erschweren es uns, aktiv zu werden, und lassen Sport viel unattraktiver erscheinen. Manchen Menschen kann »einfach Sport machen« bei einer Depression tatsächlich schwerer fallen, als sich anderweitig Hilfe zu holen. Oder Sport ist erst wieder möglich, wenn eine andere Therapieform erfolgreich die Symptome reduziert hat, die Bewegung so erschweren.

Aber zum Glück ist körperliche Aktivität nicht die einzige Lebensstilintervention, die der Psyche guttut. Das zweite Element ist etwas, das selbst Sporthassern wunderbar finden dürften, und zugleich einer der elementarsten Aspekte des Lebens, nämlich Schlafen. Guter Schlaf kann die mentale Resilienz erhalten. Schlafstörungen hingegen können selbst bei ansonsten gesunden Menschen einer Verschlechterung der psychischen Verfassung vorausgehen.

Wir alle kennen die unangenehmen Folgen einer schlechten Nacht. Gedächtnis und Konzentration sind beeinträchtigt, die Laune ist im Keller, und wir sind obendrein schmerzempfindlicher. Man möchte meinen, diese Zusammenhänge seien so offensichtlich, dass sie keiner wissenschaftlichen Bestätigung bedürfen. Dennoch hat man viele großzügige Freiwillige ihres Schlafes beraubt und psychische Symptome wie Angst, Depression und allgemeine Stressempfindlichkeit genau gemessen. Es dürfte niemanden überraschen, dass akuter Schlafentzug auch psychisch gesunden Menschen zusetzt.[316]

Nach einer durchtanzten Nacht (oder einer Nacht mit unruhigem Baby oder voller Sorgen) haben Sie die oben genannten Folgen vielleicht schon selbst verspürt. Im Extremfall beginnt man, Dinge zu hören oder zu sehen, die es gar nicht gibt. Mit 19 ist mir das einmal passiert. Ich saß in meinem Collegezimmer und hörte plötzlich unverständliche Stimmen. Zu diesem Zeitpunkt war ich schon über 24 Stunden wach. Ich weiß noch, dass ich dachte, das sei nicht real, die Stimmen seien in meinem Kopf, aber beunruhigend war es trotzdem, und ich war froh, dass sich das am nächsten Tag nicht wiederholte. Offiziell ist so etwas eine psychotische Erfahrung, die durch Schlafentzug provoziert werden kann. Zu den »psychotischen Erfahrungen« zählen Wahnvorstellungen und Halluzinationen (akustische, wie ich sie erlebt habe, aber auch visuelle oder sonstige sensorische Eindrücke).[317] Normalerweise ist so etwas mit Schizophrenie assoziiert, es kann aber auch andere Erklärungen dafür geben. Von 100 Menschen haben fünf bis sechs Personen irgendwann einmal ein psychotisches Erlebnis.[318] Das sind mehr als 300-mal so viele wie diejenigen, die irgendwann eine psychotische Störung wie Schizophrenie entwickeln.

Als Freiwillige für eine Studie eine Woche lang drei Nächte nur vier Stunden schlafen durften, kamen psychotische Erlebnisse einschließlich paranoider Gefühle und Halluzinationen deutlich häufiger vor als in der Vergleichsgruppe, die ganz normal schlafen durfte.[319] Schlafentzug verstärkte auch schlechte Laune und Sorgen und setzte dem Kurzzeitgedächtnis zu. Interessanterweise verliefen diese Veränderungen bei den jeweiligen Symptomen nicht unabhängig voneinander. Wer nach Schlafentzug schlechte Laune hatte, entwickelte im weiteren Verlauf häufiger Paranoia und Halluzinationen. Daraus könnte man schließen, dass die Entstehung psychotischer Symptome bei Schlafentzug oder Schlafproblemen teilweise auf eine vorherige Verschlimmerung anderer Symptome einer psychischen Beeinträchtigung zurückgeht.

Auch bei psychischen Erkrankungen spielen Schlafstörungen eine zentrale Rolle. Über 90 Prozent aller Menschen mit Depressionen klagen über schlechten Schlaf.[320] Manche Forschende leiten daraus ein Risikomodell ab und betrachten Schlafstörungen als denkbaren Risikofaktor für die Entstehung psychischer Probleme oder einen Rückfall nach vorheriger Genesung. Umgekehrt kann eine verbesserte Schlafqualität vor psychischen Erkrankungen schützen und könnte ein Resilienzfaktor sein, der die mentale Immunität stärkt. Wer vor einem Trauma Schlafstörungen hatte, entwickelt anschließend eher eine posttraumatische Belastungsstörung (PTBS).[321] Für viele schließt sich dann der Kreis: Schlechterer Schlaf fördert mentale Probleme, mentale Probleme verschlechtern wiederum den Schlaf und so weiter.

Diese Wechselwirkung gilt nicht nur für nur eine oder zwei Symptomgruppen wie posttraumatischen Stress oder Psychosen. Mangelnde Schlafqualität scheint für viele psychische Erkrankungen ein Risikofaktor zu sein und guter Schlaf ein Resilienzfaktor: In einer Studie an über 15 000 Militärangehörigen, die vor und nach einem Einsatz untersucht wurden, erhöhten Schlafstörungen vor dem Einsatz das Risiko, nach dem Einsatz eine posttraumatische Belastungsstörung, Depression oder Angststörung zu entwickeln.[322] Polysomnografische Messungen ergaben, dass bei praktisch allen psychischen Erkrankungen Schlafstörungen vorliegen.[323] 92 Prozent aller Patienten mit Depressionen geben Schlafstörungen an, sowohl zu viel als auch zu wenig, teilweise bei derselben Person.[324] Auch 75 Prozent der Patienten mit Angststörungen sind davon betroffen, und in dieser Gruppe ließ sich aus der Schlafqualität die Aussicht auf Genesung von der PTBS fünf Jahre später ableiten: 56 Prozent derer, die keine Schlafstörungen hatten, erholten sich von ihrer PTBS, aber nur 34 Prozent derer, die schlecht schliefen.[325] 80 Prozent aller Psychosepatienten haben bei der Erstdiagnose mindestens eine Schlafstörung.[326] Dass Schlafstörungen bei psychischen Erkrankungen so häufig auftreten, lässt vermuten, dass schlechter Schlaf generell eine Facette psychischer Beeinträchtigungen sein könnte. Daher wird er mitunter als »transdiagnostischer« Faktor bezeichnet, der zu vielen psychischen Problemen gleichzeitig beiträgt.

Schlechter Schlaf verändert Gehirnprozesse, die normalerweise zur psychischen Gesundheit beitragen. Einige davon haben wir in diesem Buch bereits besprochen. Schlafmangel führt zu kognitiven Einschränkungen – Aufmerksamkeit, Sprache und Gedächtnis[327] – und erhöht die Schmerzempfindlichkeit, auch was chronische Schmerzen betrifft.[328] Unangenehme Körperempfindungen werden dadurch häufiger: Menschen mit Schlafstörungen klagen verstärkt über Magenschmerzen, Muskelverspannungen und Spannungskopfschmerz.[329]

Bei einem einschneidenden Ereignis wie einer schweren Krankheit, einem Trauma oder anderen Stressauslösern, die Ihnen den Schlaf rauben, könnte der Schlafmangel selbst eine biologische Empfänglichkeit für psychische Probleme in Gang setzen. Wie stark sich Schlaf individuell auf Stimmungslage, kognitive Fähigkeiten, Erschöpfung und körperliche Symptome auswirkt, ist variabel. Es könnte also Menschen geben, deren Psyche empfindlicher auf Schlafentzug reagiert. Eine solche Empfänglichkeit kann bei Schlafstörungen einen ganzen Wust an Problemen nach sich ziehen, die Gehirn und Körper zusetzen. Zum Beispiel gelten Schlafstörungen als wichtige Komponente von Fibromyalgie, bei der es (oft nach körperlichen oder psychischen Belastungen) zu chronischen Schmerzen kommt.[330]

Weil Schlafmangel so viele Systeme im Gehirn beeinflusst und zu so vielfältigen mentalen Problemen beiträgt, könnte man umgekehrt davon ausgehen, dass besserer Schlaf die psychische Resilienz verbessert. Wenn Schlafmangel also wirklich der Grund für eine Psychose wäre, könnte man darauf hoffen, dass die Symptome bei besserem Schlaf zurückgehen sollten. Diese Hypothese wurde vor einigen Jahren in einer großen randomisierten, kontrollierten Studie überprüft.[331] Mehr als 3700 Studierende der ersten Semester mit Schlafstörungen erhielten per Zufallsprinzip entweder eine psychologische Beratung (Telefonberatung zu kognitiven Verfahren sowie Verhaltens- und Achtsamkeitsmethoden und ein Schlaftagebuch) oder gar keine Behandlung (Kontrollgruppe). Nach zehn Wochen hatte die behandelte Gruppe weniger Paranoia und weniger Halluzinationen und konnte auch besser schlafen. Die veränderten Schlafgewohnheiten waren ein Hauptgrund, warum die Behandlung Paranoia und Halluzinationen zurückgehen ließ – statistisch war der verbesserte Schlaf für fast 60 Prozent des Rückgangs bei Paranoia verantwortlich. Gleichzeitig verbesserten sich in der behandelten Gruppe auch andere psychische Faktoren wie Depression, Angst und Wohlbefinden. Besserer Schlaf kann dazu beitragen, die Wirkung anderer Behandlungen zu verbessern. Manche Menschen brauchen aber nicht mehr unbedingt eine weitere Behandlung, wenn sie erst einmal wieder gut schlafen können.

Einen letzten Punkt möchte ich zum Thema Schlaf noch ansprechen. Trotz der diversen psychisch und biologisch negativen Auswirkungen von Schlafmangel gibt es eine mysteriöse Ausnahme von der Regel, bei der Schlafentzug der Psyche (vorübergehend) enorm helfen kann. Wir wissen seit Jahrzehnten, dass manche Personen mit einer klinischen Depression ausgesprochen positiv auf akuten Schlafentzug reagieren. Dieser Umschwung ist sehr spürbar, aber nicht von Dauer – nach zwei Wochen verschwindet er.[332] Möglicherweise wirkt er über eine Beeinflussung der zirkadianen Störungen, die zu Stimmungsschwankungen beitragen.

Gestützt wird diese Hypothese durch die Wirksamkeit der Chronotherapie, die in der Regel mit einem gewissen Schlafentzug einhergeht, auf den Exposition mit frühem Morgenlicht folgt.[333] (Allerdings schlägt diese Methode nur bei etwa 45 Prozent der Betroffenen mit schwerer Depression an.) Dennoch kann eine kurzzeitige Linderung der Depression durch Schlafentzug sehr hilfreich sein. Ich kenne jedenfalls viele Patientinnen und Patienten, die das sehr zu schätzen wüssten. Denn eine solche zeitweise Linderung ließe sich nutzen, um länger wirksame Interventionen wie Medikation, Psychotherapie oder anderes einzuleiten.[334] Einer signifikanten Minderheit depressiver Personen hilft ebendiese kurzzeitige Verbesserung der psychischen Verfassung, die vorübergehender Schlafentzug bewirken kann.

Schlaf ist ein Beispiel für eine homöostatische Notwendigkeit: Für den Körper ist er lebenswichtig. Für ein Experiment oder als Behandlungsansatz bei einer Depression kann vorübergehender Schlafentzug wichtig sein, aber irgendwann müssen wir schlafen. Sonst sterben wir. Schlaf und psychische Gesundheit sind bei unseren Überlebensfähigkeiten eng miteinander verknüpft. Die Gehirnprozesse, die wir zur Erhaltung der mentalen Gesundheit nutzen (Freude und Schmerz, Lernen, Interozeption, Antrieb) helfen uns, ein zutreffendes, nützliches mentales Modell von der Welt in uns und um uns zu erstellen. Solche mentalen Modelle lassen uns Dinge vermeiden, die unser Überleben in Gefahr bringen (wie Schmerz oder Hunger), und nach Dingen streben, die unser

Überleben fördern (wie Genuss oder Schlaf). Wenn diese Überlebensfaktoren aus dem Gleichgewicht geraten, kommen auch unsere mentalen Modelle ins Wanken. Schlafmangel und Schmerz beeinflussen andere Prozesse, die uns am Leben erhalten sollen. In ähnlicher Weise können Hormone (Sexualhormone, Stresshormone und andere Hormone, die innere körperliche Zustände übermitteln) zyklische Schwankungen der mentalen Gesundheit auslösen, darunter auch vermehrte depressive und psychotische Symptome vor und während der weiblichen Menstruation.[335] Positiver ist, dass unsere mentalen Modelle der Welt auf Interventionen ansprechen, die unterschwellige Überlebenssignale des Körpers verstärken – ganz ähnlich wie Essen rasch den »Hanger« lindern kann. Solche Überlebensmechanismen können die Psyche stabilisieren und umfassen beispielsweise Schlaf, entzündliche Reaktionen auf Infektionen, Meidungsverhalten bei Gefahr und biologische Prozesse, die die Nahrungsaufnahme steuern.

Was mich zum dritten und letzten Lebensstilfaktor bringt, den ich hier besprechen möchte, nämlich die Ernährung. Dass die Ernährung die Psyche beeinflusst, ist eine Vorstellung, die in unserer Kultur längst ein Eigenleben führt. In den sozialen Medien oder normalen Gesprächen ist das ein Dauerthema. Gewisse Elemente sind auch wahr, aber es gibt fast ebenso viel, was bei diesem angeblichen Königsweg zum Wohlbefinden mit Skepsis betrachtet werden sollte.

Du bist, was du isst?

Viele, die im Bereich psychische Gesundheit behandeln, setzen lieber auf »natürliche« Methoden als auf Medikamente und kommen gleich zu Beginn auf die Ernährung zu sprechen. Das ist keineswegs unbegründet: Immerhin könnte eine Anämie oder ein schwerer Vitaminmangel vorliegen. Beides kann bestimmte psychische Symptome wie Fatigue hervorrufen. Unter Umständen sind Sie auch einfach hungrig; das kann Emotionen und Psyche belasten, weil es signalisiert, dass Ihr Überleben in Gefahr ist. Andererseits hat eine Ernährungstherapie bei psychischen Erkrankungen auch ihre Grenzen. Ich möchte mich hier auf zwei Elemente konzentrieren. Erstens kann es der Psyche auch unabhängig von relevanten Mangelerscheinungen guttun, insgesamt mehr zu essen. Und zweitens bestehen bestimmte Risiken (Nebenwirkungen), wenn jemand die Ernährung umstellt, um der Psyche zu helfen.

Ich liebe Quinoa genauso wie der Großteil der Millennials. Aber ich werde jetzt nicht versuchen, Sie zu überzeugen, Ihre Bewältigungsstrategien aus dem Bereich der Ernährung über Bord zu werfen. Wissen sollten Sie nur, dass die Beweise dafür, dass eine fettreiche Ernährung uns mental belastet, rar gesät sind. Ja, es stimmt: Wenn man Ratten Nahrung mit hohem Fettanteil füttert, zeigen sie ein Verhalten, das auf Angst und Depression schließen lässt (interessanterweise steigen dabei auch Stresshormone und Entzündungsmarker im Blut, was die Ursache für diese Verhaltensänderung sein könnte).[336] Aber beim Menschen hat meines Wissens bisher keine stichhaltige Studie eine kausale Verbindung zwischen Junkfood und psychischer Belastung belegen können. Es gibt zu viele Faktoren, die sowohl der Psyche schaden als auch eine junkfoodlastige Ernährung fördern (Armut korreliert zum Beispiel stark mit beidem). Ob wir unsere Psyche krank essen können, ist bisher somit noch nicht klar.

Es liegen allerdings erste Beweise für das Gegenteil vor: Bestimmte Lebensmittel können die psychische Gesundheit verbessern, wenn auch vielleicht nur bei starker psychischer Belastung.

Die Gründe dafür sind bisher kaum erforscht. Manche Studien legen nahe, dass eine gesunde Ernährung – besonders die »Mittelmeerdiät« – einen gewissen Schutz vor späteren Depressionen bieten kann.[337] Ernährungsformen, die Populationen vor Depressionen zu »schützen« scheinen, enthalten in der Regel einen hohen Anteil Früchte, Gemüse und Nüsse und einen geringen Anteil Fleisch und Wurstwaren (sowie Alkohol in Maßen). Eine Handvoll randomisierte kontrollierte Studien zu diesem Thema lässt vermuten, dass diese Beziehung nicht nur eine Assoziation ist.

In einer dieser Studien wurden beispielsweise 152 Menschen mit bestehender Depression (laut eigener Angabe) per Zufallsprinzip zwei Gruppen zugewiesen. Die eine Gruppe erhielt eine Kiste Produkte, die drei Monaten Mittelmeerdiät entsprachen, außerdem Fischölkapseln für sechs Monate, die andere durfte alle 14 Tage an einer Gruppe teilnehmen (ein angemessenes Vergleichsangebot, das ebenfalls die psychische Gesundheit unterstützen dürfte, wenn auch keine perfekte Kontrollgruppe, weil alle Teilnehmenden natürlich wussten, welcher Gruppe sie angehörten).[338] Bei denen, die Unterstützung für die Mittelmeerdiät erhielten, gingen die Depressionen und mentalen Symptome signifikant deutlicher zurück als in der Kontrollgruppe mit den Treffen. Daraus leiteten die Autoren ab, dass eine Ernährung, die eine Fülle an essenziellen Nährstoffen liefert, möglicherweise über Veränderungen in der Hirnfunktion die psychische Gesundheit fördert. Dieser Zusammenhang ist schwer zu beweisen, aber plausibel, denn Nährstoffe sind für viele Aspekte der Hirnfunktion unverzichtbar, von der Erhaltung der normalen Signalgebung zwischen den Neuronen bis hin zu weniger Entzündungen in Körper und Gehirn. Ob das tatsächlich stimmt, war jedoch im Gehirn nicht messbar. Wir haben also akzeptable Evidenz, dass die Ernährung in manchen Fällen in der Lage sein kann, die psychische Gesundheit zu verbessern, können aber nicht beantworten, warum solche Interventionen individuell helfen könnten.

Wie beim Schlaf dürften mehrere Punkte im Spiel sein. Die psychische Stabilisierung könnte auf einem indirekten Einfluss der Ernährung auf wichtige biologische Prozesse (wie der Entzündungsaktivität) beruhen. Es könnte aber auch eine direktere Beziehung zwischen Lebensmitteln und bestimmten Gehirnfunktionen bestehen, die für die Psyche wichtig sind. Ich vermute, dass Ernährungsinterventionen die psychische Gesundheit eher verbessern, wenn sie bestehende Nährstoffdefizite beheben, aber bei einer ohnehin ausgewogenen Ernährung wenig ausrichten können (sodass es mit »Superfood«-Ergänzungsmitteln nicht automatisch allen besser geht).

Besondere Aufmerksamkeit genießt derzeit eine Ernährungsform, die das Gehirn über die Darmflora unterstützen soll. In Kapitel 2 hatte ich erwähnt, dass ich in den letzten Jahren sehr eindrucksvolle Tierstudien gesehen habe, in denen eine Veränderung der Darmbakterien Verhaltensweisen veränderten, die mit der psychischen Verfassung zusammenhängen. Öffentlichkeit wie Wissenschaft fanden diese Arbeiten ziemlich faszinierend. In einer Studie wurden Ratten frühkindlichem Stress unterworfen (mehrtägige Trennung von ihren Müttern im Säuglingsstadium), was später angstartiges Verhalten bewirkte. Dieses Verhalten verschwand erstaunlicherweise, wenn die Ratten ein Probiotikum erhielten, das die Darmflora verändert.[339] Die veränderte Ernährung behob stressbedingtes Angstverhalten bei Ratten – ganz ohne Antidepressiva. Das Mikrobiom im Rattendarm wurde zu einem schützenden Resilienzfaktor gegen Angst und vermittelte vom Darm aus mentale Immunität.

Probiotika stecken in vielerlei Lebensmitteln wie Joghurt, Kimchi oder Kombucha (und in käuflichen Probiotika-Präparaten).

Wenn das auch beim Menschen hilft, bin ich dabei, dachte ich beim ersten Lesen (praktischerweise liebe ich fermentierte Speisen, womit das kein großes Opfer wäre).

Es klingt so schön einfach, zumindest viel einfacher, als eine neue Sportart zu lernen oder einen unregelmäßigen Schlafrhythmus in den Griff zu bekommen. Eine Metaanalyse, die sich auf Daten aus allen verfügbaren und zuverlässigen klinischen Studien stützte, fand nur eine kleine Wirkung auf Depression und Angst beim Menschen, wobei dieser Effekt bei einer klinischen Depression stärker ausfiel (eine zufällig ausgewählte Person mit einer Depression hätte demnach mit Probiotika im Schnitt eine 17 Prozent höhere Aussicht auf Besserung als mit einem Placebo).[340] Auf diesem Gebiet wird sehr viel geforscht, aber bisher gibt es wenig kausale Evidenz, dass Probiotika beim Menschen die psychische Gesundheit verbessern. Unklar ist auch, warum Probiotika überhaupt helfen sollten.

Studien, die eine Probiotika-Wirkung stützen, berufen sich gern auf eine direkte Beziehung zwischen der Darmfloradiversität und der psychischen Verfassung. Das Mikrobiom kommuniziert über verschiedene biologische Signalwege mit dem Gehirn, von denen einzelne (oder auch etliche) dieser Erklärung nach unmittelbar die mentale Gesundheit beeinflussen könnten. Eine andere mögliche Erklärung ist, dass das Darmmikrobiom die psychische Gesundheit indirekt beeinflussen könnte. Plausibel wäre zum Beispiel, dass mehr Vielfalt im Mikrobiom (oder andere ernährungsbiologische Aspekte) die körperliche Gesundheit verbessert, weil Blähungen und Verdauungsstörungen verschwinden. Ein besseres körperliches Wohlbefinden hätte natürlich auch Auswirkungen auf die Psyche, aber eben über indirekte Zusammenhänge (weil Unwohlsein oder Schmerzen entfallen). Eine andere eher indirekte Erklärung wäre, dass Signale der Darmbakterien einen bestimmten Aspekt der psychischen Gesundheit verbessern (zum Beispiel Abgeschlagenheit) und über diesen Faktor weitere positive Entwicklungen in Gang setzen. Welche dieser Möglichkeiten zutrifft, lässt sich wegen des Mentale-Inferenz-Fehlschlusses nicht abschließend beurteilen, denn wir können Ratten nicht fragen, was sie empfinden. Und Menschen können wir zwar befragen, brauchen aber auch möglichst gute biologische Messwerte, um zu verstehen, wie Probiotika die Psyche unterstützen (oder auch nicht). Gegenwärtig sind auch diese Möglichkeiten begrenzt.

Das war nur ein kurzer Streifzug durch dieses Gebiet, auf dem viel in Bewegung ist und sich auch die beste Evidenz rasch ändern kann. Es erscheint so verführerisch, dass wir leicht in Versuchung kommen, blind vorzupreschen – einfach die Ernährung ändern, und wenn das womöglich die Depression heilt, kann man es schließlich mal versuchen.

Für mich liegt jedoch auf der Hand, dass wir nach wie vor zuverlässigere Daten brauchen, um zu beurteilen, ob eine Ernährungsumstellung wirklich der Psyche guttun kann (und, wenn ja, warum?). Daher rate ich vorläufig: Wenn Sie Sauerkraut und andere probiotikareiche Speisen mögen, dann essen Sie diese. Wenn nicht, dann nicht. Jedenfalls bis es deutlich stärkere kausale Nachweise für einen Nutzen gibt und wir idealerweise auch wissen, wie und warum das funktioniert. Aus wissenschaftlicher Sicht ist eine merkliche Besserung bei einer Depression gegenwärtig eher durch Antidepressiva zu erwarten als durch eine kleine Ernährungsumstellung.

»Gesundes Leben« mit Nebenwirkungen

Wer je mit einer psychischen Erkrankung zu kämpfen hatte – selbst wenn diese mild oder kurz ausfiel –, kennt sicher Ratschläge zur Selbsthilfe von Joggen über Açaíbeeren bis hin zu weniger Kuchen essen. Manch einer verwirft so etwas als unwissenschaftlich, andere springen begeistert darauf an, wieder andere probieren es mit einer gesunden Portion Skepsis einfach aus.

Und fast immer lernt man dabei auf die harte Tour, dass eine Ernährungsform oder ein Training die einen glücklich stimmt und den anderen das Leben zur Hölle macht. Genau wie Medikamente, Psychotherapie und andere Behandlungen lösen auch Ernährung, Sport und andere Lebensstilveränderungen biologische Reaktionen aus, die beim einen der Schlüssel zur Gesundung sind, beim anderen nutzlos und beim Dritten gefährlich. Deshalb ist es so wichtig, dass wir herausfinden, auf welche Gehirnsystem eine Behandlung oder Intervention einwirkt. Nicht alles passt für jeden. Wir müssen die möglichen Vorteile und Risiken kennen, die mit diesen Veränderungen im Gehirn einhergehen. Wir müssen wissen, warum sich etwas verändert – oder warum nicht.

Wenn es um gesundheitliche Vorteile nicht-medizinischer körperlicher oder mentaler Maßnahmen geht, bleiben die Risiken und Nebenwirkungen gern unerwähnt. Bei Medikamenten oder offensichtlichen Eingriffen wie der Hirnstimulation werden mögliche Nebenwirkungen immer angesprochen, und auch bei Psychedelika oder Elektrokonvulsionstherapie sind Nebenwirkungen sofort ein Thema. Doch ähnlich wie bei den psychotherapeutischen Verfahren laufen unerwünschte Wirkungen bei Lebensstilveränderungen unter dem Radar.

Eine Ernährungsumstellung kann demnach körperlich (und vielleicht auch mental) zu positiven Veränderungen führen, geht aber mit durchaus bekannten Risiken einher. In einer Studie wiesen Personen, die häufiger Diät hielten, mehrere Risikofaktoren für psychische Probleme auf, darunter eine schlechtere Emotionsregulierung, weniger Selbstachtung und Essstörungen.[341] In der Studie wurde zwar danach gefragt, ob man je eine »Diät zur Gewichtsreduktion« gemacht hätte, aber auch Diäten, die nur »gesünderes« Essen propagieren, können kritisch sein. Ein neueres Konzept ist das Ernährungsmuster der Orthorexie, deren zentrales Merkmal die intensive Beschäftigung mit gesundem Essen ist.[342] Wer bei entsprechenden Tendenzen hohe Punktzahlen erzielt (also viel über den Nährwert von Speisen nachdenken, sich bei »ungesundem« Essen unwohl fühlen und so weiter), erreicht auch höhere Werte auf der Depressionsskala (und bei Bulimiesymptomen).

Den meisten Menschen kommen Ernährungsauflagen eher harmlos vor. Es gibt keinen Warnhinweis zu Gegenanzeigen, und die oben geschilderten Assoziationen mit psychischer Belastung könnten teilweise darauf beruhen, dass psychisch belastete Menschen eher Diätverhalten zeigen, und nicht unbedingt umgekehrt. Dennoch gibt es wichtige Beispiele, wann eine Diät schaden kann. Im Extremfall kann eine restriktive Diät ein latentes Risiko für Essstörungen offenbaren, darunter Anorexia nervosa (Magersucht), die unter allen psychischen Erkrankungen die höchste Mortalitätsrate aufweist.

Restriktives Essverhalten geht bei jugendlichen Mädchen mit einem deutlich höheren Risiko für Magersucht und andere Essstörungen einher. Mädchen, die mit 14 Diätverhalten angeben (versuchen, weniger zu essen; Dinge aus Sorge um das Gewicht ablehnen; aufpassen, was sie essen), entwickeln in den folgenden vier Jahren deutlich häufiger eine diagnostizierbare Essstörung.[343] Auf Populationsebene scheint die Prävalenz von Essstörungen in einer Bevölkerungsgruppe in einem bestimmten Verhältnis zur Prävalenz des Diätverhaltens in dieser Gruppe zu stehen, und bei bestimmten Familienanamnesen oder anderen psychologischen Faktoren kann ein erhöhtes Risiko vorliegen.[344] Selbst wenn wir davon ausgehen, dass der Zusammenhang zwischen Diäten und Essstörungen in beide Richtungen gehen kann, kann eine Diät die erste Phase einer Essstörung darstellen. Diäten sind also weniger harmlos, als es den Anschein hat.

Natürlich lösen sie nicht bei jedem eine Essstörung aus. Sie persönlich sind gegenüber den Belohnungen von Diätverhalten möglicherweise resilient (oder bedauern gar den Umstand, dass Diät halten sich nicht als unerschütterliche Gewohnheit etabliert hat, auch wenn Sie dann viel Glück hatten). Eine solche Resilienz entspringt angeborenen Schutzfaktoren, die unser Überleben sichern und (bei den meisten Menschen) einen starken Trieb nach Belohnungen in Form von Essen, ausgeprägtes Unbehagen bei Hunger und ein zufriedenes Gefühl bei Sättigung auslösen. Bei vielen übersteigt die Mühe einer Diät die mögliche Belohnung, die unseren grundlegenden Überlebensinstinkten widerspricht.

Doch für eine nicht zu unterschätzende Minderheit fühlt sich eine Diät lohnender an als Essen, und das beruht auf Veränderungen der Belohnungsverarbeitung im Gehirn und der inneren Wahrnehmung von Hunger und Sättigung. Anorexie beginnt mit einer Diät, die nicht zwingend zum Abnehmen dienen soll. Im Zuge dieses restriktiven Essverhaltens werden verschiedene positive Wirkungen verstärkt, teils durch Reaktionen von anderen, teils durch Selbsteinschätzung. Irgendwann geht eine Essstörung jedoch von der freiwilligen Entscheidung in eine unwiderstehliche Gewohnheit über, ähnlich wie beim Übergang von gelegentlichem Drogenkonsum in die Sucht. Im Gehirn weist dies auf eine

Empfänglichkeit in tiefen neuronalen Regionen wie dem dorsalen Striatum hin, die Gewohnheiten vermitteln.[345]

Bei einer Essstörung könnten auch grundlegendere Veränderungen bei der Verarbeitung von Hunger im Gehirn vorliegen. Die meisten Menschen finden Hunger höchst unangenehm und Sattsein belohnend. Im Gespräch beschrieben mir Magersüchtige hingegen oft, dass sie einen vollen Bauch als schmerzhaft empfanden, während Hungern sie entspannte und ihre Ängste linderte. Das entspricht älteren psychologischen Erkenntnissen, denen zufolge Menschen mit und ohne Anorexie ihre Stimmungslage bei Sättigung einstuften. Magersüchtige nannten eher negative Gefühle, wenn sie satt waren, wohingegen gesunde, satte Menschen eher positive Gefühle hatten (bei Hunger fand diese Studie keinen Unterschied).[346]

Eine innere Empfindung, die viele Menschen tröstlich und als Belohnung empfinden (Hunger wird gestillt; satt sein), finden Menschen mit Anorexie nicht erstrebenswert. Theoretisch könnte unser natürlicher Antrieb, Hunger zu stillen und satt zu werden, von dem natürlichen Antrieb, unangenehme Körpergefühle zu vermeiden, überrollt werden. Historisch einflussreiche Erklärungen für Anorexie gingen davon aus, dass körperlich vom Magen her eine positive Rückkopplung entsteht: Je weniger die Person isst, desto satter fühlt sie sich schon nach kleinen Mengen Nahrung und desto unangenehmer sind ihr größere (übliche) Portionen.[347] Neuere Theorien besagen, dass dieser Effekt auf eine verstärkte Wahrnehmung innerer Signale (Interozeption) zurückgehen könnte: Bei Anorexie berichten Betroffene auch von Herzrasen und Atembeschwerden, besonders vor einer Mahlzeit. Eine gestörte Wahrnehmung innerer Körpersignale könnte über eine veränderte Körper-Hirn-Kommunikation die Anfälligkeit für Anorexie erhöhen, sodass die Betroffenen der nächsten Mahlzeit mit Bangen entgegensehen und inneren Empfindungen wie Sättigung lieber aus dem Weg gehen.[348] Wer ein Risiko für Anorexie hat, lernt zudem besser aus negativer Rückkopplung und entwickelt schlechter positive Erwartungen.[349] Dieser Faktor könnte eine Person bestärken, negativ empfundene innere Zustände zu vermeiden. Wenn Sattsein als Strafe empfunden wird, kann dies konditionierte Essensvermeidung bestärken, Hunger als Belohnung erscheinen lassen und das Essen unterdrücken.

Unbeantwortet ist dabei die Frage, warum wir innere Zustände so unterschiedlich erleben. Wie kommt das? Das historische Modell für Anorexie erklärt nicht, warum nur eine Minderheit überhaupt für solche Rückkopplungen empfänglich ist. Breite genetische Untersuchungen haben bestimmte Gene identifiziert, die eine Tendenz zu Anorexie erhöhen könnten und zum Teil mit dem Stoffwechsel zusammenhängen.[350] Das würde bedeuten, dass die Erkrankung auch durch bestimmte abweichende Stoffwechselaspekte angetrieben wird und nicht nur Kopfsache ist. In Kombination mit Diätverhalten könnten Veränderungen in Gehirn und Stoffwechsel physiologische Prozesse in Gang setzen, die ein gestörtes Essmuster etablieren. Solche Muster können über Jahre oder auch lebenslang bestehen bleiben.

Anorexie ist nur eine von verschiedenen Essstörungen, zu denen auch Bulimie und Essattacken zählen. Unterschiedliche Essstörungen werden durch nur teilweise überlappende neuronale Veränderungen angetrieben, haben aber den gemeinsamen Risikofaktor des Diäthaltens und jeweils besorgniserregende gesundheitliche Folgen. Selbst unterhalb der Diagnoseschwelle kann ein gestörtes Essverhalten (restriktives Essen, Gewichtskontrolle, zwanghaft »gesund« essen wollen) zu einem Muster werden, das auf die Dauer dem körperlichen und psychischen Wohlbefinden schadet, wie Betroffene bestätigen werden.

Essstörungen laufen öffentlichen Gesundheitskampagnen zuwider, in denen es vornehmlich um die Gefahren von Übergewicht und die positiven Folgen des Abnehmens geht. Gerechtfertigt erscheint das, weil ein größerer Teil der Bevölkerung als übergewichtig gilt, was (wenn auch nicht immer ursächlich) mit diversen gesundheitlichen Beschwerden assoziiert ist. Doch ein Teil der Menschen, die solche Kampagnen wahrnehmen, könnte ein gestörtes Essverhalten entwickeln, das sie psychisch belastet und das Risiko für eine gefährliche Essstörung steigen lässt. Zudem haben Essstörungen einen starken Einfluss auf die Gesundheit einer Population.

Es gibt keinen psychisch förderlichen Lebensstil, den man allen überstülpen kann. Was es gibt, sind Lebensstilveränderungen, die manchen Menschen helfen, und gewisse neuronale und physiologische Prozesse, die den diversen Ansätzen zugrunde liegen, mit denen wir unsere psychische Gesundheit verbessern wollen. Diese Prozesse vermitteln Hinweise darauf, wann sie erfolgreich sind und wann nicht.

Manche Maßnahmen helfen vielen Menschen, die mit psychischen Problemen kämpfen. Wer bisher wenig Sport getrieben hat und in einem Stimmungstief festhängt, hat mit mehr Sport eine gute Chance – aber keine Garantie –, dass seine Stimmung sich hebt. Mehr Bewegung oder andere Maßnahmen wie bessere Schlafgewohnheiten sind jedoch nicht immer auf Anhieb von Dauer. Bei einer ernsteren psychischen Erkrankung sind sie unter Umständen erst umsetzbar, wenn die richtige Medikation oder eine Hirnstimulationstherapie Wirkung zeigen.

Wenn Sie Ihrer Psyche mit Vitaminen, einem Fitnesskurs oder einer neuen Ernährungsform auf die Sprünge helfen wollen, könnte das durchaus etwas bringen. Die Gründe dafür sind allerdings komplex. Nicht zu unterschätzen ist dabei der Placeboeffekt, denn natürlich erwartet man sich etwas von der Maßnahme. Das ist nicht unbedingt schlecht! Es ist eher hilfreich, für Placeboeffekte zugänglich zu sein, weil eine positive Wirkung damit eher eintritt, selbst wenn eine unorthodoxe Vorgehensweise gewählt wird. Es ist allerdings extrem unwahrscheinlich, dass all die Lebensstilveränderungen, die hier angesprochen wurden, reine Placebos sind. Dennoch sind viele Fragen offen. Viele Ernährungsansätze können Menschen mit Nährstoffmängeln helfen, aber ob sie etwas für diejenigen tun können, die bereits relativ gesund sind, ist fraglich. Ob noch subtilere Interventionen wie Probiotika über den Placeboeffekt hinaus eine Wirkung haben, ist noch nicht geklärt. Es dürfte niemanden überraschen, dass etwas, was Sie unglücklich macht, ob Ernährungseinschränkungen oder zu viel Sport, das Wohlbefinden nachweislich sehr viel drastischer beeinträchtigt als die vorherige »ungesunde« Ernährung. Wenn Sie es einfach nur hassen, lohnt es sich nicht – der Schaden würde jeden denkbaren Nutzen überwiegen.

Im letzten Kapitel dieses Buches soll es um den Einfluss unserer Kultur auf psychische Gesundheit und Krankheit gehen. Was aus gesellschaftlicher Perspektive als psychisch gesund oder krank gilt, ist nämlich ein Konstrukt, und solche Normen können je nach Land oder Epoche voneinander abweichen. Psychisches Leid wird unter unterschiedlichen Umständen unterschiedlich definiert, und dieses Verständnis kann auch das Erleben der Krankheit selbst verändern.

11. Psychische Gesundheit im Fluss

Es heißt oft, dass unsere gegenwärtige Gesellschaft für zunehmende psychische Belastungen verantwortlich ist. Diese Vorstellung ist nichts Neues. Über alle Zeitalter hinweg wurde neuen kulturellen Phänomenen (die meist zunächst von Jugendlichen aufgegriffen werden) vorgeworfen, sie würden uns psychisch schaden. »Wir fühlen uns verpflichtet, alle Eltern zu warnen, ihre Tochter nicht einer so gefährlichen Seuche auszusetzen«, schrieb die Londoner *Times*. Das klingt, als beträfe es TikTok im Jahr 2020, wurde aber 1816 geschrieben, und es ging um den Walzer.[351]

In mancherlei Hinsicht haben die Reaktionäre recht. Die Gegenwartskultur hat wirklich Einfluss auf die psychische Gesundheit, und das nicht unbedingt zum Guten. Allerdings ist auch nicht ganz klar, welche alternativen kulturellen Einflüsse uns psychisch angeblich zuträglicher sein sollen: Meist handelt es sich um das, was frühere Generationen wiederum anprangerten – Romane lesen, anstatt Zeit auf Instagram zu verbringen, wo doch Romane zu viktorianischer Zeit als gefährlicher Zeitvertreib der Frauen galten.[352]

Die meisten Menschen scheinen sich immerhin darauf einigen zu können, dass »psychische Probleme« stark zugenommen haben und besonders Kinder und Jugendliche betreffen.* Schon vor der Covid-19-Pandemie stieg die Zahl der Diagnosen bei Angst, Depression und Essstörungen sowie selbstverletzendes Verhalten im Vereinigten Königreich stark an – in manchen Altersgruppen verdoppelten sich Angst und Depression zwischen 2003 und 2018, ebenso Diagnosen wie Aufmerksamkeitsdefizit mit Hyperaktivität (ADHS) und Störungen aus dem autistischen Spektrum.[353] Die meisten Menschen schließen hieraus (und aus ähnlichen Daten aus anderen Ländern und Gruppen), dass die psychische Verfassung von jungen Menschen immer schlechter wird. Ein Kritikpunkt an dieser Auslegung ist, dass die erhöhte Prävalenz auf einem besseren Zugang zur Diagnostik, mehr Bewusstsein oder auch auf den Diagnosekriterien beruhen kann.[354] Interessanterweise passen die diagnostischen Zahlen auch nicht sauber zu anderen Daten für psychische Belastungen. Einer großen Studie zufolge gab es trotz des auffälligen Zuwachses an psychologischen Diagnosen bei Kindern und jungen Erwachsenen keinen konsistenten Trend bei Angaben zu negativem Stress und emotionalem Befinden. Dieses Paradox könnte darauf beruhen, dass unsere Vorstellungen von einer psychischen Erkrankung sich verändert haben.[355]

---

* *»Größtenteils schlechter, gelegentlich besser«, fasste eine kanadische Studie die psychische Gesundheit der Kinder und Heranwachsenden während der Pandemie zusammen. Von über 1000 befragten Jugendlichen gaben mindestens 70 Prozent in mindestens einer Kategorie für psychische Gesundheit eine Verschlechterung an, wobei rund ein Viertel der Stichprobe mindestens auf einem Gebiet eine Verbesserung nannte. Vgl. auch: Cost, K. T. et al. Mostly worse, occasionally better: impact of COVID-19 pandemic on the mental health of Canadian children and adolescents. European Child & Adolescent Psychiatry 31, 671–684 (2022).*

Die Kultur interagiert mit unserer Biologie und formt sie über Generationen und geografische Breiten hinweg in unterschiedlichem Maße. Deshalb scheinen manche psychischen Erkrankungen zeitlich oder räumlich verankert zu sein, auch wenn die häufigsten Diagnosen länder- und epochenübergreifend ähnliche Symptome beinhalten. Diese kulturelle Komponente verrät uns etwas darüber, wie wir psychische Gesundheit insgesamt erleben. Vergleichbare neuronale Veränderungen werden je nach kulturellen Gegebenheiten unterschiedlich eingeordnet. Diese unterschiedliche Einschätzung und die Zuordnung zu bestimmten kulturellen Faktoren können am Ende auch die Natur der Störung selbst formen.

Ein historisches Beispiel hierfür ist die Hysterie, die im 19. Jahrhundert in Westeuropa eine beliebte medizinische Diagnose für Frauen war, auch wenn ähnliche Krankheitsbilder schon deutlich früher beschrieben wurden. Typische Kennzeichen der Hysterie umfassten Ohnmachtsanfälle und epilepsieähnliche Zuckungen (die heute als nicht-epileptische Krampfanfälle eingestuft werden), außerdem Amnesie, Paralyse, Schmerzen und diverse andere körperliche und psychische Symptome. Ursprünglich galt die Hysterie als körperliches Problem, wurde später aber als psychiatrische Diagnose klassifiziert. Diese Neuklassifizierung war stark von Freud beeinflusst, der Hysterie nicht nur auf Frauen eingrenzte und 1905 auch bei sich selbst diagnostizierte. Ein Schlüsselmerkmal der psychiatrischen Definition von Hysterie waren Symptome, die normalerweise zu einem körperlichen Krankheitsprozess gehören würden, für die eine pathologische Erklärung jedoch unwahrscheinlich war.[356]

Heute ist Hysterie keine Diagnose mehr, und viele sagen, sie sei es nie gewesen. War Hysterie also eine Verlegenheitsdiagnose für Frauen mit Epilepsie, Schmerzen und anderen körperlichen Krankheitsbildern?

Dass die Diagnose Hysterie uns mehr über Sexismus in der Medizin verrät als über ein reales Phänomen, ist nicht von der Hand zu weisen. Das Konzept enthält viele misogyne Elemente. Schon der Name hat einen sexistischen Ursprung, denn *hystera* ist die griechische Bezeichnung für die Gebärmutter, und im alten Griechenland (vor rund 2400 Jahren) wurden diverse medizinische Symptome einer »wandernden Gebärmutter« zugeschrieben. Das empfohlene Gegenmittel waren eine frühe Heirat und möglichst viele Kinder[357] (angeblich haben die Griechen diese Vorstellung aus der altägyptischen Medizin übernommen, aber für diese Behauptung gibt es kaum Belege).[358]

Für eine Krankheit, die nicht existiert, hat sich die Hysterie im psychiatrischen Sinne auch kulturübergreifend bemerkenswert gehalten. Die meisten wissenschaftlichen und medizinischen Untersuchungen hierzu fanden in einem begrenzten Teil der Welt an Populationen statt, die unter Psychologen unter der Bezeichnung »WEIRD« laufen: Dieses Akronym (Western, Educated, Industrialized, Rich, Democratic) beschreibt gebildete, wohlhabende Frauen aus westlichen, demokratischen Industrienationen, die in ihrem Umfeld aus dem Rahmen fallen. Doch obwohl »Hysteriesymptome« auf der Welt unterschiedlich bezeichnet werden, ist die Prävalenz und auch ihr Auftreten über zahlreiche soziale und kulturelle Gruppen hinweg ähnlich.[359] Bei nicht-epileptischen Krampfanfällen zum Beispiel finden die meisten Studien an WEIRD-Populationen statt, obwohl derartige Anfälle in Brasilien,[360] Südwestchina[361] und Indien[362] ähnlich häufig auftreten und Altersspanne, Geschlechterverhältnis und Risikofaktoren vergleichbar sind.

Hysterische Symptome finden sich über viele Epochen hinweg, auch wenn sie jeweils unterschiedlich bezeichnet wurden, ob als »Tanzwut« oder als »Kriegszitterer«. Ehe Hysterie zur üblichen Diagnose wurde, kam es schon im Mittelalter immer wieder zu

Episoden einer Massenhysterie einschließlich ansteckender Konvulsionen und wahnhaftem Tanzen.[363] Als in Europa im 19. Jahrhundert die Diagnose Hysterie aufkam, wurden nicht-epileptische Krampfanfälle als Hysteroepilepsie bezeichnet.[364] Soldaten im Ersten Weltkrieg (deren »hysterische« Symptome sich in klinischen Tests von neurologischen Erkrankungen unterschieden) wurden »Kriegszitterer« oder »Schüttelneurotiker« genannt.[365]

Jedes Zeitalter kennt Störungen, die aufkommen und wieder verschwinden, aber die Prozesse dahinter sind zeit- und ortsübergreifend. Statt der Erstdiagnose »Hysterie« sähe man heute (je nach Symptomatik) eher Kriterien für eine funktionelle neurologische Störung, für eine psychiatrische Problematik wie eine Panikstörung oder für eine traditionelle neurologische Erkrankung wie Epilepsie erfüllt. Und manche Menschen würden vielleicht gar keine Diagnose mehr erhalten. Als Diagnose existiert Hysterie also nicht mehr, aber viele der beschriebenen Symptome treten weiterhin auf, weil sie echte medizinische Phänomene abbilden. Insofern existiert die »Hysterie« in gewisser Weise dennoch bis heute.

Manche Störungen sterben durch kulturelle Veränderungen aus, andere entstehen neu. 2002 holte die amerikanische Biologin Mary Leitao die Bezeichnung »Morgellons« aus der Versenkung, um den ständigen Juckreiz ihres Sohnes zu erklären.[366] Sie hatte »Fasern« entdeckt, die aus seiner Haut ragten und ihrer Meinung nach historischen Schilderungen der Hautinfektion Morgellons entsprachen, die im 17. Jahrhundert bei französischen Kindern auftrat.[367] Nachdem Leitao ihre Beschreibung von Morgellons online gestellt hatte und in den Nachrichten davon berichtet wurde, merkten Menschen im ganzen Land, dass auch sie daran litten. Die meisten entsprachen zwar nicht der historischen Beschreibung aus Frankreich (zumal fast alle erwachsene Frauen waren), aber sie teilten ihre Erfahrungen über neue Morgellons-Symptome in Foren,

Blogs und Artikeln: extremer Juckreiz, das Gefühl, es würde unter der Haut etwas krabbeln, Fasern, die in Hautläsionen auftauchten. Die Zahl der Patientinnen nahm rasch zu, und in den ersten zehn Jahren nach Benennung der »Krankheit« diagnostizierten mehr 15 000 Menschen aus 15 Ländern bei sich »Morgellons«.[368]

Nach jahrelangem Drängen führte die amerikanische Gesundheitsbehörde CDC schließlich eine offizielle Untersuchung zu dieser möglicherweise neuen Epidemie durch. Der CDC-Bericht von 2012 kam zu dem Ergebnis, dass die Hautläsionen der Morgellons-Patientinnen weder Parasiten noch Mykobakterien enthielten.[369] Klinisch entsprachen sie Insektenstichen oder -bissen bzw. chronischem Kratzen, und die »Fasern«, die angeblich aus der Haut wuchsen, waren entweder Hautfetzen oder Zellulose aus Baumwolle.

Laut diesem umfassenden Bericht schien es sich nicht um eine Infektion zu handeln. Allerdings gab es laut CDC eine Überlappung mit der existierenden Krankheit des Dermatozoenwahns (DW).[370] Die Betroffenen sind fest davon überzeugt, dass sie eine Infektion haben oder ein Pathogen wie ein Insekt oder einen Parasiten in oder auf dem Körper. Es handelt sich um eine ernsthafte psychische Erkrankung, die als ausgesprochen unangenehm empfunden wird. Das Ergebnis der CDC-Studie wurde von weiteren großen, zuverlässigen Untersuchungen bestätigt. Eine davon befasste sich mit wahnhaften Hautinfektionen in Europa und fand in der Untergruppe derer, die ihrer Meinung nach an Morgellons litten, keinen Hinweis auf eine echte Infektion.[371]

Aber auch nachdem diese Berichte veröffentlicht waren, verschwand das Krankheitsbild nicht. Bis heute bestehen Patienten und ihre Selbsthilfeorganisationen darauf, dass Morgellons auf eine Infektion zurückgeht (wobei gern Borrelien und ein Zusammenhang mit der Lyme-Borreliose angeführt werden) und dass die Medizin dies vertusche oder nicht ernst nähme. Morgellons-

Organisationen finanzieren Studien, die diese Erklärung zu unterstützen scheinen (auch wenn unklar bleibt, wie spezifisch die Befunde sind, denn manches davon findet sich auch bei Menschen ohne Morgellons-Symptome). Bisher ließen sich die Ergebnisse in unabhängigen Untersuchungen nicht replizieren.[372] Es gibt sogar Berichte von stellvertretendem Parasitenwahn: Tierärzte auf der ganzen Welt kennen Tierbesitzer, die fest davon überzeugt sind, dass ihre Tiere Flöhe, Egel oder Morgellons hätten, obwohl es dafür keinerlei Beweis gibt.[373]

Ich will keineswegs abstreiten (oder gar vertuschen!), wie quälend Morgellons sein kann. Obwohl es sich wissenschaftlich allem Anschein nach um Dermatozoenwahn handelt (fast immer, im Einzelfall kann auch eine andere Hautkrankheit vorliegen), leiden die Betroffenen ersichtlich, und die Erkrankung ist sehr schwer zu behandeln. Deshalb ist das Bedürfnis nach Onlineaustausch verständlich. Diese Patienten sind krank und verunsichert und fühlen sich von ihren Ärzten nicht ernst genommen. Die Symptome von Dermatozoenwahn sind kein Fake. Sie können auf Erwartungen und Grundüberzeugungen zu Parasitenbefall beruhen und von den eigenen Handlungen verstärkt werden (Kratzen, Zupfen, übertriebene Körperhygiene und so weiter, was exakt diese körperlichen Symptome hervorrufen kann). Ich gehe jedoch davon aus, dass die starke Onlinepräsenz und Unterstützung von Morgellons-Verfechtern dazu beitragen, dass sich die Symptome verschlimmern und virtuell verbreiten. Morgellons zählt wahrscheinlich zu den Krankheiten, bei denen die Ansteckung über das Internet verläuft, und ist damit ein Beispiel dafür, wie kulturelle Elemente äußerst unangenehme Symptome verstärken können.

Wenn die Kultur unsere Konzeptentstehung, die Kategorisierung und sogar die Ausbreitung psychischer Krankheiten beeinflusst, könnte man sich fragen, wie diese offenkundige Formbarkeit bei psychiatrischen Erkrankungen zu der Vorstellung passt, die ich in diesem Buch vertrete – dass psychische Gesundheit oder Krankheit biologisch begründete Phänomene sind.

Von meiner Warte aus besteht hier kein Widerspruch: Es gibt charakteristische biologische Veränderungen, die psychische Krankheiten begünstigen, aber diese Veränderungen lassen sich je nach Kontext unterschiedlich interpretieren und sogar erleben. Soziokulturelle Faktoren spielen bei allen medizinischen Erkrankungen eine wichtige Rolle, aber ihr Anteil an der Entstehung psychischer Störungen ist besonders faszinierend. Sie beeinflussen nicht nur, wie wir eine Krankheit beschreiben, sondern die Gesellschaft kann auch beeinflussen, wer eine Krankheit wie erlebt. Auch moderne Gruppenfaktoren haben bei psychischen Erkrankungen viel Einfluss.

Wenn Sie zu einer Gruppierung gehören, die beispielsweise aufgrund von Geschlecht, Sexualität oder ethnischer Zugehörigkeit Diskriminierung erfährt, ist es leider erheblich wahrscheinlicher, dass Sie im Laufe Ihres Lebens eine psychische Erkrankung durchmachen. Wer einer bestimmten Minderheit angehört (was kein statischer Faktor ist, sondern von geokulturellen Gegebenheiten abhängt), erlebt zum Beispiel häufiger Traumata, Mobbing oder Zurückweisung durch Freunde oder Angehörige. Solche Erfahrungen wiederum erhöhen bekanntlich das Risiko für eine psychische Erkrankung, auch wenn sie allein nicht ausreichen und in komplizierter Wechselwirkung mit anderen sozialen Faktoren stehen. So wird oft angeführt, dass die Diskriminierung von ethnischen oder gesellschaftlichen Minderheiten die Prävalenz psychischer Erkrankungen in diesen Gruppen erhöht.[374] Untermauert wird dies durch Daten aus den 1990ern, als die Suizidrate unter den Einwohnern Londons bei den in Schottland oder Irland Geborenen zwei- bis dreimal höher war als bei den in London Geborenen.[375] Zudem zeigte sich eine erhöhte Psychoseinzidenz bei nicht-Weißen ethnischen Minderheiten (größtenteils afrikanisch-karibischer Abstammung), die invers zum lokalen Anteil dieser Minderheiten stand: Am höchsten war die Inzidenz bei diesen Bevölkerungsgruppen in Vierteln, in denen ihr Anteil zahlenmäßig am geringsten war.[376] (Folgestudien zur Beziehung zwischen dem Status als ethnische Minderheit und der relativen lokalen Bevölkerungsdichte ermittelten eine umgekehrte U-Kurve der Suizidversuche – sowohl ein sehr geringer als auch ein sehr hoher Anteil ethnischer Minderheiten im eigenen Viertel gingen mit weniger Suizidversuchen einher).[377] Bei beiden Geschlechtern traten bei homosexuellen und bisexuellen Personen häufiger psychotische Symptome auf als bei Heterosexuellen – eine Korrelation, die teilweise auf Erfahrungen mit Mobbing und Diskriminierung beruht.[378] Zudem interagieren Risikofaktoren miteinander und führen so zu unterschiedlichen psychischen Entwicklungen. Zum Beispiel entwickeln schwule oder bisexuelle Männer dreimal so häufig eine Depression wie heterosexuelle Männer und 4,7-mal so häufig eine Panikstörung. Eine generalisierte Angststörung war bei lesbischen oder bisexuellen Frauen deutlich häufiger als bei heterosexuellen Frauen (fast viermal so oft).[379]

Zum Abschluss möchte ich auf eine Krankheit verweisen, die exemplarisch dafür steht, wie sich psychiatrische Erkrankungen mit der Zeit verändern: die Alzheimer-Krankheit. Moment! Ich höre schon die Proteste: Die Alzheimer-Krankheit und andere Formen der Demenz sind keine psychiatrischen Erkrankungen, sondern neurologische. Aber zu Beginn des 20. Jahrhunderts fielen sowohl Schizophrenie als auch die Alzheimer-Krankheit unter den Oberbegriff der Demenzen. Schizophrenie galt damals noch als *Dementia praecox* oder »Jugendirresein«.[380] Erst mit zunehmendem Verständnis für die biologischen Vorgänge bei der Alzheimer-Krankheit und anderen neurodegenerativen Demenzen wurden die Demenzen von den sich wandelnden psychischen Störungen und Erkrankungen abgegrenzt. Und angesichts des Stigmas, mit dem psychiatrische Erkrankungen behaftet sind, legen manche Organisationen heute großen Wert auf die Betonung, dass eine Demenz keine psychische Krankheit ist.

Die medizinische Klassifizierung der Demenz hat sich verändert, weil wir die biologischen Zusammenhänge besser verstanden haben. Dennoch bleibt ein Spektrum an kognitiven Beeinträchtigungen (und Hirnveränderungen), die man je nach Schweregrad und Kontext als Demenz bezeichnen könnte oder auch nicht – ganz ähnlich wie bei psychischen Erkrankungen, die mit Veränderungen einhergehen, die viele irgendwann durchlaufen. Und nicht immer sind wir funktionell so eingeschränkt, dass Diagnose und Therapie erforderlich werden. Wie bei der Demenz verändert sich wahrscheinlich auch unsere Einstufung der in diesem Buch genannten psychischen Erkrankungen mit der Zeit. Das hoffe ich sogar, denn es würde bedeuten, dass wir die jeweiligen biologischen Vorgänge, die den Symptomen zugrunde liegen, besser durchschauen. Soziokulturelle Faktoren spielen bei allen Erkrankungen eine Rolle, ganz besonders aber in der Psychiatrie.

Und alle sozialen Risikofaktoren für die Psyche beruhen auf den in diesem Buch angesprochenen biologischen Signalwegen. Über Lernprozesse im Gehirn können solche schwierigen Erfahrungen unsere Erwartungen an die Welt verändern und so unsere Stimmung und die Wahrnehmung von Schmerz, Lust und dem eigenen Körper beeinflussen. Deshalb sind psychische Erkrankungen biologischer Natur. Das Risiko für die Psyche wird eindeutig über wichtige soziale Faktoren vermittelt, doch der Prozess, über den soziale Faktoren die Psyche beeinträchtigen, ist komplett biologisch. Manchmal greife ich hier zur Analogie einer Atemwegserkrankung, die auf Umweltfaktoren wie Feinstaub oder Rauchen beruht. In einem solchen Fall gibt es einen Umweltfaktor, von dem wir gesichert wissen, dass er das Risiko einer Atemwegserkrankung erheblich erhöht. Das Ergebnis jedoch (Emphysem, chronische Bronchitis, Lungenkarzinom) entsteht über biologische Prozesse im Körper. Der letzte gemeinsame Signalweg ist das Atmungssystem. Man könnte das Rauchen als externe Ursache betrachten und die biologischen Veränderungen in Lunge, Kehle, Luftröhre und so weiter als interne Ursachen. Bei psychischen Gesundheitsstörungen sind häufig soziale Faktoren (wie Trauma, Dauerstress, ökonomische Unsicherheit) die externen Ursachen, die über biologische Veränderungen in Gehirn und Körper als interne Ursachen die Psyche beeinträchtigen. Der letzte gemeinsame Signalweg bei einer psychischen Erkrankung ist das Nervensystem.

Trotz diverser Belastungen entwickeln viele Menschen nie eine psychische Erkrankung, weil externe Auswirkungen anderer Erfahrungen auf dieselben internen biologischen Systeme die psychische Gesundheit stützen. Was wir als soziale Schutzfaktoren einstufen – Familienbeziehungen, Freundschaften, relative ökonomische Sicherheit –, trägt demnach über biologische Signalwege auch zur Erhaltung der psychischen Gesundheit angesichts von Widrigkeiten bei.

Obwohl Abgrenzung und Kategorisierung von Krankheiten sich über die Zeit hinweg und je nach Region verändern können, ist das Erleben von psychischer Gesundheit und Krankheit universell. Vor allem entsprechen individuelle Erfahrungen, Behandlungen und biologische Veränderungen nicht unbedingt den Diagnosekategorien, die Ihnen vielleicht besonders vertraut sind. Aus diesem Grund werden ähnliche biologische Veränderungen an unterschiedlichen Orten und in unterschiedlichen Zeiträumen verständlicherweise unterschiedlich eingestuft. Selbst am selben Ort und zur selben Zeit stellt sich die Wissenschaft mehr und mehr die Frage, welchen Nutzen es hat, psychische Gesundheitsprobleme als separat und getrennt voneinander zu betrachten.

In der Neurowissenschaft halten inzwischen viele die Kategorien für psychiatrische Erkrankungen rein biologisch für weniger bedeutsam, als wir einst glaubten, auch wenn sie aus pragmatischen Gründen nützlich sein können, um Betroffenen zu helfen, ihre Symptome zu verstehen. In der Realität treffen auf die meisten Menschen mit einer psychischen Erkrankung die Diagnosekriterien für mehr als ein Syndrom zu, und selbst innerhalb eines Krankheitsbilds sind die Symptome extrem breit gestreut (genau wie die zugrunde liegenden neuronalen Prozesse bei ein und derselben Erkrankung). Arzneimittel, die laut Oberbegriff eine bestimmte Erkrankung bekämpfen sollen (wie Antidepressiva oder Antipsychotika), sind in Wahrheit diagnoseübergreifend und können mehr behandeln als nur »Depressionen« oder »Psychosen«. Das klingt vielleicht wie Wortklauberei oder rein philosophisch, ist aber sehr praxisnah. Wenn Biologie und Therapie innerhalb einer Krankheitskategorie nicht vollständig zusammenpassen, ist vielleicht auch unsere Vorstellung von geistiger und psychischer Gesundheit oder Krankheit grundfalsch und behindert unsere Fähigkeit, bessere Behandlungen zu entwickeln. Anstatt Therapien zu suchen, die zu vorhandenen Diagnosekategorien passen, könnte die Wissenschaft versuchen, Therapien zu finden, die bestimmte biologische oder kognitive Muster verändern. Damit könnte man alle behandeln, die diese Reaktionsmuster aufweisen (unabhängig von der offiziellen Diagnose).

Auf dem Weg hin zu diesem neuen Paradigma müssten sich auch gesellschaftliche Aspekte verändern. Die meisten Menschen glauben, dass eine Krankheit, die mit biologischen Veränderungen in Körper oder Gehirn einhergeht, »real« ist und nicht »bloß eingebildet«. Das erklärt die Neueinstufung von Demenzen als eher neurologischer als psychiatrischer Natur und die große Debatte darüber, ob neuere Krankheitsbilder wie »Long Covid« eher »körperliche« oder doch eher »psychische« Phänomene sind. Jeder Nachweis biologischer Veränderungen im Kontext einer Erkrankung unbekannter Ursache scheint »körperliche« Erklärungen zu stützen.

Die These, dass manche Krankheiten unbekannter Ursache rein »körperliche« Phänomene seien, geht jedoch davon aus, dass es eine weitere, separate Krankheitskategorie gibt, die allein auf die Psyche beschränkt ist und nicht mit biologischen Veränderungen einhergeht. Eine solche Kategorie gibt es nicht. Zum Beispiel sind bei Long-Covid-Betroffenen bestimmte Entzündungsmarker im Blut erhöht (Interleukin-6, Interleukin-1β und der Tumor-Nekrose-Faktor).[381] Diese drei Marker sind auch bei Menschen erhöht, die eine schwere Depression durchmachen.[382] Dass nachweislich biologische Veränderungen vorliegen, grenzt »körperliche« und »psychische« Erkrankungen also nicht voneinander ab.*

Individuell bedeutet die schwammige Grenze zwischen psychischen und körperlichen Phänomenen, dass jede Krankheitserfahrung mit biologischen Veränderungen einhergeht, weil es unsere Biologie ist, die bestimmt, ob wir uns gesund oder krank fühlen. Es bedeutet aber auch, dass jede körperliche Krankheitserfahrung rein technisch »nur im Kopf« vorliegt – so nimmt Ihr Gehirn die Welt des Körpers wahr. Und deshalb gibt es Krankheiten in der Grauzone zwischen körperlicher und psychischer Gesundheit.

---

* *Umgekehrt bedeutet diese biologische Gemeinsamkeit natürlich nicht, dass Long Covid und Depression dasselbe wären – nur dass die Existenz biologischer Mechanismen nicht zur Unterscheidung zwischen körperlichen und psychischen Gesundheitsproblemen taugt. Ich gehe davon aus, dass das, was wir momentan als Long Covid bezeichnen, verschiedene postvirale Phänomene umfasst und keine separate Krankheit darstellt. Aber in dieser Hinsicht lasse ich mich durch künftige Forschungsergebnisse gern eines Besseren belehren.*

Ja, viele »körperliche« Krankheiten lassen sich am besten über körperliche Maßnahmen behandeln, zum Beispiel mit Antibiotika gegen eine Infektion oder einer Operation bei einem Bänderriss. Aber körperliche Behandlungen helfen teilweise auch bei psychischen Erkrankungen: Manche Menschen mit Depressionen sprechen gut auf »körperliche« Therapien wie Entzündungshemmer an.[383] Zudem können Therapien, die wir als rein »psychisch« einstufen, gerade bei chronischen Gesundheitsproblemen einen wichtigen Beitrag leisten: psychosoziale Interventionen können beispielsweise entzündlich bedingte Gelenkschmerzen und Reizdarmbeschwerden effektiv reduzieren.[384] Das bedeutet nicht (!), dass wir Infektionen mit Psychotherapie statt mit Antibiotika behandeln sollten. Wir sollten uns jedoch klarmachen, dass für eine körperlich erlebte Krankheit nicht immer eine rein körperliche Behandlung optimal ist. Bei manchen Menschen mit bestimmten Dauerbeschwerden – zum Beispiel chronischen Schmerzen – gehen die Symptome zurück, wenn sie eine Behandlung erhalten, die traditionell nur die Psyche unterstützt, und manche Menschen mit psychischen Problemen könnten von Behandlungen profitieren, die sich auf die körperliche Gesundheit richten. Das wäre eine erste Erklärung für die starken Überlappungen zwischen psychischen und körperlichen Gesundheitsproblemen in Bezug auf das Krankheitserleben und ihren Ursprung. Zum Beispiel lassen sich funktionale Symptome im Krankheitserleben nicht unbedingt von Symptomen abgrenzen, die von einer Erkrankung oder Verletzung herrühren. Um beides zu behandeln, müssen wir die biologischen Grundlagen der subjektiven Krankheitserfahrung besser verstehen, die diesen Zustand mitverursachen können.

Insgesamt stimmt mich die enorme Bandbreite an Therapieverfahren für die Psyche zum gegenwärtigen Zeitpunkt sehr optimistisch. Hier werden künftig sicher noch weitere nachweislich nützliche Methoden hinzukommen, ob in Form von mehr oder weniger invasiver Hirnstimulation und Psychedelika oder durch neue Erkenntnisse zu Ernährung, Schlaf und Bewegung. Aber dieses Potenzial kann nur gehoben werden, wenn wir psychische Gesundheit zuvor grundlegend anders einordnen. Dieses dringende Umdenken muss auf doppelter Ebene stattfinden.

Erstens müssen wir klarer zwischen Störungen bestimmter mentaler und körperlicher Prozesse und deren Behandlung unterscheiden und uns damit von dem Paradigma lösen, konkrete psychische Gesundheitsprobleme zu behandeln. Das betrifft eine der grundlegendsten derzeitigen Herausforderungen auf diesem Gebiet, nämlich die schwierige Suche nach der individuell passenden Therapie. Pauschallösungen sind gescheitert und sollten trotz begeisterter Fürsprecher nicht das Ziel neuer Behandlungsmethoden sein. In Zukunft sollten wir uns nicht mehr auf Behandlungsempfehlungen aufgrund bestimmter diagnostischer Symptomgruppen konzentrieren, sondern auf quantifizierbare Messungen von Schlüsselprozessen bei den Betroffenen konzentrieren. Dabei sollten neue oder etablierte Therapieverfahren genau das System (oder die Systeme) ansprechen, das für die Psyche dieser Person der Schlüssel ist.

Und zweitens müssen wir die alte Spaltung zwischen »psychologischen« und »körperlichen« Komponenten der psychischen Gesundheit hinter uns lassen. Diese Unterteilung ist wissenschaftlich überholt und könnte vielen Menschen, deren Erfahrungen am Schnittpunkt dieses Scheidewegs liegen, eher schaden. Alles »in Ihrem Kopf« ist ein reales, messbares Phänomen. Dinge, die nicht greifbar und auf unbegreifliche Weise schwierig erscheinen (wie psychisches Leid), lassen sich mit wissenschaftlichen Methoden analysieren, messen und somit auch ändern. Unsere Erfahrungen beruhen auf einem komplexen Zusammenspiel von Input (dem, was unsere Augen oder Ohren oder andere Sinne wahrnehmen) und Output (Erfahrungen, die vom Gehirn selbst erzeugt werden). Aus diesem Zusammenspiel erwächst das Gefühl für körperliche und psychische Gesundheit und Krankheit. Erst wenn wir die äußeren Ursachen für psychische oder körperliche Gesundheitsprobleme verstehen, können wir etwas dagegen unternehmen.

Mehr psychische Gesundheit für unsere Gesellschaft werden wir nicht auf magische Weise über die eine neue Behandlungsform erlangen können. Sie wird sich vielmehr über die systematische, wissenschaftliche Erforschung der verborgenen Prozesse hinter dem Leid und passenden Gegenmaßnahmen einstellen, vielleicht sogar individuell zugeschnitten und diagnoseübergreifend. Diese Prozesse und die entsprechenden Behandlungen werden nicht den traditionellen Trennlinien zwischen psychologisch und biologisch, mental und körperlich entsprechen, sondern eher die untrennbare Verwobenheit dieser beiden Konzepte unterstreichen. Am Ende wird der Erfolg solcher künftigen Therapien darin bestehen, das Potenzial eines Gehirns zur Geltung zu bringen, das sich an die Gegebenheiten anpassen kann und aus einer Vielzahl von guten und schlechten Erfahrungen lernt, damit es unser Gefühl für Wohlbefinden konstruieren kann. In diesem Prozess von Kalibrierung und Neukalibrierung liegt das Potenzial für bessere psychische Gesundheit. Wenn psychische Gesundheit und Krankheit von unserem Nervensystem konstruiert werden, kann psychische Gesundheit auch rekonstruiert werden. Arzneimittel, Placebo oder Gesprächstherapie verändern Erwartungen an die externe und interne Welt, indem sie Gehirn und Körpersysteme verknüpfen und so die Homöostase erhalten – das ausgeglichene Gehirn, in dem sich alles im Gleichgewicht befindet. In Bezug auf die psychische Gesundheit sind Glücksmomente flüchtig, das Gleichgewicht hingegen ist eine Konstante.

Danksagung

Die Arbeit an diesem Buch war ein echtes Vergnügen, und ich bin all den Menschen, die das möglich gemacht haben, zu großem Dank verpflichtet. Meine unvergleichliche Agentin Carrie Plitt sah das Ergebnis in einem völlig unzureichenden Entwurf schlummern und arbeitete monatelang mit mir an einem anständigen Exposé. Meine langjährige Freundin Cecily Gayford war großherzig genug, den Originalentwurf zu lesen und mir nicht augenblicklich zu raten, lieber wieder an meine normale Arbeit zu gehen. Die Zusammenarbeit mit meiner Lektorin bei Penguin, Josephine Greywoode, war ein echtes Geschenk, denn ihre Vorstellungen passten perfekt zu den meinen, und sie lieferte genau das Feedback, das nötig war, um die einzelnen Kapitel zu einem ausgewachsenen Buch zusammenzufügen.

Unglaublich dankbar bin ich meinen wunderbaren Freund*innen, Mitarbeiter*innen und Kolleg*innen, die netterweise etliche Kapitel vorab gelesen und kommentiert haben: Sarah Garfinkel, Robb Rutledge, Lucy Foulkes, Caitlin Hitchcock, Sammi Chekroud, Lauri Nummenmaa, Rebecca Lawson und Jon Roiser. Eurer Arbeit und der vieler anderer verdanke ich den roten Faden für dieses Werk. Jon, dein Mentoring hat meine Karriere erst ermöglicht, und vieles in meinem Leben wäre wohl ganz anders verlaufen, wenn wir uns nie begegnet wären!

Mein Freundeskreis und die Familie haben in den letzten dreieinhalb Jahren viele Gespräche über dieses Buch toleriert (was selbst für ein akademisches Zeitverständnis ziemlich lange ist und somit eine echte Leistung war). Ein besonderer Dank gebührt meiner Mutter, die als Autorin eine echte Inspiration für mich ist, meinem Vater, der schon jahrelang Buchideen mit mir ersann, ehe die für das hier vorliegende Werk aufkam, und der erweiterten Familie, die mich unglaublich unterstützt hat. Bei vielen wunderbaren Freund*innen stehe ich in der Schuld. Namentlich erwähnen möchte ich Caitlin Hitchcock, Duncan Astle, Anthony O'Dwyer, Joni Holmes, Mel Bunce und Genevieve Laurier, die mein Leben enorm bereichert haben, solange ich an diesem Buch arbeitete. Ich habe großes Glück mit euch allen. Und zu guter Letzt danke ich Ottoline für den festen Abgabetermin und die Motivation, danach so effizient wie möglich zu arbeiten, und meiner Frau Rebecca, die mir Ottoline geschenkt hat und selbst die alltäglichsten Dinge im Leben zu einem Quell der Freude macht.

Quellen

1 Smith, Z. *Freiheiten. Essays.* Aus dem Englischen von Tanja Handels. Kiepenheuer & Witsch, Köln 2019.

2 Bylsma, L. M., Taylor-Clift, A. & Rottenberg, J. Emotional reactivity to daily events in major and minor depression. *Journal of Abnormal Psychology* 120, 155 (2011).

3 Bentham, J. *Deontology Or the Science of Morality in which the Harmony and Coincidence of Duty and Self- interest, Virtue and Felicity, Prudence and Benevolence are Explained and Exemplified.* vol. 2 (Longman, 1834).

4 Kahneman, D. & Tversky, A. Experienced utility and objective happiness: A moment-based approach. *The Psychology of Economic Decisions* 1, 187–208 (2003).

5 Jebb, A. T., Tay, L., Diener, E. & Oishi, S. Happiness, income satiation and turning points around the world. *Nature Human Behaviour* 2, 33–38 (2018).

6 Berridge, K. C. & Kringelbach, M. L. Building a neuroscience of pleasure and well-being. *Psychology of Well-Being: Theory, Research and Practice* 1, 1–26 (2011).

7 Disabato, D. J., Goodman, F. R., Kashdan, T. B., Short, J. L. & Jarden, A. Different types of well-being? A cross-cultural examination of hedonic and eudaimonic well-being. *Psychological Assessment* 28, 471 (2016).

8 Trautmann, S., Rehm, J. & Wittchen, H. The economic costs of mental disorders: Do our societies react appropriately to the

burden of mental disorders? *EMBO reports* 17, 1245–1249 (2016).

9 Arsenault-Lapierre, G., Kim, C. & Turecki, G. Psychiatric diagnoses in 3275 suicides: a meta-analysis. *BMC Psychiatry* 4, 1–11 (2004).

10 World Health Organization. *Suicide*. www.who.int/news-room/fact-sheets/detail/suicide (2021).

11 Newcomer, J. W. & Hennekens, C. H. Severe mental illness and risk of cardiovascular disease. *JAMA* 298, 1794–1796 (2007).

12 Steptoe, A., Deaton, A. & Stone, A. A. Subjective wellbeing, health, and ageing. *The Lancet* 385, 640–648 (2015).

13 Diener, E. & Tay, L. A scientific review of the remarkable benefits of happiness for successful and healthy living. *Happiness: Transforming the Development Landscape* 90–117 (2017). Vgl. auch: Kiecolt-Glaser, J. K., McGuire, L., Robles, T. F. & Glaser, R. Emotions, morbidity, and mortality: New perspectives from psychoneuroimmunology. *Annual Review of Psychology* 53, 83–107 (2002).

14 Kim, E. S., Sun, J. K., Park, N. & Peterson, C. Purpose in life and reduced incidence of stroke in older adults: ›The Health and Retirement Study‹. *Journal of Psychosomatic Research* 74, 427–432 (2013).

15 Davidson, K. W., Mostofsky, E. & Whang, W. Don't worry, be happy: positive affect and reduced 10-year incident coronary heart disease: the Canadian Nova Scotia Health Survey. *European Heart Journal* 31, 1065–1070 (2010).

16 Cohen, S., Doyle, W. J., Turner, R. B., Alper, C. M. & Skoner, D. P. Emotional style and susceptibility to the common cold. *Psychosomatic Medicine* 65, 652–657 (2003).

17 Hermesdorf, M. *et al.* Pain sensitivity in patients with major depression: differential effect of pain sensitivity measures, somatic cofactors, and disease characteristics. *The Journal of Pain* 17, 606–616 (2016).

18 Hooten, W. M. Chronic pain and mental health disorders: shared neural mechanisms, epidemiology, and treatment. *Mayo Clinic Proceedings* 91, 955–970 (2016).

19 Cohen, S. *et al., 652 - 657* (2003).

20 Butler, R. K. & Finn, D. P. Stress-induced analgesia. *Progress in Neurobiology* 88, 184–202 (2009).

21 Terman, G. W., Morgan, M. J. & Liebeskind, J. C. Opioid and nonopioid stress analgesia from cold water swim: importance of stress severity. *Brain Research* 372, 167–171 (1986).

22 Bagley, E. E. & Ingram, S. L. Endogenous opioid peptides in the descending pain modulatory circuit. *Neuropharmacology* 173, 108131 (2020).
23 Killian, P., Holmes, B. B., Takemori, A. E., Portoghese, P. S. & Fujimoto, J. M. Cold water swim stress- and delta-2 opioid-induced analgesia are modulated by spinal gamma-aminobutyric acid A receptors. *Journal of Pharmacology and Experimental Therapeutics* 274, 730–734 (1995).
24 Janssen, S. A. & Arntz, A. Real-life stress and opioid-mediated analgesia in novice parachute jumpers. *Journal of Psychophysiology* 15, 106 (2001).
25 Terman, G. W. *et al.*, 167–171 (1986).
26 Rivat, C. *et al.* Non-nociceptive environmental stress induces hyperalgesia, not analgesia, in pain and opioid-experienced rats. *Neuropsychopharmacology* 32, 2217–2228 (2007).
27 Maihöfner, C., Forster, C., Birklein, F., Neundorfer, B. & Handwerker, H. O. Brain processing during mechanical hyperalgesia in complex regional pain syndrome: a functional MRI study. *Pain* 114, 93–103 (2005).
28 Gureje, O., Simon, G. E. & Von Korff, M. A cross-national study of the course of persistent pain in primary care. *Pain* 92, 195–200 (2001).
29 Currie, S. R. & Wang, J. More data on major depression as an antecedent risk factor for first onset of chronic back pain. *Psychological medicine* 35, 1275 (2005).
30 Brandl, F. *et al.* Common and specific large-scale brain changes in major depressive disorder, anxiety disorders, and chronic pain: a transdiagnostic multimodal meta-analysis of structural and functional MRI studies. *Neuropsychopharmacology* 47, 1–10 (2022).
31 Eisenberger, N. I. & Moieni, M. Inflammation affects social experience: Implications for mental health. *World Psychiatry* 19, 109 (2020).
32 Moseley, G. L. & Vlaeyen, J. W. Beyond nociception: *the imprecision hypothesis of chronic pain.* Pain 156, 35–38 (2015).
33 Moseley, G. L. & Vlaeyen, J. W. Beyond nociception: the imprecision hypothesis of chronic pain. *Pain* 156, 35–38 (2015). Vgl. auch: Wiech, K., Ploner, M. & Tracey, I. Neurocognitive aspects of pain perception. *Trends in Cognitive Sciences* 12, 306–313 (2008).
34 Wiech, K. *et al.*, 306–313 (2008).
35 Moseley, G. L. *et al.*, 35–38 (2015).

36 Hawkes, C. H. Endorphins: the basis of pleasure? *Journal of Neurology, Neurosurgery, and Psychiatry* 55, 247 (1992).
37 Hambach, A., Evers, S., Summ, O., Husstedt, I. W. & Frese, A. The impact of sexual activity on idiopathic headaches: an observational study. *Cephalalgia* 33, 384–389 (2013).
38 Darwin, C. & Prodger, P. *The expression of the emotions in man and animals.* (Oxford University Press, USA, 1998). Vgl. auch: Berridge, K. C. Measuring hedonic impact in animals and infants: microstructure of affective taste reactivity patterns. *Neuroscience & Biobehavioral Reviews* 24, 173–198 (2000).
39 Barrett Feldman, L. *Wie Gefühle entstehen: Eine neue Sicht auf unsere Emotionen.* Aus dem Englischen übersetzt von Elisabeth Liebl. Rowohlt Verlag, Hamburg, 467 (2023) Anm. d. Übersetzerin.
40 Blood, A. J. & Zatorre, R. J. Intensely pleasurable responses to music correlate with activity in brain regions implicated in reward and emotion. *Proceedings of the National Academy of Sciences* 98, 11 818–11823 (2001).
41 Hornak, J. *et al.* Changes in emotion after circumscribed surgical lesions of the orbitofrontal and cingulate cortices. *Brain* 126, 1691–1712 (2003). Vgl. auch: Kringelbach, M. L. & Berridge, K. C. Towards a functional neuroanatomy of pleasure and happiness. *Trends in Cognitive Sciences* 13, 479–487 (2009).
42 Smith, K. S., Mahler, S. V, Pecina, S. & Berridge, K. C. Hedonic hotspots: Generating sensory pleasure in the brain. *Pleasures of the brain.* (Hrsg.: Kringelbach, M. L. & Berridge, K. C.), 27–49 (Oxford University Press, 2010).
43 Calder, A. J. *et al.* Disgust sensitivity predicts the insula and pallidal response to pictures of disgusting foods. *The European Journal of Neuroscience* 25, 3422–3428 (2007).
44 Smith, K. S. *et al.*, 27–49 (2010).
45 Vgl. Ebd.
46 National Centre for Health Statistics. *U.S. Overdose Deaths In 2021 Increased Half as Much as in 2020 – But Are Still Up 15 %* (2022).
47 Manninen, S. *et al.* Social laughter triggers endogenous opioid release in humans. *Journal of Neuroscience* 37, 6125–6131 (2017).
48 Vgl. Ebd.
49 Fabre-Nys, C., Meller, R. E. & Keverne, E. Opiate antagonists stimulate affiliative behaviour in monkeys. *Pharmacology Biochemistry and Behavior* 16, 653–659 (1982).

50 Scott, S. K., Lavan, N., Chen, S. & McGettigan, C. The social life of laughter. *Trends in Cognitive Sciences* 18, 618–620 (2014).
51 Yuan, J. W., McCarthy, M., Holley, S. R. & Levenson, R. W. Physiological down-regulation and positive emotion in marital interaction. *Emotion* 10, 467 (2010).
52 Sirgy, M. J. *The Psychology of Quality of Life: Hedonic Well-being, Life Satisfaction, and Eudaimonia*. vol. 50 (Springer Science & Business Media, 2012).
53 Woolley, J. D., Lee, B. S. & Fields, H. L. Nucleus accumbens opioids regulate flavor-based preferences in food consumption. *Neuroscience* 143, 309–317 (2006).
54 Caref, K. & Nicola, S. M. Endogenous opioids in the nucleus accumbens promote approach to high-fat food in the absence of caloric need. *eLife* 7, e34955 (2018).
55 Vgl. Ebd.
56 Beaver, J. D. *et al.* Individual differences in reward drive predict neural responses to images of food. *Journal of Neuroscience* 26, 5160–5166 (2006).
57 Calder, A. J. *et al.*, 3422–3428 (2007).
58 Miller, J. M. *et al.* Anhedonia after a selective bilateral lesion of the globus pallidus. *American Journal of Psychiatry* 163, 786–788 (2006).
59 Disabato, D. J. *et al.*, 471 (2016).
60 Beck, A. T., Steer, R. A. & Brown, G. K. Beck depression inventory-II. (1996).
61 Koob, G. F. & Le Moal, M. Drug addiction, dysregulation of reward, and allostasis. *Neuropsychopharmacology* 24, 97–129 (2001).
62 Ahmed, S. H. & Koob, G. Transition from moderate to excessive drug intake: change in hedonic set point. *Science* 282, 298–300 (1998).
63 Pfaus, J. G. *et al.* Who, what, where, when (and maybe even why)? How the experience of sexual reward connects sexual desire, preference, and performance. *Archives of Sexual Behavior* 41, 31–62 (2012).
64 Hawkes, C. H., 247 (1992).
65 Berridge, K. C., 173–198 (2000).
66 Ukponmwan, O., Rupreht, J. & Dzoljic, M. REM sleep deprivation decreases the antinociceptive property of enkephalinase-inhibition, morphine and cold-water-swim. *General Pharmacology* 15, 255–258 (1984).

67 Swami, V., Hochstöger, S., Kargl, E. & Stieger, S. Hangry in the field: An experience sampling study on the impact of hunger on anger, irritability, and affect. *PLOS ONE* 17, e0269629 (2022).
68 Schachter, S. & Singer, J. Cognitive, social, and physiological determinants of emotional state. *Psychological Review* 69, 379 (1962).
69 Barrett, L. F., Quigley, K. S., Bliss-Moreau, E. & Aronson, K. R. Interoceptive sensitivity and self-reports of emotional experience. *Journal of Personality and Social Psychology* 87, 684 (2004).
70 Erdmann, G. & Janke, W. Interaction between physiological and cognitive determinants of emotions: Experimental studies on Schachter's theory of emotions. *Biological Psychology* 6, 61–74 (1978).
71 Marshall, G. D. & Zimbardo, P. G. Affective consequences of inadequately explained physiological arousal. *Journal of Personality and Social Psychology* 37, 970–988 (1979).
72 Rogers, R. W. & Deckner, C. W. Effects of fear appeals and physiological arousal upon emotion, attitudes, and cigarette smoking. *Journal of Personality and Social Psychology* 32, 222 (1975).
73 Manstead, A. S. & Wagner, H. L. Arousal, cognition and emotion: An appraisal of two-factor theory. *Current Psychological Reviews* 1, 35–54 (1981).
74 Barrett, L. F., 684 (2004).
75 Jenewein, J., Wittmann, L., Moergeli, H., Creutzig, J. & Schnyder, U. Mutual influence of posttraumatic stress disorder symptoms and chronic pain among injured accident survivors: a longitudinal study. *Journal of Traumatic Stress: Official Publication of the International Society for Traumatic Stress Studies* 22, 540–548 (2009).
76 Morley, S., Eccleston, C. & Williams, A. Systematic review and metaanalysis of randomized controlled trials of cognitive behaviour therapy and behaviour therapy for chronic pain in adults, excluding headache. *Pain* 80, 1–13 (1999).
77 Craig, A. D. How do you feel? Interoception: the sense of the physiological condition of the body. *Nature Reviews Neuroscience* 3, 655 (2002).
78 Garfinkel, S. N. *et al.* Fear from the heart: sensitivity to fear stimuli depends on individual heartbeats. *Journal of Neuroscience* 34, 6573–6582 (2014).
79 Dalmaijer, E., Lee, A., Leiter, R., Brown, Z. & Armstrong, T. Forever yuck: oculomotor avoidance of disgusting stimuli resists

habituation. *Journal of Experimental Psychology: General* 150, 1598–1611 (2021).

80 Nord, C. L., Dalmaijer, E. S., Armstrong, T., Baker, K. & Dalgleish, T. A causal role for gastric rhythm in human disgust avoidance. *Current Biology* 31, 629–634 (2021).

81 Gialluisi, A. *et al.* Lifestyle and biological factors influence the relationship between mental health and low-grade inflammation. *Brain, Behavior, and Immunity* 85, 4–13 (2020).

82 Gialluisi, A. *et al.*, 4–13 (2020).

83 Vgl. Ebd.

84 Vgl. Ebd.

85 Strike, P. C., Wardle, J. & Steptoe, A. Mild acute inflammatory stimulation induces transient negative mood. *Journal of Psychosomatic Research* 57, 189–194 (2004). Vgl. auch: Brydon, L. *et al.* Synergistic effects of psychological and immune stressors on inflammatory cytokine and sickness responses in humans. *Brain, Behavior, and Immunity* 23, 217–224 (2009).

86 Harrison, N. A. *et al.* A neurocomputational account of how inflammation enhances sensitivity to punishments versus rewards. *Biological Psychiatry* 80, 73–81 (2016).

87 Kuhlman, K. R. *et al.* Within-subject associations between inflammation and features of depression: Using the flu vaccine as a mild inflammatory stimulus. *Brain, Behavior, and Immunity* 69, 540–547 (2018).

88 Bonaccorso, S. *et al.* Depression induced by treatment with interferonalpha in patients affected by hepatitis C virus. *Journal of Affective Disorders* 72, 237–241 (2002).

89 Harrison, N. A. *et al.*, 73–81 (2016).

90 Lynall, M.-E. *et al.* Peripheral blood cell-stratified subgroups of inflamed depression. *Biological Psychiatry* 88, 185–196 (2020).

91 Dinan, T. G. & Cryan, J. F. Melancholic microbes: a link between gut microbiota and depression? *Neurogastroenterology & Motility* 25, 713–719 (2013).

92 Cryan, J. F. *et al.* The microbiota-gut-brain axis. *Physiological Reviews* 99, 1877–2013 (2019).

93 Dominguez-Bello, M. G. *et al.* Delivery mode shapes the acquisition and structure of the initial microbiota across multiple body habitats in newborns. *Proceedings of the National Academy of Sciences* 107 (26), 11971–11975 (2010).

94 Vgl. Ebd.
95 Morais, L. H. *et al.* Enduring behavioral effects induced by birth by caesarean section in the mouse. *Current Biology* 30, 3761–3774 (2020).
96 Vgl. Ebd.
97 Vgl. Ebd.
98 Elvers, K. T. *et al.* Antibiotic-induced changes in the human gut microbiota for the most commonly prescribed antibiotics in primary care in the UK: a systematic review. *BMJ Open* 10, e035677 (2020).
99 Vgl. Ebd.
100 Lach, G. *et al.* Enduring neurobehavioral effects induced by microbiota depletion during the adolescent period. *Translational Psychiatry* 10, 1–16 (2020).
101 Tamburini, S., Shen, N., Wu, H. C. & Clemente, J. C. The microbiome in early life: implications for health outcomes. *Nature Medicine* 22, 713–722 (2016).
102 Zhang, T. *et al.* Assessment of cesarean delivery and neurodevelopmental and psychiatric disorders in the children of a population-based Swedish birth cohort. *JAMA Network Open* 4, e210837 (2021).
103 Korpela, K. *et al.* Intestinal microbiome is related to lifetime antibiotic use in Finnish pre-school children. *Nature Communications 7*, 1 – 8(2016).
104 Lavebratt, C. *et al.* Early exposure to antibiotic drugs and risk for psychiatric disorders: a population-based study. *Translational Psychiatry* 9, 1–12 (2019).
105 Valles-Colomer, M. *et al.* The neuroactive potential of the human gut microbiota in quality of life and depression. *Nature Microbiology* 4, 623–632 (2019).
106 Tillisch, K. *et al.* Consumption of fermented milk product with probiotic modulates brain activity. *Gastroenterology* 144, 1394–1401 (2013).
107 Schmidt, K. *et al.* Prebiotic intake reduces the waking cortisol response and alters emotional bias in healthy volunteers. *Psychopharmacology* 232, 1793–1801 (2015).
108 Beaumont, W. & Osler, W. *Experiments and Observations on the Gastric Juice and the Physiology of Digestion*. (Courier Corporation, 1996). Vgl. auch: Konkel, L. What Is Your Gut Telling You?

Exploring the Role of the Microbiome in Gut-Brain Signaling. *Environmental Health Perspectives* 126 (6), 062001 (2018).
109 Lishman, W. A. *Organic Psychiatry: The Psychological Consequences of Cerebral Disorder.* (Blackwell Science Ltd, 1998).
110 Stone, J. *et al.* Who is referred to neurology clinics? – The diagnoses made in 3781 new patients. *Clinical Neurology and Neurosurgery* 112, 747–751 (2010).
111 Stone, J., Burton, C. & Carson, A. Recognising and explaining functional neurological disorder. *BMJ* 371, m3745 (2020).
112 Voon, V. *et al.* The involuntary nature of conversion disorder. *Neurology* 74, 223–228 (2010).
113 Brown, R. J. & Reuber, M. Psychological and psychiatric aspects of psychogenic non-epileptic seizures (PNES): a systematic review. *Clinical Psychology Review* 45, 157–182 (2016). Vgl. auch: Stone, J., Burton, *et al.*, *BMJ* 371, (2020).
114 Stone, J. *et al.* The role of physical injury in motor and sensory conversion symptoms: a systematic and narrative review. *Journal of Psychosomatic Research* 66, 383–390 (2009).
115 Walzl, D., Solomon, A. J. & Stone, J. Functional neurological disorder and multiple sclerosis: a systematic review of misdiagnosis and clinical overlap. *Journal of Neurology* 269, 654–63 (2021).
116 Kutlubaev, M. A., Xu, Y., Hackett, M. L. & Stone, J. Dual diagnosis of epilepsy and psychogenic nonepileptic seizures: systematic review and meta-analysis of frequency, correlates, and outcomes. *Epilepsy & Behavior* 89, 70–78 (2018).
117 Critchley, H. *et al.* Transdiagnostic expression of interoceptive abnormalities in psychiatric conditions. *SSRN* 3 487 844 (2019).
118 Nord, C. L., Lawson, R. P. & Dalgleish, T. Disrupted dorsal midinsula activation during interoception across psychiatric disorders. *American Journal of Psychiatry* 178, 761–770 (2021).
119 Campayo, J. G., Asso, E., Alda, M., Andres, E. M. & Sobradiel, N. Association between joint hypermobility syndrome and panic disorder: a case-control study. *Psychosomatics* 51, 55–61 (2010).
120 Eccles, J. A. *et al.* Brain structure and joint hypermobility: relevance to the expression of psychiatric symptoms. *The British Journal of Psychiatry* 200, 508–509 (2012).
121 Munoz, L. M. P. From Conditioning Monkeys to Drug Addiction: Understanding Prediction and Reward. *Cognitive Neuroscience Society* www.cogneurosociety.org/series1predictionreward/ (2013).

122 O'Doherty, J. P., Dayan, P., Friston, K., Critchley, H. & Dolan, R. J. Temporal Difference Models and Reward-Related Learning in the Human Brain. *Neuron* 38, 329–337 (2003).
123 Rutledge, R. B., Skandali, N., Dayan, P. & Dolan, R. J. A computational and neural model of momentary subjective well-being. *Proceedings of the National Academy of Sciences* 111, 12252–12257 (2014).
124 Rutledge, R. B., Skandali, N., Dayan, P. & Dolan, R. J. Dopaminergic modulation of decision making and subjective well-being. *Journal of Neuroscience* 35, 9811–9822 (2015).
125 Kieslich, K., Valton, V. & Roiser, J. P. Pleasure, reward value, prediction error and anhedonia. *Cultural Topics in Behavioral Neurosciences* 58, 281–304 (2022).
126 Peeters, F., Nicolson, N. A., Berkhof, J., Delespaul, P. & deVries, M. Effects of daily events on mood states in major depressive disorder. *Journal of Abnormal Psychology* 112, 203 (2003).
127 Kieslich, K., *et al.,* 281–304 (2022).
128 Peeters, F., *et al.,* 203 (2003).
129 Eshel, N. & Roiser, J. P. Reward and Punishment Processing in Depression. *Biological Psychiatry* 68, 118–124 (2010).
130 McCabe, C., Woffindale, C., Harmer, C. J. & Cowen, P. J. Neural processing of reward and punishment in young people at increased familial risk of depression. *Biological Psychiatry* 72, 588–594 (2012).
131 Eshel, N. *et al.,* 118–124 (2010).
132 Beats, B. C., Sahakian, B. J. & Levy, R. Cognitive performance in tests sensitive to frontal lobe dysfunction in the elderly depressed. *Psychological Medicine* 26, 591–603 (1996).
133 Matsumoto, M. & Hikosaka, O. Representation of negative motivational value in the primate lateral habenula. *Nature Neuroscience* 12, 77–84 (2009).
134 Matsumoto, M. & Hikosaka, O. Lateral habenula as a source of negative reward signals in dopamine neurons. *Nature* 447, 1111–1115 (2007).
135 Li, K. *et al.* βCaMKII in lateral habenula mediates core symptoms of depression. *science* 341, 1016–1020 (2013).
136 Lawson, R. P. *et al.* Disrupted habenula function in major depression. *Molecular Psychiatry* 22, 202–208 (2016).
137 Drevets, W. C. *et al.* Amphetamine-induced dopamine release in human ventral striatum correlates with euphoria. *Biological Psychiatry* 49, 81–96 (2001).

138 Friedman, A. K. *et al.* Enhancing depression mechanisms in midbrain dopamine neurons achieves homeostatic resilience. *Science* 344, 313 319 (2014).
139 Chaudhury, D. *et al.* Rapid regulation of depression-related behaviours by control of midbrain dopamine neurons. *Nature* 493, 532–536 (2013).
140 Zimmerman, M., Ellison, W., Young, D., Chelminski, I. & Dalrymple, K. How many different ways do patients meet the diagnostic criteria for major depressive disorder? *Comprehensive Psychiatry* 56, 29–34 (2015).
141 Milner, P. M. The discovery of self-stimulation and other stories. *Neuroscience and Biobehavioral Reviews* 13, 61–7 (1989).
142 Vgl. Ebd.
143 Bishop, M., Elder, S. T. & Heath, R. G. Intracranial self-stimulation in man. *Science* 140, 394–396 (1963).
144 Heath, R. G. Pleasure and brain activity in man. Deep and surface electroencephalograms during orgasm. *The Journal of Nervous and Mental Disease* 154, 3–18 (1972).
145 Bishop, M., 394–396 (1963).
146 Heath, R. G. Electrical self-stimulation of the brain in man. *American Journal of Psychiatry* 120, 571–577 (1963).
147 Bishop, M., *et al.*, 394–396 (1963).
148 Heath, R. G., 3–18 (1972).
149 Vgl. Ebd.
150 Portenoy, R. K. *et al.* Compulsive thalamic self-stimulation: a case with metabolic, electrophysiologic and behavioral correlates. *Pain* 27, 277–290 (1986). Vgl. auch: Berridge, K. C. Pleasures of the brain. *Brain and cognition* 52, 106–128 (2003).
151 Portenoy, R. K. *et al.*, 277–290 (1986).
152 Oliveira, S. F. The dark history of early deep brain stimulation. *The Lancet Neurology* 17, 748 (2018).
153 Heath, R. G. *Exploring the Mind-Brain relationship* (Moran Printing, Incorporated, 1996).
154 Berridge, K. C., 106–128 (2003).
155 Garris, P. A. *et al.* Dissociation of dopamine release in the nucleus accumbens from intracranial self-stimulation. *Nature* 398, 67–69 (1999).
156 Abbott, A. The molecular wake-up call. *Nature* 447, 368–370 (2007).

157 Husain, M. & Roiser, J. P. Neuroscience of apathy and anhedonia: a transdiagnostic approach. *Nature Reviews Neuroscience* 19, 470–484 (2018).
158 Brissaud, É. *Leçons sur les maladies nerveuses.* (Masson, 1899). Vgl. auch: Prange, S. *et al.* Historical crossroads in the conceptual delineation of apathy in Parkinson's disease. *Brain* 141, 613–619 (2018).
159 Sherrington, C. *Man on his Nature* (Cambridge University Press, 1951).
160 Cools, R., Barker, R. A., Sahakian, B. J. & Robbins, T. W. L-Dopa medication remediates cognitive inflexibility, but increases impulsivity in patients with Parkinson's disease. *Neuropsychologia* 41, 1431–1441 (2003).
161 Scott, B. M. *et al.* Co-occurrence of apathy and impulse control disorders in Parkinson's disease. *Neurology* 95 (2020).
162 Hróbjartsson, A. & Gøtzsche, P. C. Placebo interventions for all clinical conditions. *Cochrane Database of Systematic Reviews* (2004). Vgl. auch: Kaptchuk, T. J. *et al.* Components of placebo effect: randomised controlled trial in patients with irritable bowel syndrome. *BMJ* 336, 999–1003 (2008).
163 Lucchelli, P. E., Cattaneo, A. D. & Zattoni, J. Effect of capsule colour and order of administration of hypnotic treatments. *European Journal of Clinical Pharmacology* 13, 153–155 (1978).
164 Huskisson, E. Simple analgesics for arthritis. *BMJ* 4, 196–200 (1974).
165 Sihvonen, R. *Et al.* Arthroscopic partial meniscectomy versus sham surgery for a degenerative meniscal tear. *The New England Journal of Medicine* 369, 2515–2524 (2013).
166 Kaptchuk, T. J. *et al.* Placebos without deception: a randomized controlled trial in irritable bowel syndrome. *PLOS ONE* 5, e15591 (2010).
167 Bingel, U. *et al.* The effect of treatment expectation on drug efficacy: imaging the analgesic benefit of the opioid remifentanil. *Science Translational Medicine* 3, 70ra14 (2011).
168 Zunhammer, M. Meta-analysis of neural systems underlying placebo analgesia from individual participant fMRI data. *Nature Communications* 12, 1–11 (2021).
169 Vgl. Ebd.
170 Bingel, U. *et al., 70ra14* (2011).
171 Ploghaus, A. *et al.* Exacerbation of pain by anxiety is associated with activity in a hippocampal network. *Journal of Neuroscience* 21 (24), 9896–9903 (2001).

172 Bushnell, M. C., Čeko, M. & Low, L. A. Cognitive and emotional control of pain and its disruption in chronic pain. *Nature Reviews Neuroscience* 14, 502–511 (2013).
173 De la Fuente-Fernández, R. *et al.* Expectation and dopamine release: mechanism of the placebo effect in Parkinson's disease. *Science* 293, 1164–1166 (2001).
174 Scott, D. J. *et al.* Placebo and nocebo effects are defined by opposite opioid and dopaminergic responses. *Archives of General Psychiatry* 65, 220–231 (2008).
175 Peciña, M. *et al.* Association between placebo-activated neural systems and antidepressant responses: neurochemistry of placebo effects in major depression. *JAMA Psychiatry* 72, 1087–1094 (2015).
176 Vgl. Ebd.
177 Vgl. Ebd.
178 Furukawa, T. *et al.* Waiting list may be a nocebo condition in psychotherapy trials: A contribution from network meta-analysis. *Acta Psychiatrica Scandinavica* 130, 181–192 (2014).
179 Gold, S. M. *et al.* Control conditions for randomised trials of behavioural interventions in psychiatry: a decision framework. *The Lancet Psychiatry* 4, 725–732 (2017).
180 Jepma, M., Koban, L., van Doorn, J., Jones, M. & Wager, T. D. Behavioural and neural evidence for self-reinforcing expectancy effects on pain. *Nature Human Behaviour* 2, 838–855 (2018).
181 Vgl. Ebd.
182 Crane, G. E. Further studies on iproniazid phosphate: Isonicotinil-isopropylhydrazine phosphate Marsilid. *The Journal of Nervous and Mental Disease* 124, 322–331 (1956).
183 Loomer, H. P., Saunders, J. C. & Kline, N. S. A clinical and pharmacodynamic evaluation of iproniazid as a psychic energizer. *Psychiatric Research Reports* 8, 129–41 (1957). Vgl. auch: Crane, G. E. The psychiatric side-effects of iproniazid. *American Journal of Psychiatry* 112, 494–501 (1956).
184 West, E. D. & Dally, P. J. Effects of iproniazid in depressive syndromes. *British Medical Journal* 1, 1491 (1959).
185 Muller, J. C., Pryor, W. W., Gibbons, J. E. & Orgain, E. S. Depression and anxiety occurring during Rauwolfia therapy. *Journal of the American Medical Association* 159, 836–839 (1955). Vgl. auch: Jensen, K. Depressions in patients treated with reserpine for arterial hypertension. *Acta Psychiatrica Scandinavica* 34, 195–204 (1959).

186 Shrestha, S. *et al.* Serotonin-1A receptors in major depression quantified using PET: controversies, confounds, and recommendations. *Neuroimage* 59, 3243–3251 (2012). Vgl. auch: Drevets, W. C. *et al.* 81–96 (2001).
187 Cowen, P. J. & Browning, M. What has serotonin to do with depression? *World Psychiatry* 14, 158–160 (2015).
188 Vgl. Ebd.
189 Cipriani, A. *et al.* Comparative efficacy and acceptability of 12 new-generation antidepressants: a multiple-treatments meta-analysis. *The Lancet* 373, 746–758 (2009).
190 Harmer, C. J., Hill, S. A., Taylor, M. J., Cowen, P. J. & Goodwin, G. M. Toward a neuropsychological theory of antidepressant drug action: increase in positive emotional bias after potentiation of norepinephrine activity. *American Journal of Psychiatry* 160, 990–992 (2003).
191 Roiser, J. P., Elliott, R. & Sahakian, B. J. Cognitive mechanisms of treatment in depression. *Neuropsychopharmacology* 37, 117–136 (2012).
192 Harmer, C. J. *et al.* Effect of acute antidepressant administration on negative affective bias in depressed patients. *The American Journal of Psychiatry* 166, 1178–1184 (2009). Vgl. auch: Harmer, C. J., Heinzen, J., O'Sullivan, U., Ayres, R. A. & Cowen, P. J. Dissociable effects of acute antidepressant drug administration on subjective and emotional processing measures in healthy volunteers. *Psychopharmacology* 199, 495–502 (2008).
193 Godlewska, B. R., Norbury, R., Selvaraj, S., Cowen, P. J. & Harmer, C. J. Short-term SSRI treatment normalises amygdala hyperactivity in depressed patients. *Psychological Medicine* 42, 2609–2617 (2012).
194 Stuhrmann, A., Suslow, T. & Dannlowski, U. Facial emotion processing in major depression: a systematic review of neuroimaging findings. *Biology of Mood and Anxiety Disorders* 1 (2011).
195 Outhred, T. *et al.* Impact of acute administration of escitalopram on the processing of emotional and neutral images: a randomized crossover fMRI study of healthy women. *Journal of Psychiatry & Neuroscience: JPN* 39, 267 (2014).
196 Harmer, C. J. & Cowen, P. J. ›It's the way that you look at it‹ – a cognitive neuropsychological account of SSRI action in depression. *Philosophical Transactions of the Royal Society B: Biological Sciences* 368 (1615), 20120407 (2013).

197 Vgl. Ebd.
198 Le Masurier, M., Cowen, P. J. & Harmer, C. J. Emotional bias and waking salivary cortisol in relatives of patients with major depression. *Psychological Medicine* 37, 403–410 (2007). Vgl. auch: Outhred, T. *et al.* 267 (2014).
199 Heathcote, L. C. *et al.* Negative interpretation bias and the experience of pain in adolescents. *The Journal of Pain* 17, 972–981 (2016).
200 Davey, G. C. & Meeten, F. The perseverative worry bout: A review of cognitive, affective and motivational factors that contribute to worry perseveration. *Biological psychology* 121, 233–243 (2016).
201 Miskowiak, K. W. *et al.* Affective cognition in bipolar disorder: a systematic review by the ISBD targeting cognition task force. *Bipolar Disorders* 21, 686–719 (2019).
202 Marwick, K. & Hall, J. Social cognition in schizophrenia: a review of face processing. *British Medical Bulletin* 88, 43–58 (2008).
203 Vocks, S. *et al.* Meta-analysis of the effectiveness of psychological and pharmacological treatments for binge eating disorder. *International Journal of Eating Disorders* 43, 205–217 (2010).
204 Ford, A. C., Talley, N. J., Schoenfeld, P. S., Quigley, E. M. & Moayyedi, P. Efficacy of antidepressants and psychological therapies in irritable bowel syndrome: systematic review and meta-analysis. *Gut* 58, 367–378 (2009).
205 West, E. D. *et al.* (1959).
206 Rush, A. J. *et al.* Bupropion-SR, sertraline, or venlafaxine-XR after failure of SSRIs for depression. *New England Journal of Medicine* 354, 1231–1242 (2006).
207 Godlewska, B. R., Browning, M., Norbury, R., Cowen, P. J. & Harmer, C. J. Early changes in emotional processing as a marker of clinical response to SSRI treatment in depression. *Translational psychiatry* 6, e957 (2016).
208 Horder, J., Cowen, P. J., Di Simplicio, M., Browning, M. & Harmer, C. J. Acute administration of the cannabinoid CB1 antagonist rimonabant impairs positive affective memory in healthy volunteers. *Psychopharmacology* 205, 85–91 (2009).
209 Lewis, G. *et al.* Maintenance or discontinuation of antidepressants in primary care. *New England Journal of Medicine* 385, 1257–1267 (2021). Vgl. auch: Cipriani, A. *et al.* 746–758 (2009).
210 Baum-Baicker, C. The psychological benefits of moderate alcohol consumption: a review of the literature. *Drug and Alcohol Dependence* 15, 305–322 (1985).

211 Sher, K. J. & Walitzer, K. S. Individual differences in the stress-response-dampening effect of alcohol: A dose-response study. *Journal of Abnormal Psychology* 95, 159 (1986).
212 Rodgers, B. *et al.* Non-linear relationships in associations of depression and anxiety with alcohol use. *Psychological Medicine* 30, 421–432 (2000).
213 Nutt, D. J., King, L. A., Saulsbury, W. & Blakemore, C. Development of a rational scale to assess the harm of drugs of potential misuse. *The Lancet* 369, 1047–1053 (2007).
214 Nutt, D. J., King, L. A. & Phillips, L. D. Drug harms in the UK: a multicriteria decision analysis. *The Lancet* 376, 1558–1565 (2010).
215 Vgl. Ebd.
216 Nutt, D. Government vs science over drug and alcohol policy. *The Lancet* 374, 1731–1733 (2009).
217 Nutt, D. New psychoactive substances: Pharmacology influencing UK practice, policy and the law. *British Journal of Clinical Pharmacology* 86, 445–451 (2020).
218 Eastwood, N., Shiner, M. & Bear, D. The numbers in black and white: Ethnic disparities in the policing and prosecution of drug offences in England and Wales. *Release: Drugs, The Law & Human Rights* (2013).
219 Arria, A. M., Caldeira, K. M., Bugbee, B. A., Vincent, K. B. & O'Grady, K. E. Marijuana use trajectories during college predict health outcomes nine years post-matriculation. *Drug and Alcohol Dependence* 159, 158–165 (2016).
220 Hasan, A. *et al.* Cannabis use and psychosis: a review of reviews. *European Archives of Psychiatry and Clinical Neuroscience* 270, 403–412 (2020).
221 Kraan, T. *et al.* Cannabis use and transition to psychosis in individuals at ultra-high risk: review and meta-analysis. *Psychological Medicine* 46, 673–681 (2016).
222 Fusar-Poli, P. *et al.* Abnormal frontostriatal interactions in people with prodromal signs of psychosis: a multimodal imaging study. *Archives of General Psychiatry* 67, 683–691 (2010).
223 Pasman, J. A. *et al.* GWAS of lifetime cannabis use reveals new risk loci, genetic overlap with psychiatric traits, and a causal effect of schizophrenia liability. *Nature Neuroscience* 21, 1161–1170 (2018).
224 Morgan, C. J. & Curran, H. V. Effects of cannabidiol on schizophrenia-like symptoms in people who use cannabis. *The British Journal of Psychiatry* 192, 306–307 (2008).

225 Englund, A. *et al.* Cannabidiol inhibits THC-elicited paranoid symptoms and hippocampal-dependent memory impairment. *Journal of Psychopharmacology* 27, 19–27 (2013).
226 Morgan, C. J., *et al.*, 306–307 (2008).
227 Pasman, J. A. *et al.*, 1161–1170 (2018).
228 Freeman, T. P. *et al.* Cannabidiol for the treatment of cannabis use disorder: a phase 2a, double-blind, placebo-controlled, randomised, adaptive Bayesian trial. *The Lancet Psychiatry 7*, 865–874 (2020).
229 Samorini, G. The oldest archeological data evidencing the relationship of Homo sapiens with psychoactive plants: A worldwide overview. *Journal of Psychedelic Studies* 3, 63–80 (2019).
230 Hall, W. Why was early therapeutic research on psychedelic drugs abandoned? *Psychological Medicine* 52, 26–31 (2022).
231 Vgl. Ebd.
232 Griffiths, R. R., Richards, W. A., Johnson, M. W., McCann, U. D. & Jesse, R. Mystical-type experiences occasioned by psilocybin mediate the attribution of personal meaning and spiritual significance 14 months later. *Journal of Psychopharmacology* 22, 621–632 (2008). Vgl. auch: Jesse, R. & Griffiths, R. R. Psilocybin research at Johns Hopkins: A 2014 report. Seeking the sacred with psychoactive substances: Chemical paths to spirituality and to god 2, 29–43 (2014).
233 Griffiths, R. R., Richards, W. A., Johnson, M. W., McCann, U. D. & Jesse, R. Mystical-type experiences occasioned by psilocybin mediate the attribution of personal meaning and spiritual significance 14 months later. *Journal of Psychopharmacology* 22, 621–632 (2008). Vgl. auch: Jesse, R. & Griffiths, R. R. Psilocybin research at Johns Hopkins: A 2014 report. *Seeking the sacred with psychoactive substances: Chemical paths to spirituality and to god* 2, 29–43 (2014).
234 Carhart-Harris, R. L. *et al.* Psilocybin with psychological support for treatment-resistant depression: an open-label feasibility study. *The Lancet Psychiatry* 3, 619–627 (2016).
235 Carhart-Harris, R. *et al.* Trial of psilocybin versus escitalopram for depression. *New England Journal of Medicine* 384, 1402–1411 (2021).
236 Vollenweider, F. X. *et al.* Positron emission tomography and fluorodeoxyglucose studies of metabolic hyperfrontality and psychopathology in the psilocybin model of psychosis. *Neuropsychopharmacology* 16, 357–372 (1997).

237 Carhart-Harris, R. L. *et al.* Neural correlates of the psychedelic state as determined by fMRI studies with psilocybin. *Proceedings of the National Academy of Sciences* 109, 2138–2143 (2012).

238 Vgl. Ebd.

239 Roseman, L., Demetriou, L., Wall, M. B., Nutt, D. J. & Carhart-Harris, R. L. Increased amygdala responses to emotional faces after psilocybin for treatment-resistant depression. *Neuropharmacology* 142, 263–269 (2018).

240 Vgl Ebd.

241 Olson, J. A., Suissa-Rocheleau, L., Lifshitz, M., Raz, A. & Veissiere, S. P. Tripping on nothing: placebo psychedelics and contextual factors. *Psychopharmacology* 237, 1371–82 (2020).

242 Duerler, P. *et al.* Psilocybin Induces Aberrant Prediction Error Processing of Tactile Mismatch Responses—A Simultaneous EEG-FMRI Study. *Cerebral Cortex* 32, 186–196 (2021). Vgl. auch: Preller, K. H. *et al.* Changes in global and thalamic brain connectivity in LSD-induced altered states of consciousness are attributable to the 5-HT2A receptor. *eLife* 7, (2018).

243 Carhart-Harris, R. L. & Friston, K. REBUS and the anarchic brain: toward a unified model of the brain action of psychedelics. *Pharmacological Reviews* 71, 316–344 (2019).

244 Doss, M. K. *et al.* Psilocybin therapy increases cognitive and neural flexibility in patients with major depressive disorder. *Translational Psychiatry* 11, 1–10 (2021).

245 Rudd, M. D. *et al.* Brief cognitive-behavioral therapy effects on posttreatment suicide attempts in a military sample: results of a randomized clinical trial with 2-year follow-up. *American Journal of Psychiatry* 172, 441–449 (2015).

246 Tolin, D. F. Is cognitive-behavioral therapy more effective than other therapies? A meta-analytic review. *Clinical Psychology Review* 30, 710–720 (2010).

247 Cuijpers, P., Andersson, G., Donker, T. & van Straten, A. Psychological treatment of depression: results of a series of meta-analyses. *Nordic Journal of Psychiatry* 65, 354–364 (2011). Vgl. auch: Cuijpers, P., van Straten, A., Andersson, G. & van Oppen, P. Psychotherapy for depression in adults: a meta-analysis of comparative outcome studies. *Journal of Consulting and Clinical Psychology* 76, 909–922 (2008).

248 Mobini, S. *et al.* Effects of standard and explicit cognitive bias modification and computer-administered cognitive-behaviour

therapy on cognitive biases and social anxiety. *Journal of Behavior Therapy and Experimental Psychiatry* 45, 272–279 (2014).

249 Paykel, E. S. Cognitive therapy in relapse prevention in depression. *International Journal of Neuropsychopharmacology* 10, 131–136 (2007).

250 Nord, C. L. *et al.* Neural effects of antidepressant medication and psychological treatments: a quantitative synthesis across three meta-analyses. *The British Journal of Psychiatry* 219, 546–50 (2021).

251 DeRubeis, R. J., Siegle, G. J. & Hollon, S. D. Cognitive therapy versus medication for depression: treatment outcomes and neural mechanisms. *Nature Reviews Neuroscience* 9, 788–796 (2008).

252 Moutoussis, M., Shahar, N., Hauser, T. U. & Dolan, R. J. Computation in psychotherapy, or how computational psychiatry can aid learning-based psychological therapies. *Computational Psychiatry* 2, 50–73 (2018).

253 Dercon, Q. *et al.* A core component of psychological therapy causes adaptive changes in computational learning mechanisms. *PsyArcXiv Preprints* (2022). https://doi.org/10.31234/osf.io/jmnek

254 O'Donohue, W. T. & Fisher, J. E. *Cognitive Behavior Therapy: Core Principles for Practice.* (John Wiley & Sons, 2012).

255 Cuijpers, P. *et al.* A network meta-analysis of the effects of psychotherapies, pharmacotherapies and their combination in the treatment of adult depression. *World Psychiatry* 19, 92–107 (2020).

256 Revell, E. R., Gillespie, D., Morris, P. G. & Stone, J. Drop attacks as a subtype of FND: a cognitive behavioural model using grounded theory. *Epilepsy & Behavior Reports* 100 491 (2021).

257 O'Connell, N. *et al.* Outpatient CBT for motor functional neurological disorder and other neuropsychiatric conditions: a retrospective case comparison. *The Journal of Neuropsychiatry and Clinical Neurosciences* 32, 58–66 (2020).

258 Manjaly, Z.-M. & Iglesias, S. A computational theory of mindfulness based cognitive therapy from the »bayesian brain« perspective. *Frontiers in Psychiatry* 11, 404 (2020).

259 Kuyken, W. *et al.* How does mindfulness-based cognitive therapy work? *Behaviour Research and Therapy* 48, 1105–1112 (2010).

260 Lutz, J. *et al.* Mindfulness and emotion regulation – an fMRI study. *Social Cognitive and Affective Neuroscience* 9, 776–785 (2014).

261 Vgl. Ebd. Vgl. auch: Carlson, L. E. & Brown, K. W. Validation of the Mindful Attention Awareness Scale in a cancer population. *Journal of Psychosomatic Research* 58, 29–33 (2005). Zitiert wurde aus der offiziellen deutschen Version: Michalak, J., Heidenreich, T., Ströhle, G., Nachtifall, C. (2008). Die deutsche Version der Mindful Attention and Awareness Scale (MAAS). *Zeitschrift für Klinische Psychologie und Psychotherapie*, 37 (3), 200–208; englische Originalversion: Brown, K. W. & Ryan, R. M. (2003). The benefits of being present: Mindfulness and its role in psychological well-being. *Journal of Personality and Social Psychology*, 84, 822–848; online verfügbar auf: www.uni-wh.de/fileadmin/user_upload/03_G/09_Psychologie/05_Lehrstuehle/Klinische_Psychologie_II/MAAS_deutsche_Version_Infos_zum_Downloaden__4_.pdf (Zugriff: 30.8.2023)

262 Farias, M., Maraldi, E., Wallenkampf, K. C. & Lucchetti, G. Adverse events in meditation practices and meditation-based therapies: a systematic review. *Acta Psychiatrica Scandinavica* 142, 374–393 (2020).

263 Hirshberg, M. J., Goldberg, S. B., Rosenkranz, M. & Davidson, R. J. Prevalence of harm in mindfulness-based stress reduction. *Psychological Medicine* 52, 1080–1088 (2022).

264 Van Dam, N. T. & Galante, J. Underestimating harm in mindfulness-based stress reduction. *Psychological Medicine* 1–3 (2020).

265 Roiser, J. P. *et al.*, 117–136 (2012).

266 Reitmaier, J. *et al.* Effects of rhythmic eye movements during a virtual reality exposure paradigm for spider-phobic patients. *Psychology and Psychotherapy: Theory, Research and Practice* 95, 57–78 (2022).

267 Mitchell, J. M. *et al.* MDMA-assisted therapy for severe PTSD: a randomized, double-blind, placebo-controlled phase 3 study. *Nature Medicine* 27, 1025–1033 (2021).

268 Linden, M. & Schermuly-Haupt, M.-L. Definition, assessment and rate of psychotherapy side-effects. *World Psychiatry* 13, 306 (2014).

269 Pagnin, D., de Queiroz, V., Pini, S. & Cassano, G. B. Efficacy of ECT in depression: a meta-analytic review. *Focus* 6, 155–162 (2008).

270 Slotema, C. W., Blom, J. D., Hoek, H. W. & Sommer, I. E. Should we expand the toolbox of psychiatric treatment methods to include Repetitive Transcranial Magnetic Stimulation (rTMS)? A metaanalysis of the efficacy of rTMS in psychiatric disorders. *The Journal of Clinical Psychiatry* 71, 873–884 (2010).

271 Pagnin, D. *et al.*, 155–162 (2008).

272 Read, J., Cunliffe, S., Jauhar, S. & McLoughlin, D. M. Should we stop using electroconvulsive therapy? *BMJ* 364, (2019).

273 Rozing, M. P, J0rgensen, M. B. & Osler, M. Electroconvulsive therapy and later stroke in patients with affective disorders. *The British Journal of Psychiatry* 214, 168–170 (2019).
274 Read, J. *et al.*, 364, (2019).
275 Osler, M., Rozing, M. P., Christensen, G. T., Andersen, P. K. & Jorgensen, M. B. Electroconvulsive therapy and risk of dementia in patients with affective disorders: a cohort study. *The Lancet Psychiatry* 5, 348–356 (2018).
276 Nuninga, J. O. *et al.* Volume increase in the dentate gyrus after electroconvulsive therapy in depressed patients as measured with 7T. *Molecular Psychiatry* 25, 1559–1568 (2020).
277 Semkovska, M. & McLoughlin, D. M. Objective cognitive performance associated with electroconvulsive therapy for depression: a systematic review and meta-analysis. *Biological psychiatry* 68, 568–577 (2010).
278 Golinkoff, M. & Sweeney, J. A. Cognitive impairments in depression. *Journal of Affective Disorders* 17, 105–112 (1989).
279 Steinberg, H. Electrotherapeutic disputes: the ›Frankfurt Council‹ of 1891. *Brain* (2011).
280 Cambiaghi, M. & Sconocchia, S. Scribonius Largus (probably before 1CE-after 48CE). *Journal of Neurology* 265, 2466–2468 (2018).
281 McWhirter, L., Carson, A. & Stone, J. The body electric: a long view of electrical therapy for functional neurological disorders. *Brain* 138, 1113–1120 (2015).
282 Franklin, B. An Account of the Effects of Electricity in paralytic Cases. In a Letter to John Pringle, MDFRS from Benjamin Franklin, Esq; FRS-See an Account of some surprising Effects of Electricity, in Vol. XXIII, Page 280, of our Magazine. *New Universal Magazine: or, Miscellany of Historical, Philosophical, Political and Polite Literature* 25, 282–283 (1759).
283 McWhirter, L. *et al.*, 1113–1120 (2015).
284 Harris, W. Diagnosis And Electrical Treatment Of Nerve Injuries Of The Upper Extremity. *The British Medical Journal* 722–724 (1908).
285 Nitsche, M. A. & Paulus, W. Excitability changes induced in the human motor cortex by weak transcranial direct current stimulation. *The Journal of Physiology* 527, 633–639 (2000).
286 Nord, C. L. *et al.* The neural basis of hot and cold cognition in depressed patients, unaffected relatives, and low-risk healthy controls: an fMRI investigation. *Journal of Affective Disorders* 274, 389–398 (2020).

287 Mutz, J., Edgcumbe, D. R., Brunoni, A. R. & Fu, C. H. Efficacy and acceptability of non-invasive brain stimulation for the treatment of adult unipolar and bipolar depression: a systematic review and meta-analysis of randomised sham-controlled trials. *Neuroscience & Biobehavioral Reviews* (2018). Vgl. auch: O'Reardon, J. P. *et al.* Efficacy and safety of transcranial magnetic stimulation in the acute treatment of major depression: a multisite randomized controlled trial. *Biological Psychiatry* 62, 1208–1216 (2007).
288 Cole, E. J. *et al.* Stanford Accelerated Intelligent Neuromodulation Therapy for Treatment-Resistant Depression. *American Journal of Psychiatry 177, 716–726* (2020).
289 Fitzgerald, P. B. *et al.* A randomized trial of rTMS targeted with MRI based neuro-navigation in treatment-resistant depression. *Neuropsychopharmacology 34*, 1255–1262 (2009).
290 Fregni, F. *et al.* Treatment of major depression with transcranial direct current stimulation. *Bipolar disorders* 8, 203–204 (2006).
291 Nord, C. L. *et al.* Neural predictors of treatment response to brain stimulation and psychological therapy in depression: a double-blind randomized controlled trial. *Neuropsychopharmacology 44*, 1613–1622 (2019).
292 Mayberg, H. S. *et al.* Deep brain stimulation for treatment-resistant depression. *Neuron 45*, 651–660 (2005).
293 Mayberg, H. S. *et al.* Reciprocal limbic-cortical function and negative mood: converging PET findings in depression and normal sadness. *American Journal of Psychiatry 156*, 675–682 (1999).
294 Mayberg, H. S. *et al.*, 651–660 (2005).
295 Vicheva, P., Butler, M. & Shotbolt, P. Deep brain stimulation for obsessive-compulsive disorder: A systematic review of randomised controlled trials. *Neuroscience & Biobehavioral Reviews 109*, 129–138 (2020).
296 Martinez-Ramirez, D. *et al.* Efficacy and safety of deep brain stimulation in Tourette syndrome: the international Tourette syndrome deep brain stimulation public database and registry. *JAMA Neurology 75*, 353–359 (2018).
297 Holtzheimer, P. E. *et al.* Subcallosal cingulate deep brain stimulation for treatment-resistant depression: a multisite, randomised, sham-controlled trial. *The Lancet Psychiatry* 4, 839–849 (2017).
298 Vgl. Ebd.
299 Scangos, K. W. *et al.* Closed-loop neuromodulation in an individual with treatment-resistant depression. *Nature Medicine* 1–5 (2021).

300 Jebb, A. T. *et al.*, 33–38 (2018).
301 Davydov, D. M., Stewart, R., Ritchie, K. & Chaudieu, I. Resilience and mental health. *Clinical Psychology Review 30*, 479–495 (2010).
302 Schuch, F. B. *et al.*, 42–51 (2016).
303 Berryman, J. W. Motion and rest: Galen on exercise and health. *The Lancet* 380, 210–211 (2012).
304 Schuch, F. B. *et al.* Exercise as a treatment for depression: a meta-analysis adjusting for publication bias. *Journal of Psychiatric Research* 77, 42–51 (2016).
305 Vgl. Ebd.
306 Vgl. Ebd.
307 Chalder, M. *et al.* Facilitated physical activity as a treatment for depressed adults: randomised controlled trial. *BMJ* 344, (2012).
308 Chekroud, S. R. *et al.* Association between physical exercise and mental health in 1–2 million individuals in the USA between 2011 and 2015: a cross-sectional study. *The Lancet Psychiatry* 5, 739–746 (2018).
309 Vgl. Ebd.
310 Firth, J. *et al.* Effect of aerobic exercise on hippocampal volume in humans: a systematic review and meta-analysis. *Neuroimage* 166, 230 238 (2018).
311 Ruscheweyh, R. *et al.* Physical activity and memory functions: an interventional study. *Neurobiology of Aging* 32, 1304–1319 (2011).
312 Du, M.-Y. *et al.* Voxelwise meta-analysis of gray matter reduction in major depressive disorder. *Progress in Neuro- Psychopharmacology and Biological Psychiatry* 36, 11–16 (2012).
313 Pereira, A. C. *et al.* An in vivo correlate of exercise-induced neurogenesis in the adult dentate gyrus. *Proceedings of the National Academy of Sciences* 104, 5638–5643 (2007).
314 Kandola, A., Ashdown-Franks, G., Hendrikse, J., Sabiston, C. M. & Stubbs, B. Physical activity and depression: Towards understanding the antidepressant mechanisms of physical activity. *Neuroscience & Biobehavioral Reviews* 107, 525–539 (2019).
315 White, K., Kendrick, T. & Yardley, L. Change in self-esteem, self-efficacy and the mood dimensions of depression as potential mediators of the physical activity and depression relationship: Exploring the temporal relation of change. *Mental Health and Physical Activity* 2, 44–52 (2009).
316 Babson, K. A., Trainor, C. D., Feldner, M. T. & Blumenthal, H. A test of the effects of acute sleep deprivation on general and specific

self-reported anxiety and depressive symptoms: an experimental extension. *Journal of Behavior Therapy and Experimental Psychiatry* 41, 297–303 (2010).

317 Reeve, S., Emsley, R., Sheaves, B. & Freeman, D. Disrupting sleep: the effects of sleep loss on psychotic experiences tested in an experimental study with mediation analysis. *Schizophrenia Bulletin* 44, 662–671 (2018).

318 McGrath, J. J. *et al.* Psychotic experiences in the general population: a cross-national analysis based on 31,261 respondents from 18 countries. *JAMA Psychiatry* 72, 697–705 (2015).

319 Reeve, S. *et al.*, 662–671 (2018).

320 Mendelson, W. B., Gillin, J. C. & Wyatt, R. J. *Human Sleep and Its Disorders.* (Plenum Press, 1977).

321 Gehrman, P. *et al.* Predeployment sleep duration and insomnia symptoms as risk factors for new-onset mental health disorders following military deployment. *Sleep* 36, 1009–1018 (2013). Vgl. auch: Koffel, E., Polusny, M. A., Arbisi, P. A. & Erbes, C. R. Pre-deployment daytime and nighttime sleep complaints as predictors of post-deployment PTSD and depression in National Guard troops. *Journal of anxiety disorders* 27, 512–519 (2013).

322 Gehrman, P. *et al.*, 1009–1018 (2013).

323 Baglioni, C. *et al.* Sleep and mental disorders: A meta-analysis of polysomnographic research. *Psychological Bulletin* 142, 969 (2016).

324 Geoffroy, P. A. *et al.* Insomnia and hypersomnia in major depressive episode: prevalence, sociodemographic characteristics and psychiatric comorbidity in a population-based study. *Journal of Affective Disorders* 226, 132–141 (2018).

325 Marcks, B. A., Weisberg, R. B., Edelen, M. O. & Keller, M. B. The relationship between sleep disturbance and the course of anxiety disorders in primary care patients. *Psychiatry Research* 178, 487–492 (2010).

326 Reeve, S., Sheaves, B. & Freeman, D. Sleep disorders in early psychosis: incidence, severity, and association with clinical symptoms. *Schizophrenia Bulletin* 45, 287–295 (2019).

327 Ablin, J. N. *et al.* Effects of sleep restriction and exercise deprivation on somatic symptoms and mood in healthy adults. *Clinical and Experimental Rheumatology* 31, S53–59 (2013).

328 Lautenbacher, S., Kundermann, B. & Krieg, J.-C. Sleep deprivation and pain perception. *Sleep Medicine Reviews* 10, 357–369 (2006).

329 Ablin, J. N. *et al.*, S53–S59 (2013).

330 Vgl. Ebd.
331 Freeman, D. *et al.* The effects of improving sleep on mental health (OASIS): a randomised controlled trial with mediation analysis. *The Lancet Psychiatry* 4, 749–758 (2017).
332 Ioannou, M. *et al.* Sleep deprivation as treatment for depression: Systematic review and meta-analysis. *Acta Psychiatrica Scandinavica* 143, 22–35 (2021).
333 Humpston, C. *et al.* Chronotherapy for the rapid treatment of depression: A meta-analysis. *Journal of Affective Disorders* 261, 91–102 (2020).
334 Benedetti, F. *et al.* Sleep deprivation hastens the antidepressant action of fluoxetine. *European Archives of Psychiatry and Clinical Neuroscience* 247, 100–103 (1997).
335 Handy, A. B., Greenfield, S. F., Yonkers, K. A. & Payne, L. A. Psychiatric symptoms across the menstrual cycle in adult women: A comprehensive review. *Harvard Review of Psychiatry* 30, 100–117 (2022).
336 Dutheil, S., Ota, K. T., Wohleb, E. S., Rasmussen, K. & Duman, R. S. High-fat diet induced anxiety and anhedonia: impact on brain homeostasis and inflammation. *Neuropsychopharmacology* 41, 1874–1887 (2016).
337 Lassale, C. *et al.* Healthy dietary indices and risk of depressive outcomes: a systematic review and meta-analysis of observational studies. *Molecular Psychiatry* 24, 965–986 (2019).
338 Parletta, N. *et al.* A Mediterranean-style dietary intervention supplemented with fish oil improves diet quality and mental health in people with depression: A randomized controlled trial (HELFIMED). *Nutritional Neuroscience* 22, 474–487 (2019).
339 Cowan, C. S., Callaghan, B. L. & Richardson, R. The effects of a probiotic formulation (Lactobacillus rhamnosus and L. helveticus) on developmental trajectories of emotional learning in stressed infant rats. *Translational psychiatry* 6, e823 (2016).
340 Liu, R. T., Walsh, R. F. & Sheehan, A. E. Prebiotics and probiotics for depression and anxiety: a systematic review and meta-analysis of controlled clinical trials. *Neuroscience & Biobehavioral Reviews* 102, 13–23 (2019).
341 Ackard, D. M., Croll, J. K. & Kearney-Cooke, A. Dieting frequency among college females: Association with disordered eating, body image, and related psychological problems. *Journal of Psychosomatic Research* 52, 129–136 (2002).

342 Greetfeld, M. *et al.* Orthorexic tendencies in the general population: association with demographic data, psychiatric symptoms, and utilization of mental health services. *Eating and Weight Disorders-Studies on Anorexia, Bulimia and Obesity* 26, 1511–1519 (2021).
343 Rohde, P., Stice, E. & Marti, C. N. Development and predictive effects of eating disorder risk factors during adolescence: Implications for prevention efforts. *International Journal of Eating Disorders* 48, 187–198 (2015).
344 Hsu, L. G. Can dieting cause an eating disorder? *Psychological Medicine* 27, 509–513 (1997).
345 Uniacke, B., Walsh, B. T., Foerde, K. & Steinglass, J. The role of habits in anorexia nervosa: Where we are and where to go from here? *Current Psychiatry Reports* 20, 1–8 (2018).
346 Garfinkel, P. E. Perception of hunger and satiety in anorexia nervosa. *Psychological Medicine* 4, 309–315 (1974).
347 Lautenbacher, S., Hölzl, R., Tuschl, R. & Strian, F. The significance of gastrointestinal and subjective responses to meals in anorexia nervosa (1986). In: *Topics in behavioral medicine* (eds. Finck, J., Finck, Vandereycken, W., Fontaine, O. & Eelen, P.), 91–9 (Swets & Zeitlinger, B. V., 1986).
348 Khalsa, S. S. *et al.* Altered interoceptive awareness in anorexia nervosa: effects of meal anticipation, consumption and bodily arousal. *International Journal of Eating Disorders* 48, 889–897 (2015).
349 Bernardoni, F. *et al.* More by stick than by carrot: A reinforcement learning style rooted in the medial frontal cortex in anorexia nervosa. *Journal of Abnormal Psychology* 130, 736 (2021).
350 Watson, H. J. *et al.* Genome-wide association study identifies eight risk loci and implicates metabo-psychiatric origins for anorexia nervosa. *Nature Genetics* 51, 1207–1214 (2019).
351 Knowles, M. *The Wicked Waltz and Other Scandalous Dances: Outrage at Couple Dancing in the 19th and Early 20th Centuries.* (McFarland, 2009).
352 Pearson, J. *Women's reading in Britain, 1750–1835: A Dangerous Recreation.* (Cambridge University Press, 1999).
353 Cybulski, L. *et al.* Temporal trends in annual incidence rates for psychiatric disorders and self-harm among children and adolescents in the UK, 2003–2018. *BMC Psychiatry* 21, 1–12 (2021).
354 Vgl. Ebd.
355 Pitchforth, J. *et al.* Mental health and well-being trends among children and young people in the UK, 1995–2014: analysis of

repeated cross-sectional national health surveys. *Psychological Medicine* 49, 1275–1285 (2019).
356 Miller, E. Hysteria: its nature and explanation. *British Journal of Clinical Psychology* 26, 163–173 (1987).
357 Faraone, C. A. Magical and medical approaches to the wandering womb in the ancient Greek world. *Classical Antiquity* 30, 1–32 (2011).
358 Merskey, H. & Potter, P. The womb lay still in ancient Egypt. *The British Journal of Psychiatry* 154, 751–753 (1989).
359 Carota, A. & Calabrese, P. Hysteria around the world. *Hysteria: The Rise of an Enigma* 35, 169–180 (2014).
360 Alessi, R. & Valente, K. D. Psychogenic non-epileptic seizures at a tertiary care center in Brazil. *Epilepsy & Behavior* 26, 91–95 (2013).
361 An, D., Wu, X., Yan, B., Mu, J. & Zhou, D. Clinical features of psychogenic nonepileptic seizures: a study of 64 cases in southwest China. *Epilepsy & Behavior* 17, 408–411 (2010).
362 Dhiman, V. *et al.* Semiological characteristics of adults with psychogenic nonepileptic seizures (PNESs): an attempt towards a new classification. *Epilepsy & Behavior* 27, 427–432 (2013).
363 Trimble, M. & Reynolds, E. H. A brief history of hysteria: from the ancient to the modern. *Handbook of Clinical Neurology* 139, 3–10 (2016).
364 Merskey, H. *et al.*, 751–753 (1989).
365 Popkirov, S., Wessely, S., Nicholson, T. R., Carson, A. J. & Stone, J. Different shell, same shock. *BMJ* 359, (2017).
366 Chu, C. Morgellons Disease—Dredged Up From History and Customized. *JAMA Dermatology* 154, 451 (2018).
367 Kellett, C. E. Sir Thomas Browne and the disease called the Morgellons. *Annals of Medical History* 7, 467 (1935).
368 Hylwa, S. A. & Ronkainen, S. D. Delusional infestation versus Morgellons disease. *Clinics in Dermatology* 36, 714–718 (2018).
369 Pearson, M. L. *et al.* Clinical, epidemiologic, histopathologic and molecular features of an unexplained dermopathy. *PLOS ONE* 7, e29908 (2012).
370 Vgl. Ebd.
371 Freudenmann, R. W. *et al.* Delusional infestation and the specimen sign: a European multicentre study in 148 consecutive cases. *British Journal of Dermatology 167,* 247–251 (2012).
372 Hylwa, S. A. *et al.*, 714–718 (2018).
373 Lepping, P., Rishniw, M. & Freudenmann, R. W. Frequency of delusional infestation by proxy and double delusional infestation

in veterinary practice: observational study. *The British Journal of Psychiatry 206*, 160–163 (2015).

374 Chakraborty, A. & McKenzie, K. Does racial discrimination cause mental illness? *The British Journal of Psychiatry 180*, 475–477 (2002).

375 Neeleman, J., Mak, V. & Wessely, S. Suicide by age, ethnic group, coroners' verdicts and country of birth: A three-year survey in inner London. *The British Journal of psychiatry* 171, 463–467 (1997).

376 Boydell, J. *et al.* Incidence of schizophrenia in ethnic minorities in London: ecological study into interactions with environment. *BMJ 323*, 1336 (2001).

377 Neeleman, J., Wilson-Jones, C. & Wessely, S. Ethnic density and deliberate self harm; a small area study in south east London. *Journal of Epidemiology & Community Health 55*, 85–90 (2001).

378 Gevonden, M. J. *et al.* Sexual minority status and psychotic symptoms: findings from the Netherlands Mental Health Survey and Incidence Studies (NEMESIS). *Psychological medicine* 44, 421–433 (2014).

379 Cochran, S. D., Sullivan, J. G. & Mays, V. M. Prevalence of mental disorders, psychological distress, and mental health services use among lesbian, gay, and bisexual adults in the United States. *Journal of Consulting and Clinical Psychology* 71, 53 (2003).

380 Boller, F. & Forbes, M. M. History of dementia and dementia in history: an overview. *Journal of the Neurological Sciences* 158, 125–133 (1998).

381 Schultheiß, C. *et al.* The IL-1β, IL-6, and TNF cytokine triad is associated with post-acute sequelae of COVID-19. *Cell Reports Medicine 3*, 100 663 (2022).

382 Dahl, J. *et al.* The plasma levels of various cytokines are increased during ongoing depression and are reduced to normal levels after recovery. *Psychoneuroendocrinology* 45, 77–86 (2014). Vgl. auch: Dowlati, Y. *et al.* A meta-analysis of cytokines in major depression. *Biological Psychiatry* 67, 446–457 (2010).

383 Köhler, O. *et al.* Effect of anti-inflammatory treatment on depression, depressive symptoms, and adverse effects: a systematic review and meta-analysis of randomized clinical trials. *JAMA Psychiatry* 71, 1381–1391 (2014).

384 Dixon, K. E., Keefe, F. J., Scipio, C. D., Perri, L. M. & Abernethy, A. P. Psychological interventions for arthritis pain management in adults: a meta-analysis. *Health Psychology* 26, 241 (2007). Vgl. auch: Lackner, J. M., Mesmer, C., Morley, S., Dowzer, C. & Hamilton, S.

Psychological treatments for irritable bowel syndrome: a systematic review and meta-analysis. *Journal of Consulting and Clinical Psychology* 72, 1100 (2004)

Stichwortverzeichnis

Achtsamkeit 235, 237, 238
Achtsamkeitsbasierte Kognitive Therapie 220
achtsamkeitsbasierte Therapien 229, 235, 239
ADH(S) 88, 300
Adrenalin 69, 71
Adrenalinstudien 71, 75
Alkohol 193, 195, 197, 198, 200, 204, 219
Alltagshedonie 33
Alzheimer-Krankheit 307
Amphetamine 120, 140, 171, 214
Amygdala 77, 99, 177, 212, 226, 237, 261
Analgesie 49
Analgesie, stressinduzierte 29, 30, 32, 33, 39
Angststörung(en) 78, 88, 181, 221, 282, 300
Anhedonie 27, 59, 113, 145
Anorexia nervosa (Magersucht) 293, 294, 295, 296
Antibiotika 87, 88, 90
Antidepressiva 169, 172, 173, 174, 177, 179, 181, 182, 183, 186, 188, 189, 190, 195, 209, 212, 216, 224, 226, 230, 231, 240, 310
Antrieb(skraft) 126, 139, 149, 279
Apathie 145, 148
Autismus 88, 300

Behaviorismus 221, 222
Belohnungserwartung 103, 105, 114, 115, 123
Belohnungssuche 126
Belohnungssystem 115, 146
Belohnungsverarbeitung 83, 144, 145, 294
Bias, emotionaler 176, 178, 187
Bias, kognitiver 186, 189
Bias, negativer 177, 178, 180, 186, 240
Blut-Hirn-Schranke 143
Bulimie 293, 296

Cannabidiol (CBD) 202, 203
Cannabinoide 62, 202
Cannabis 47, 49, 197, 200, 202, 204
chronischer Schmerz 33, 34, 36, 62, 74, 96, 101, 181, 271, 283, 312
Chronotherapie 285
Citalopram (Antidepressivum) 173
Cluster-Kopfschmerzen 39
Coprococcus (Bakterium) 89
Cortex, anteriorer cingulärer 278
Cortex, dorsolateraler präfrontaler 257, 258, 260
Cortex, frontaler 51
Cortex, medialer präfrontaler 162, 226
Cortex, motorischer 256
Cortex, orbitofrontaler 46, 51
Cortex, perigenualer anteriorer cingulärer 240
Cortex, präfrontaler 278
Cortex, subgenualer anteriorer cingulärer 262

Darm 86, 89, 90, 289
Delta-9-Tetrahydrocannabinol (THC) 202, 203
Demenz 308, 310
Depression(en) 19, 34, 39, 59, 80, 81, 85, 89, 92, 95, 111, 112, 113, 114, 115, 117, 119, 122, 123, 167, 170, 172, 173, 174, 177, 180, 181, 182, 183, 190, 210, 212, 216, 221, 224, 225, 236, 240, 247, 249, 257, 259, 262, 263, 274, 278, 280, 285, 288, 291, 300, 311
Dermatozoenwahn (DW) 304, 305
Dissoziation 238, 239
Dopamin 104, 105, 109, 111, 120, 140, 141, 142, 144, 146, 148, 173, 179, 243, 261
Dopamin-Neuronen 144
Dopamin-Pfade 144
Dopaminsystem 104, 109, 111, 120, 144, 147, 163
Dopaminzellen 104, 105, 107, 108, 116, 117, 121, 145
Drop-Attack(s) 232
Duloxetin (Antidepressivum) 173

Ekel 78
Elektrokonvulsionstherapie (EKT) 249, 250, 252, 254, 292
Elektrostimulation 128, 139, 140, 141, 144, 246, 247, 252, 254, 255, 257, 258
Emotionsforschung 72
Emotionsverarbeitung 77, 83, 178, 180, 181, 226, 237
Emotionswahrnehmung 76, 226
Endocannabinoide 48, 54
Endocannabinoidrezeptoren 200
Endorphine 30
Energiebedarf des Gehirns 67
Entzündungen 80, 82, 83, 84, 279
Entzündung-Psyche-Assoziation 80
Entzündungsfaktoren 84, 90
Entzündungsmarker 311
Entzündungssignale 97

Entzündungstypen 85
Epilepsie 92, 98, 303
Ernährung 286, 288, 289, 291, 298, 313
Erregung 68, 72
Erwartungshaltung 160, 161, 162, 163, 166, 167, 168, 179, 188, 229, 232, 236, 308
Escitalopram (Antidepressivum) 173, 211
Essstörungen 293, 296, 300
Eudaimonie (Lebenszufriedenheit) 11, 13, 57, 125, 209
Expositionstherapie 78, 79, 223, 242
Exterozeption (Außenwahrnehmung) 75, 76
exzitatorische Ströme 121

Faecalibacterium 89
Fibromyalgie 283
Fluoxetin (Antidepressivum) 173
Freizeitdrogen 193, 195, 209, 213
Frontallappen (Gehirn) 190
funktionale Magnetresonanztomografie (fMRT) 44, 47, 118, 211
funktionelle neurologische Störungen 93, 94, 95, 96, 232, 234, 254, 303

Gehirn-an-Körper-Signale 92
Gehirn-Körper-Verbindung 93, 96
Genuss(fähigkeit) 60, 61
Glück(sgefühle) 10
Glutamat 148
Grooming 52
Gruppenzusammenhalt 52
Gute-Laune-Attraktor-Zustand 113

Habenula 116, 117, 118
hangry 65, 66, 67, 72, 99
Hebb-Regel 130
Hedonie (Lustempfinden) 10, 12, 27, 40, 41, 43, 45, 46, 49, 51, 58, 60, 62, 63, 100, 278, 308
hedonische Adaption 270
hedonische Coldspots 55
hedonische Hotspots 46, 48, 55, 62, 200
Heroin 21, 48, 50, 193, 196
Herz 76, 77, 79
Hippocampus 162, 251, 278
Hirnstimulation 245, 246, 248, 249, 253, 256, 259, 260, 264, 265, 266, 267, 292, 313
Homöopathie 154, 155, 156, 160
Homöostase 14, 63, 112, 272, 314
Hydrocodon (Opioid) 49
Hyperalgesie 33
Hypermobilität 99
Hysterie 301, 302, 303
Hysteroepilepsie 303

Immunsystem 76, 79, 83, 84, 86
Immunsystem, mentales 270, 272
Immunsystem, psychisches 270, 279
Impulskontrollstörung 147, 148
innerer Monolog 230
Insula (Inselrinde) 83

Interozeption (Innenwahrnehmung) 75, 76, 83, 91, 295
Iproniazid (Antidepressivum) 171, 172, 182

Kaiserschnitt 86, 88
Katastrophenreaktion auf wahrgenommenes Scheitern 116, 117
Kodein (Opioid) 30, 49
kognitive Distanzierung 229
kognitive Verhaltenstherapie 220, 221, 223, 224, 225, 227, 229, 231, 233, 234, 236, 241
»kognitive« Theorie (C. Harmer) 175, 225
Kognitivismus 221, 222
Kokain 193, 200, 204
konvergente Validität 43
Körper-Hirn-Achse 100, 295
Kuhmilchallergie 88
Kultur 298, 301, 303, 305, 308

Lachen (gemeinsames) 49, 51, 52, 54, 58
Lamotrigin (Antiepileptikum) 121
Lebensstilfaktoren 81
»Legal Highs« 199
Lernen 102, 104, 105, 111, 114, 118, 120, 122, 224, 228, 279
Lernen, bestärkendes 106, 108
Levodopa (L-DOPA, Aminosäure) 143, 144, 146, 148, 261
Long Covid 311
LSD 197, 212, 216

Magen 78, 79
Magic Mushrooms 197, 205, 214
MDMA (Amphetamin) 243
Meditation 220
mentale Immunität 271, 272, 282, 289
Mentale-Inferenz-Fehlschluss 41, 48, 127, 291
Mephedron (Amphetamin) 140, 147, 199
Methylphenidat (MPH) 209
Migräne 39
Mikrobiom 85, 87, 89, 90, 289
Mittelmeerdiät 288
Monoamine 172, 175
Monoaminhypothese 172, 173
Monoaminoxidase-Hemmer (MAO-Hemmer) 172
Morbus Crohn 88
Morgellons 303, 304
Morphium 30, 47, 64
Motivation 127, 144
Multiple Sklerose 98, 233

Nahrung 54, 55
Nervensystem 15, 33, 252, 314
Neurobiologie der Lust 40, 62
Neurogenese 278, 279
Neurohacking 245, 266, 267
Neuroplastizität 129
Neuropsychopharmakologie 142
Neurotransmitter 142, 148, 278
Noceboeffekt 162, 268
Noradrenalin 142, 148, 173, 179
Nozizeptor(en) 35, 36, 101
Nucleus accumbens (Gehirn) 48

operanter Verstärker 133
Opioide 30, 48, 50, 62, 204
Opioide, endogene 30, 31, 39, 51, 52, 54, 55, 104, 148, 278
Opioidsystem 31, 49, 53, 58, 64, 163, 188
organische psychiatrische Erkrankungen 93
Organization of Behavior, The (D. Hebb) 130, 131
Orthorexie (Ernährungsmuster) 293
Oxycodon (Opioid) 49
Oxytocin 148

Pallidum, ventrales (Gehirn) 56, 57
Panikstörung 78, 99, 232, 234, 303
Paranoia 284
Parkinsonismus 142, 144
Parkinson-Krankheit 144, 146, 147, 163, 261, 262
Paroxetin (Antidepressivum) 173
Pawlowsche Konditionierung 105
personalisierte Medizin 183, 186
Placeboeffekt 155, 156, 158, 159, 161, 162, 164, 165, 166, 188, 189, 215, 221, 264, 267, 298
Placebo(s) 38, 154, 155, 157, 158, 159, 161, 163, 166, 189, 214, 221, 231, 259
Positronenemissionstomografie (PET) 42, 46, 211
Prebiotika 89, 90
Probiotika 89, 90, 290, 291
Propriozeption 75, 219
Psilocybin (Psychedelikum) 205, 206, 208, 209, 211, 212, 214, 215, 216
Psychedelika 168, 200, 204, 205, 206, 207, 212, 213, 216, 227, 243, 292, 313
psychiatrische Erkrankungen 92, 93, 95, 306
psychische Erkrankung(en) 17, 20, 27, 59, 65, 81, 99, 123, 150, 184, 282, 298, 306, 308, 309
psychische Gesundheit 20, 21, 23, 27, 58, 61, 89, 91, 111, 112, 125, 127, 179, 194, 203, 244, 289, 299, 301, 309, 313, 314
Psychobiotika 90
Psychologische Booster 242
Psychopharmaka 206, 238, 310
Psychose(n) 92, 201, 283, 284
Psychotherapie 165, 167, 188, 217, 220, 221, 224, 225, 228, 230, 232, 233, 234, 238, 240, 243, 244, 259, 312
psychotische Erfahrung(en) 281

Rauchen 81
REM-Schlaf 64
Resilienz 119, 120, 270, 271, 279, 294
Risikofaktoren 82
Ritalin 209

Salienz 237
Schizophrenie 59, 181, 201, 281, 307
Schlaf(en) 280, 282, 284, 285, 297, 313
Schlafstörungen 280, 282, 283
Schlechte-Laune-Attraktor-Zustand 113

Schmerz(en) 27, 28, 30, 32, 39, 50, 52, 57, 63, 100, 103, 308
Septum-Stimulation 136, 137, 138
Serotonin 142, 148, 170, 173, 174, 179
Serotoninhypothese 173, 175
Serotoninsystem 174, 188
Serotonin-Wiederaufnahme-Hemmer (SSRI) 169, 205
Sertralin (Antidepressivum) 173, 182
Sport 272, 274, 275, 277, 278, 279, 297, 313
Stimmungslage 112, 113, 120, 170
Striatum, dorsales (Gehirn) 295
Striatum, ventrales (Gehirn) 83
Substantia nigra (Gehirn) 144
Suizid 20

Tiefe Hirnstimulation (THS) 261, 262, 263, 264
transkranielle Elektrostimulation 258
transkranielle Magnetstimulation 252, 256, 257

Venlafaxin (Antidepressivum) 173
Verdauung 92
Viren 80, 197
Vorhersagefehler 103, 104, 106, 107, 108, 110, 111, 114, 115, 117, 123, 140, 224, 225, 227, 229

Weihrauch 172
WEIRD (Western, Educated, Industrialized, Rich, Democratic) 302
Wohlbefinden 10, 11, 18, 84, 111, 120, 126, 127, 141, 193, 275, 298, 314
Wollen 139, 141, 148

Yoga 220

Autorin

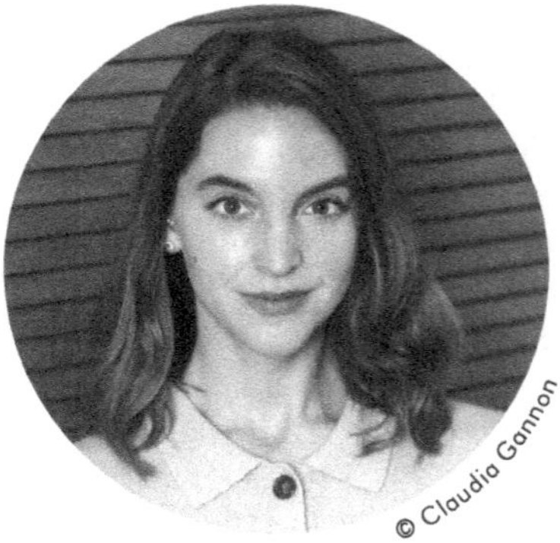

Dr. Camilla Nord leitet das *Mental Health Neuroscience Lab* an der University of Cambridge, wo sie die Rolle des menschlichen Gehirns für unsere seelische Gesundheit untersucht. Sie studierte in Cambridge und Oxford und ist Mitglied des Vorstands der *British Neuropsychiatric Association* und der Redaktionsleitung der *Scientific Reports* des *Nature Magazins* sowie mehrfach ausgezeichnete und sehr gefragte Referentin.